华中科技大学研究生教材建设立项项目

护理高质量发展管理理论与实践

Management Theory & Practice of Nursing High-quality Development

主　审　汪　晖
主　编　曾铁英　徐　蓉
副主编　王　颖　刘　于　胡露红　黄丽红
参　编（以姓氏笔画为序）
　　　　王颖(小)　田　露　冯丹妮　江　燕　李碧稳
　　　　吴梅利洋　张凤玲　范俊瑶　罗梦丹　周　荃
　　　　胡婉婷　　袁梦梅　席新学　崔金锐

华中科技大学出版社
http://press.hust.edu.cn
中国·武汉

图书在版编目(CIP)数据

护理高质量发展管理理论与实践 / 曾铁英,徐蓉主编. -- 武汉：华中科技大学出版社,2024.12. -- ISBN 978-7-5772-1352-1

Ⅰ.R47

中国国家版本馆 CIP 数据核字第 20259SJ190 号

护理高质量发展管理理论与实践 曾铁英 徐 蓉 主编
Huli Gaozhiliang Fazhan Guanli Lilun yu Shijian

策划编辑：汪飒婷	
责任编辑：何家乐	
封面设计：原色设计	
责任校对：刘小雨	
责任监印：周治超	
出版发行：华中科技大学出版社(中国·武汉)	电话：(027)81321913
武汉市东湖新技术开发区华工科技园	邮编：430223
录　排：华中科技大学惠友文印中心	
印　刷：武汉市籍缘印刷厂	
开　本：889mm×1194mm　1/16	
印　张：9.25	
字　数：296千字	
版　次：2024年12月第1版第1次印刷	
定　价：49.80元	

本书若有印装质量问题，请向出版社营销中心调换
全国免费服务热线：400-6679-118　竭诚为您服务
版权所有　侵权必究

前言

护理作为一门独特的学科,始终以其细致入微、充满人文关怀的特点,为患者提供着不可或缺的服务。护理管理在促进护理学科发展和保障人民身体健康等方面发挥着重要的作用。正是在这样的背景下,我们精心编写了本教材,其具有战略性、新颖性、实用性、多样性等特点,旨在分享和探讨护理管理领域的最新理念、实践经验和创新方法,为护理专业研究生护理管理的教学提供教学参考,不断提升护理专业研究生的教学质量。

本教材紧紧围绕管理五大核心要素及护理高质量发展重点推进的六大核心工作组织,以我国护理事业"十四五"规划、现代护理服务理念为指引,以公立医院高质量发展为时代背景,融入护理管理的重要理论和最新学术成果。教材深入剖析当前护理行业面临的挑战和机遇,并对未来的发展进行了展望,期望通过不断探索,找到真正符合患者需求和时代潮流的护理管理模式。

本教材以护理高质量发展为主线,精选护理高质量发展管理实践案例,充分呈现公立医院高质量发展过程中护理管理工作应做到并做好的具体内容,促进学生对护理专业的横向及纵深思考,帮助学生逐步建立整体性的护理管理思维和系统化的护理管理知识体系,对培养新时代优秀护理管理人才发挥积极作用。

在此教材付梓之际,首先,向所有为护理事业付出辛勤努力的护理人员致以崇高的敬意,正是你们的无私奉献和不懈努力,才使得护理学科得以不断进步和发展。其次,感谢在护理管理领域不断探索、勇于创新的先驱者,你们的智慧和实践经验是本教材得以成稿的宝贵财富。最后,感谢编者的辛勤撰写和精心修改,感谢编辑的耐心审稿,感谢华中科技大学研究生教改项目的资助,感谢所有为本教材提供支持和帮助的人。

由于编者水平和能力有限,教材中难免有不妥之处,恳请广大的读者不吝批评和指正。希望本教材能够照亮研究生护理管理教学前行的道路,能够启发研究生在护理管理的道路上不断探索,能够成为护理管理人员和一线护理人员的良师益友,为护理管理的高质量发展贡献一份力量。

曾铁英　徐　蓉
2024 年 9 月 10 日

目录

第一章　中国护理高质量发展总论　/ 1
 第一节　护理高质量发展的概述　/ 1
 第二节　中国护理事业发展历程　/ 2
 第三节　新时代中国护理高质量发展困境　/ 4
 第四节　中国护理高质量发展展望　/ 11

第二章　护理人才管理的实践与创新　/ 17
 第一节　高质量护理人才管理概述　/ 17
 第二节　护理人才战略与实践　/ 20
 第三节　护理人才管理与实践　/ 23
 第四节　护理人才发展与实践　/ 30
 第五节　护理人才评价管理与实践　/ 35

第三章　护理成本管理的实践与创新　/ 38
 第一节　护理成本管理概述　/ 38
 第二节　护理服务的经济学评价实践　/ 43
 第三节　DRG支付模式下的护理成本管理与实践　/ 47

第四章　护理质量管理的实践与创新　/ 51
 第一节　护理质量管理概述　/ 51
 第二节　基于医院评审标准的护理质量管理与实践　/ 54
 第三节　医院一院多区同质化护理管理与实践　/ 59
 第四节　4R危机管理理论在护理工作中的管理与实践　/ 62

第五章　现代护理服务新理念与实践　/ 68
 第一节　护理服务概述　/ 68
 第二节　以患者为中心的个案护理服务实践　/ 73
 第三节　"互联网+护理服务"实践　/ 78

第六章　护理时空管理的实践与创新　/ 82
 第一节　护理时空管理概述　/ 82
 第二节　护理时间管理实践　/ 84
 第三节　护理空间管理实践　/ 90

第七章　护理信息管理的实践与创新　/ 96
 第一节　护理信息管理的概述　/ 96
 第二节　护理信息标准发展与实践　/ 99
 第三节　临床护理信息系统建设　/ 101
 第四节　护理管理信息系统建设　/ 103

第五节　护理教育信息系统建设 / 106
第八章　护理教学管理的实践与创新 / 109
　　第一节　护理教学管理相关概述 / 109
　　第二节　数字化背景下"以学生为中心"的护理教学实践与创新 / 111
　　第三节　"全程双导师负责制"护理教学管理实践 / 117
第九章　护理科研管理的实践与创新 / 122
　　第一节　护理科研管理概述 / 122
　　第二节　基于4A模型的护理科研管理实践 / 124
　　第三节　护理创新思维及训练实践 / 130
参考文献 / 136

第一章 中国护理高质量发展总论

2021年,国务院办公厅印发《关于推动公立医院高质量发展的意见》,高质量发展成为我国公立医院未来发展的纲领和航标。护理作为医疗卫生事业的重要组成部分,其重要性体现在护士数量在卫生技术人员中占比最高,还体现在护理人员在患者管理和医院运营中全方位、全过程、全要素的参与。随着人口老龄化、慢性病多发等健康需求的激增,公众对护士数量和护理专业能力提出更高的要求。因此,护理应当抓住机遇、顺应形势,与医疗协同高质量发展,全面提升护理服务效能,加快建设全方位、全周期的健康服务体系,为推进健康中国建设发挥重要作用。

第一节 护理高质量发展的概述

一、护理高质量发展的内涵

护理高质量发展的内涵可从以下几个方面进行分析。

1. 从系统全局方面 护理高质量发展是整个护理体系的高质量发展,不仅仅是单个医院或某个地区的高质量发展,而应该是注重专科协调、区域协调、城乡协调、社会群体间协调以及与其他经济社会方面相协调的高质量发展。

2. 从发展理念方面 创新、协调、绿色、开放、共享的新发展理念,不仅是新时代中国经济发展的指导思想,也是实现高质量发展所必须遵循的根本准则。护理发展也同样如此,应以创新为动力、以协调为手段、以绿色为方向、以开放为姿态、以共享为目标,全面推进护理高质量发展。

3. 从供需双方方面 从护理服务供给方进行分析,改善护理人员的执业环境,提高职业幸福感,加强护士队伍建设,是护理高质量发展的必由之路。从护理服务需求方进行分析,有效满足人民健康需求是公立医院高质量发展的出发点和落脚点。

二、护理高质量发展的原则

1. 以患者为中心 护理工作的核心是以患者为中心,提供全面、连续、高质量的护理服务,满足患者多样化、个性化的需求。

2. 安全性 护理工作必须确保患者的安全,包括防止患者发生意外伤害、误吸、误食等,同时也要确保医疗设备和药品的安全使用。

3. 标准化 护理工作需要遵循国家和地方的护理标准和规范,确保护理工作的专业性和质量。

4. 整体性 护理工作需要注重患者的整体健康(包括身体、心理、社会等方面),为患者提供全方位的护理服务。

5. 科学性 护理工作需要基于科学的方法,不断探索和应用新的护理理念和技术,提高护理服务的科学性。

6. 创新性 护理工作需要不断创新,探索更加适合患者需求的护理模式和服务方式,提高护理服务的水平。

三、护理高质量发展的目标与策略

（一）人才建设与发展

1. 培养高素质护理人才 通过优化护理教育和实践培训体系，培养具备国际视野、专业素养和深厚人文关怀能力的高素质护理人才；鼓励护理人员参加继续教育，不断更新知识和技能，提升护理人员的综合素质，以更好地满足患者多元化的护理需求，为提升整体护理服务水平和社会健康福祉贡献力量。

2. 护理团队多元化 推动护理人员的专业分类与分层，组成包括临床护士、护理管理者、护理教育者、护理研究者等多元化的团队。通过构建多元化的团队，更好地满足患者个性化的护理需求，提供全方位、个性化的护理服务，推动护理行业的持续发展。

（二）服务质量与效益

1. 提升服务质量 护理高质量发展的目标在于不断提升服务质量，确保患者获得安全、高效、温馨的护理体验。通过持续优化护理流程、强化护理人员的专业培训和人文关怀教育，以及加强与其他医疗团队的协作与沟通，致力于为患者提供个性化、多元位的护理服务，满足其身心健康需求，共同促进医疗服务质量的整体提升。

2. 优化成本效益 通过加强护理成本核算和监控，可以优化成本效益；推广成本意识和节约理念，可以减少浪费，提高护理服务的性价比，实现护理资源的合理配置和高效利用。这不仅能增强护理行业的竞争力，还能实现其可持续发展，为患者提供更优质的护理服务。

（三）技术创新与模式更新

1. 护理服务现代化 通过引入现代信息技术和智能设备，护理服务将实现智能化、信息化和便捷化，为患者提供高质量、个性化的护理体验。这不仅能提高护理工作的工作效率，而且有助于满足患者日益增长的护理需求，推动护理行业迈向现代化，以科技力量驱动护理服务的升级。

2. 护理服务模式创新 护理高质量发展的目标之一是护理服务模式的创新，突破传统的时间与空间的界限，借助灵活的排班制度和时间管理策略，以及先进的远程监护、移动护理技术，构建涵盖社区和居家的全方位护理网络，以满足患者个性化、多元化的护理需求。同时，以患者的心理需求、行为习惯和生理特点为出发点，打造舒适的护理环境，提供个性化的护理方案，共同推动护理服务模式向现代化、高效化转变。

（四）科研与教学促进

1. 加强护理科研投入 通过增加研究经费、设立科研项目、培养科研人才等举措，推动护理科研的深入发展。加强护理科研的建设有助于提升护理实践的科学性和创新性，促进护理专业知识的更新和积累，为提升护理服务质量、保障患者安全提供有力支撑。

2. 提高护理教学水平 通过优化护理教育课程体系、加强师资队伍建设、推广现代教学方法和技术手段等方式，不断提升护理教育的质量和水平。有助于培养更多高素质的护理人才，为护理行业的可持续发展提供坚实的人才保障。

第二节　中国护理事业发展历程

中国作为四大文明古国之一，其传统的医药学将人看成一个整体，建立了独特的理论体系和治疗法则，讲究医、护、药不分，强调"三分治疗，七分护理"的重要性，为人类的医药事业发展做出了巨大的贡献。但当时所有的医学观点都未将护理单独提出。直到1860年，弗洛伦斯·南丁格尔（Florence Nightingale）在英国伦敦创办了世界上第一所护士学校，正规的护士职业和护理研究领域由此诞生，并逐步走上科学的发展轨道和正规的教育渠道。19世纪末现代护理开始传入我国,我国护理事业的发展自此经历了以下五个阶段。

一、第一个阶段(19世纪后期—1919年)

中国护理的发展是从鸦片战争前后开始的。第一次鸦片战争后,各国的传教士纷纷涌入我国,相继成立了许多护士学校。第一位在中国开办护理教育的是美国护士伊丽莎白·麦克奇尼(Elizabeth Mckechnie),她在上海西门妇孺医院创办了护士训练班,从此开始了中国护理教育。1888年,美国人约翰逊(Ella Johnson)在福州成立了我国第一所护士学校。当时大多数学校的设备简陋,缺乏基础的教学设施,缺乏专职教师,缺乏统一的教材、教学标准。教学方法为学徒制,大多数学生以半工半读的方式接受护理教育。1909年,我国的全国性护理机构成立,这也是中华护理学会的前身。1914年,第一届全国护士代表大会召开,此后护士学校实行注册制,这是我国护理教育走向规范化的重要一步。

二、第二个阶段(1920—1948年)

北京协和医学院创建于1917年,建校之初即确立了"在中国创办世界一流医学院"的办学目标,并于1920年建立了北京协和医学院护士学校,为国家培养了一批批高水平护理人才。1928年第九届全国护士代表大会上,伍哲英担任中华护士会(后改为中华护理学会)会长,开启了中国护士担任护理管理与领导工作的新纪元。1934年,中央护士教育委员会成立,将护理教育改为高级护士职业教育。1936年,国民政府颁布了《护士章程》,要求全国护士学校统一注册,并进行护士登记工作。1937年卢沟桥事变后,中国进入了抗日战争和解放战争时期,广大护理人员出色地完成了各种类型的战伤救护工作。并在此期间总结了大量的护理经验,建立了比较正规的护理制度和护理常规。

三、第三个阶段(1949—1978年)

1949年中华人民共和国成立后,护理事业得到了迅速的发展。为了既快又好地培养护理人才,1950年第一届全国卫生工作会议将护理教育列为中等专业教育。1952年国家推进教育改革,高等护理专业停办,导致护理教师、护理管理人员、科研人员青黄不接,后又经历十年内乱(1966—1976年),导致护理教育体系备受摧残,全国大部分的护理教育基本停滞,国内护士严重短缺,护士学校的师资大量流失,严重阻碍了我国护理事业的发展。

四、第四个阶段(1979—2017年)

1979年,卫生部颁发了《卫生技术人员职称和晋升条例(试行)》,明确了护理人员的专业技术职称的晋升路径。1983年,天津医学院率先恢复招收护理本科专业。1984年,教育部与卫生部联合召开会议,在全国高等医学院恢复高等护理教育。1990年,北京医科大学获准成为第一个护理硕士学位授予点;2003年,第二军医大学获护理学博士学位授予权,至此,我国高等护理教育获得空前的发展。1985年以来,《中国实用护理杂志》《护理学杂志》《护士进修杂志》《护理研究》等相继创刊,推动了护理领域前沿学术成果的传播。1993年,卫生部颁布《中华人民共和国护士管理办法》;2008年,国务院颁布《护士条例》,维护护士合法权益,规范护理行为。自2005年起,我国每五年发布一次《全国护理事业发展规划纲要》,明确各阶段护理工作的发展方向和重点任务。2010年以来,全国护理领域相继开展了"优质护理服务示范工程"活动、护士岗位管理试点工作和进一步改善医疗服务行动计划,更好地满足人民群众日益增长的健康需求。2011年,护理学荣升一级学科,护理入选国家临床重点专科建设项目,护理事业取得了长足的进步。2013年,中华护理学会加入国际护士会(International Council of Nurses,ICN),进一步加强了我国护理事业的国际交流与合作。

五、第五个阶段(2017年至今)

2017年,习近平总书记在党的十九大报告中明确提出,我国经济已由高速增长阶段转向高质量发展阶段；2021年，国务院办公厅印发《关于推动公立医院高质量发展的意见》，高质量发展成为这一时期我国医疗事业发展的主旋律。护理作为医院的重要组成部分，在国家政策推动下进入高质量发展之路。《全国护理事业发展规划（2016—2020年）》《全国护理事业发展规划（2021—2025年）》进一步推动护士队伍建设与护理事业的持续健康发展。2020年，国家卫生健康委员会发布了《护理专业医疗质量控制指标（2020年版）》，从国家层面首次将护理指标纳入医疗质量控制监测体系，引导医疗机构持续改善护理质量，促进护理高质量发展。近年来，护理学科获批多项国家自然科学基金和社会科学基金资助项目，学术影响力显著提升，推动了护理学科建设与专业发展。2024年，护理学科进一步细化，设立包括母婴与儿童护理学、成人与老年护理学、健康与慢病管理学等在内的8个二级学科，学科体系日益完善。在此背景下，我国护理事业始终以满足人民群众多样化的护理需求为目标，逐步构建起覆盖生命全周期、贯穿健康全过程的优质护理服务体系。

第三节　新时代中国护理高质量发展困境

随着新时代中国国民经济不断增长、科学技术突飞猛进、医学发展日新月异，全民素质不断提升，再加上人口老龄化加剧以及病因和疾病谱的改变，护理人员将面临与过去区别较大的护理环境和护理对象。因此，必须坚持高质量发展，不断提高护理工作质量，扩大护理工作的内容和范围，扩展工作的领域，才能满足人民日益增长的护理需求。护理工作作为21世纪最具挑战且最有价值的工作之一，在其高质量发展过程中，所面临的困境也日益突显，具体体现在以下几个方面。

一、护理学科体系不健全，学科影响力有待提升

我国的护理本科教育始于20世纪早期，优先于世界上大多数国家，但由于种种原因，我国的护理高等教育在中华人民共和国成立初期基本停滞，直到1983年才得以恢复。相对于临床医学等医学专业，护理高等教育的发展历程相对较短，学科建设起步晚，学科基础薄弱，再加上经费不足、设施设备落后、师资力量流失严重，使得学科建设面临巨大挑战。

（1）学科方向模糊。我国于2011年正式将护理学科确立为一级学科，与发达国家相比，这一进程晚了近30年，高层次护理人才（如护理硕/博士）的培养缺乏明确的方向性指导，直至2024年护理学科才正式确立8个二级学科，为学科发展和人才培养提供了初步框架，相关体系还在进一步完善。我国香港地区和台湾地区的护理学科体系相对精细，学科发展较为成熟，香港地区的护理专业方向涵盖重症护理、肿瘤护理、社区护理、老年护理、精神卫生护理等，台湾地区的护理学下设有护理学系、临床护理研究所、中西医结合护理研究所、社区护理研究所等多个分属类别。发达国家（如美国、英国、加拿大、澳大利亚）的护理学科发展方向相对明确，其护理学科定位清晰、分科细致，涵盖高级护理实践、心理护理、重症护理、护理管理、护理教育等。

（2）学科人才匮乏。近年来，高等院校护理师资队伍的综合素质虽然已有较大提升，但随着社会对护理需求的不断增加，高等护理教育学生连年扩招，且从护理学科发展的长远角度分析，师资队伍仍存在总体数量不足、顶尖人才匮乏、结构不合理等问题。在我国，部分本科护理院校是在近几十年间由专科学校或卫校升格而来，高等护理教育办学历史较短，硕士及以上学历的教师占比较低，专职教师的护理知识与临床不断更新的护理新技术、新理论存在差距。而临床兼职教师由于临床工作负担较重、科研精力有限，其科研能力有待提高，因此护理学科建设一直处于较低水平。

（3）学科评价指标不完善。护理专业学科评价指标体系并不成熟，护理二级学科方向确立时间较短，尚未建立与之对应的评价指标。很多高校仅仅是把高水平论文、高学历人才等可以量化的指标纳入考核体系，而并没有把科研声誉、区域或国际影响力等不易量化的指标纳入考核评价。这使得部分高校在推进学科建设时过于局限而忽视了护理学科建设的实践意义，从而限制了学科的长远发展。

（4）学科交叉有限。20世纪中叶以来，随着现代科学技术的发展，学科分类进一步细化，研究内容

更加深入、细化,使得学科之间的联系也越发紧密,一系列相关学科朝着综合性、一体化的方向发展。集中力量发展交叉学科,通过学科之间的交叉、渗透、融合来解决社会发展中遇到的问题,促进新的知识理论的产生,这已经成为推动学科发展的一大趋势。护理学科作为一门兼顾自然科学和人文科学属性的综合学科,其目的是保护和增进人类健康。在"健康中国 2030"的背景下,护理学科必须突破学科隔阂和门类界限,进行跨学科合作,开展多学科实践。然而,目前我国护理交叉学科建设尚处于起始阶段,并未形成包含基础学科、应用学科和技术学科的完善的、系统的学科交叉体系,理论研究与实践仍存在较大差距。

(5) 政策经费支持缺乏。目前,我国大多数高等医学院校将资源主要用于药学、临床医学和基础医学等主要学科或重点实验室方面,给予护理学科相关的人才引进名额有限、课题立项数量少、经费额度低。另外,我国护理高等教育起步较晚,护理专业在学科建设中与其他实力雄厚的传统学科相比,缺乏足够的竞争力,难以得到政策与经费支持。

二、护理高等教育体系及高层次人才使用机制有待完善

改革开放以来,我国的护理教育虽然取得了长足的进步,但在高等护理教育快速发展的过程中,也暴露出一些问题,主要体现在以下几个方面。

(1) 高等护理教学的办学质量有待提高。在高等护理教育的发展进程中,部分院校是在专科护理教育甚至中等护理教育的基础上,通过合并、转制、升格等方式获得了高等护理教育的办学资格。这些院校在高等教育师资、教学设施、必要支撑条件等方面尚存在一些影响教育质量的现实问题。再加上我国高等护理教育发展历程较短,高等教育尤其是研究生层次的教学资源不足和分布不均,全国各类各层次医学院校的护理教育在实施过程中存在不同学制、不同组织形式的状况;国家教育行政部门均未制定和颁发统一规范(包括各层次护理教育培养目标、教育教学基本要求、实践教学设施配置、教师准入标准和教育质量评价体系等),使得护理教育缺乏依据和可操作性标准。以上方面均导致我国高等护理教育质量参差不齐。

(2) 护理教育的层次结构需要进一步调整和优化。与发达国家相比,我国护理层次偏低,研究生教育规模小,总体质量不高,不能满足目前卫生服务市场的需求。在国际护理教育体系中,专科护士的准入学历均要求为硕士研究生。目前,我国护理教育仍以中专、高职高专教育为主,本科和研究生教育比重较低。2021 年全国注册护士队伍中,中专及以下学历占 18.3%,大专学历占 47.2%,本科学历占 34.2%,研究生及以上学历仅占 0.3%。这样的护理教育层次结构制约了我国专科护理的发展。临床需求的人才和护理教育输送的人才之间的差距,要求护理教育层次结构进行进一步的调整和优化。

(3) 护理教育体系中各层次结构之间缺乏衔接机制。虽然我国护士队伍已经从以中专为主体转向多层次教育(中专、大专、本科、研究生等)的方向发展,但是我国护理教育体系尚未实现"中职—高职高专—本科—硕士"相互贯通承接、交叉互通的教育路径。尽管教育部目前正在建设现代职业教育体系,对教育结构实施战略性调整,600 多所地方本科院校将逐步转型为职业技术学校。但是由于我国分管各培养层次的教育行政部门不同,各教育层次之间的培养目标、课程设置等培养方案没有体现承接性,特别是课程设置方面,由于过度重视学科结构的系统性,在中职与高职之间、专科与本科之间,专业基础课和专业课的课程内容差别不大,教学内容只是深浅程度的不同,存在重复性。这不仅降低了护理人才培养的效率,而且也造成了重复性培养和教育资源的浪费。

(4) 缺乏规范的护理岗前培训和毕业后继续教育。系统、规范的护士毕业后的在职培训是促进学校教育与临床护理的有效衔接,是培养临床事业型护理人才的基础。2005 年,卫生部颁发的《中国护理事业发展规划纲要(2005—2010 年)》指出,护士队伍建设亟待进一步加强,护理管理的科学化水平需要提高,护理教育需要进一步发展和规范。2014 年,国家卫生计生委印发了《住院医师规范化培训管理办法(试行)》,正式从国家层面探索建立并完善住院医师规范化培训制度。但目前临床医疗工作对护士的岗前培训、毕业后教育、继续教育、专科护理岗位培训和护理管理岗位培训等均未形成统一标准,各地区也存在较大差异。

(5) 高层次护理人才的培养和使用脱节。在人才使用方面尚未形成市场与教育的对接模式,各培养

层次的护理人才相对应的职业领域尚未自成体系。护理专业学生毕业后通过统一的护士执业资格考试后,其从事的临床工作大致相同,岗位职责差别不大,专业区分不明显。专科护士发挥专业特长的服务领域相对局限,既无法体现教育结构多层次和人才培养模式多样化,也无法使护士在职业岗位上实现层级管理和专科化发展。

三、护士数量相对不足、职业稳定性较差

虽然我国注册护士人数在不断增加,截至2022年底,我国的注册护士人数已经超过520万,但面对14亿人口,护士的总数仍显不足。2022年底,我国每千人口注册护士数约为3.7人,世界卫生组织发布的《2020年世界护理状况报告》显示,2018年全球每千人拥有护士数为3.69人(其中美洲区域数量最多,达8.34人,其次是欧洲区域的7.93人),这表明,2022年我国每千人拥有护士数刚刚达到2018年国际每千人拥有护士数的平均水平,距离国际平均水平仍有较大差距。虽然目前我国医护比倒置已经得到扭转(达到1:1.18),但有关资料显示,泰国、日本、德国、英国等国家的医护比已超过1:4,芬兰、加拿大等国家的医护比甚至超过1:6。《全国护理事业发展规划(2021—2025年)》明确指出,到2025年,全国护士总数达到550万人,每千人口注册护士数达到3.8人,其中,三级综合医院、部分三级专科医院(肿瘤、儿童、妇产、心血管病专科医院)全院护士与实际开放床位比不低于0.85:1,全院病区护士与实际开放床位比不低于0.65:1;二级综合医院、部分二级专科医院(肿瘤、儿童、妇产、心血管病专科医院)全院护士与实际开放床位比不低于0.75:1,全院病区护士与实际开放床位比不低于0.55:1。

当前护士人力资源短缺,基层医疗机构的护理人员缺口问题更加突出。与其他类型的医疗机构相比,仅基层医疗卫生机构医护比例倒置,如表1-1所示。

表1-1 2021年全国各类医疗机构医护人员数及医护比

机构	执业(助理)医师数	注册护士人数	医护比
医院	2396771	3586736	1:1.49
基层医疗卫生机构	1614973	1149879	1:0.71
专业公共卫生机构	259626	264455	1:1.02
其他医疗卫生机构	16234	18352	1:1.13

不仅如此,各地区之间每千人口注册护士数较为均衡,但各地区农村和城市每千人口注册护士数分布不均,城市每千人口注册护士数明显多于农村。其中,中部农村地区的每千人口注册护士数最低(见图1-1)。

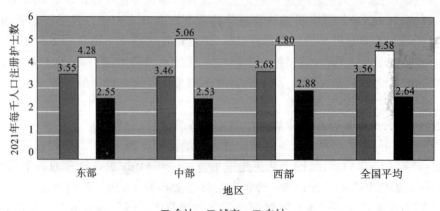

图1-1 2021年全国各地区每千人口注册护士数

护士人力资源配置不均衡不仅表现在城市和农村之间、基层医疗卫生机构和大型医院之间,还表现在各个省市之间。如图1-2所示,在除港澳台以外的全国31个省(自治区、直辖市)中,11个省(自治区、直辖市)的每千人口注册护士数低于全国平均水平,其中,西藏最低(每千人口仅有注册护士2.13人),北京作为每千人口注册护士数最多的地区(达5.67人),约是西藏的2.66倍。

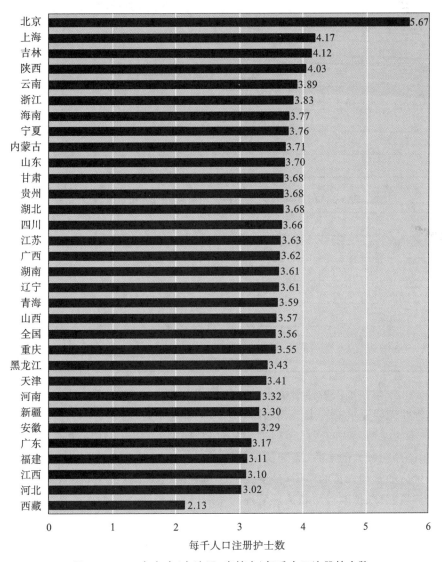

图1-2　2021年各省(自治区、直辖市)每千人口注册护士数

护士职业稳定性较差,护理队伍建设仍需加强。如表1-2所示,2021年医院25岁以下的注册护士占比为13.8%,较2020年上升了2.7个百分点;2021年医院35岁以上的注册护士占比为34.1%,比2020年下降了1.8个百分点。由表1-3可知,在工作年限构成比上,2021年注册护士工作10年以上的占比仅43.7%,而药师(士)占比达60.9%,说明相较于医院药师(士),注册护士整体年龄更小,且与以往相比,注册护士年轻化的趋势仍在加重,其原因有以下方面。一是与《全国护理事业发展规划》的出台和优质护理服务的开展,各大医院为缓解护理人员短缺的局面而大量招聘年轻护士有关。二是由于护理工作压力大、工作时间不规律、晋升难、工作价值难以体现等,导致有经验的护理人员大量流失所致。由于护理专业的职业成熟期较晚,护士队伍年轻化会带来一些管理问题:年轻护士临床经验不足,且年轻护士大多是出生于20世纪90年代到21世纪初期,多为独生子女,受教育程度高,自主意识强,就业观念多元化,再加上护理职业的内在激励缺乏,护理工作高负荷、高风险的特点,以及医闹和伤医伤护事件频发等社会不良倾向,当

面临职业困难、压力和风险时,医院员工的离职率相对增加。护士高离职率导致护理人才大量流失,严重影响了护理队伍的稳定性,进而影响护理服务质量和护理事业高质量发展。这些都是影响护理队伍稳定、影响护理质量和安全的因素。

表1-2 2020年和2021年医院注册护士年龄构成

年龄	构成比/(%)	
	2020年	2021年
25岁以下	11.1	13.8
25~34岁	53.1	52.2
35~44岁	21.1	19.8
45~54岁	11.1	9.8
55~59岁	2.6	2.8
60岁及以上	1.1	1.7

表1-3 2021年医院注册护士和药师(士)工作年限构成

年龄	构成比/(%)	
	注册护士	药师(士)
5年以下	28.0	17.7
5~9年	28.2	21.5
10~19年	25.8	23.4
20~29年	9.3	16.8
30年及以上	8.6	20.7

由表1-4可知,2021年我国医院注册护士的学历构成与2013年相比,本科学历的注册护士占比明显提高,但研究生比例并无明显提升。由于我国高等护理教育起步晚(特别是护理研究生教育),具有研究生教育背景的注册护士的比例无法与医师系列进行比较,与同期药师(士)学历构成相比也要低6.4个百分点。与发达国家相比存在较大的差距,美国的医院注册护士学历均为大专及以上,对高级实践护士、护理教育者、护理科研人员和管理人员的学历,最低要求起点必须是硕士研究生,甚至是博士学历,这些都制约了我国专科护士、护理教育、护理科研和护理管理的发展,以及与社会发展的需要存在一定差距。因此,加强护士人才队伍建设任重而道远。

表1-4 2013年和2021年医院注册护士和药师(士)学历构成

学历	注册护士构成比/(%)		药师(士)构成比/(%)	
	2013年	2021年	2013年	2021年
高中及以下	1.2	0.4	7.3	3.2
中专	34.2	17.9	29.3	16.6
大专	49.9	47.2	36.1	30.8
大学本科	14.6	34.2	24.6	42.8
研究生	0.1	0.3	2.8	6.7

如表1-5所示,在职称方面,注册护士初级职称占比较高。对比2021年与2013年数据可知,初级职称占比相对减少,高级职称占比稍增加;而与同期的药师(士)相比,中高级职称占比明显偏低。这均提示注册护士人才队伍建设尚需进一步加强。

表1-5　2013年和2021年医院注册护士和药师(士)职称构成(按专业技术资格分)

职称	注册护士构成比/(%)		药师(士)构成比/(%)	
	2013年	2021年	2013年	2021年
士级	44.5	42.7	25.0	23.8
师级/助理	24.2	29.7	36.4	36.6
中级	19.8	19.8	25.0	26.9
副高	2.3	3.7	4.3	6.4
正高	0.2	0.5	0.9	1.6
不详	9.0	3.7	8.3	4.7

四、护理服务体系不完善

随着中国老龄化进程的加快和慢性疾病的增多,扩大护理服务领域,完善护理服务体系,提高医疗护理服务的连续性、协调性、整体性,加快护理产业发展,面向社会提供全面高质量的护理服务,已是各界医疗护理人士达成的共识。《全国护理事业发展规划(2021—2025年)》指出,护理事业需要紧紧围绕人民健康需求,构建全面全程、优质高效的护理服务体系,不断满足群众差异化的护理服务需求。积极应对人口老龄化对护理事业发展提出的新任务。老龄化程度不断加深,对护理服务特别是老年护理服务提出迫切需求,需要有效增加老年护理服务供给。老年护理、慢性病管理、临终关怀、姑息护理、社区护理等长期医疗护理服务及"互联网+护理服务"也随着时代潮流顺势发展。但是,在长期医疗护理服务和"互联网+护理服务"的建立过程中存在开展机构区域分布不均、护理人力缺乏等问题。同样,作为专科性质的各类长期护理人员的资质认证、人力配置方案、人员培训内容、服务规范和绩效考核、支付价格等有待落实,长期护理服务及"互联网+护理服务"体系有待进一步改善。

(一)长期护理服务体系

据《2022中国卫生健康统计年鉴》可知,2021年全国有849家护理院,仅东部地区(包含公立和民营)约占80.2%;疗养院141所,其中,东部地区(74所)约占52.5%,中部地区(28所)约占19.9%,西部地区(39所)约占27.7%。社区卫生服务机构也呈现出东部地区分布较多,中、西部地区分布逐渐减少的趋势。长期照护机构区域分布不均导致全国长期护理服务机构总体数量不足,长期护理服务覆盖面有限,不能满足目前我国日益增长的长期照护需求。我国正快速步入老龄化社会之际,需要大量的长期护理人才来引导和推动长期护理服务事业的发展。然而,截至2021年底,全国护理院床位总数有119091张,护士总数只有19628人,床护比明显不足。另外,护理院大部分护理人员学历较低或为没有资格认证的照护人员,真正的老年专科护士较少。与此同时,大量长期照护服务还停留在义务性或福利性的服务上,缺乏对老年人实际照护需求的认识,护理等级的确定也有待探讨,不能有效满足老年人的长期照护需求。长期照护护理人才缺乏,特别是高层次、专科化护理人才的欠缺,会制约长期护理服务事业的发展。

20世纪90年代,国外和我国香港地区开始积极推行延续性护理服务,并取得了良好的经济效益和社会效益。但延续性护理在中国内地起步较晚,目前还有很多问题亟待解决。例如,医院护士承担的延续性护理任务过多,评估体系不明确,收费机制缺乏,团队协作不足,医疗机构、社会辅助机构以及社区和家庭之间的联动性不足等。现阶段,出院患者的延续性护理完全由医院护士承担,大多数医院提供延续性护理的方式以电话或门诊随访为主。随访者一般为病房护士,并非专科护士,且随意性高,患者区域限制使随访可及性低,缺乏团队协作使随访效果不尽如人意。以医院护士为主导的延续性护理模式占用了医院护士的大量时间,再加上收费机制不明确,导致护士的积极性不高,从而影响了延续性护理服务的质量。此外,医院提供延续性护理服务的能力有限,在提供专业性较高的延续性护理服务方面还存在困难。由于社区卫生服务中心和护理院等医疗卫生机构的技术力量较薄弱,将出院患者的延续性护理任务从医院护士转移到社区护士或老年护士的模式还有待探索,同时,医院、家庭和社区之间的信息延续机制和协作机制也有待研究。

(二)"互联网+护理服务"体系

2019年,国家卫生健康委发布了《"互联网+护理服务"试点工作方案》,确定在北京市、天津市、上海市、江苏省、浙江省、广东省进行"互联网+护理服务"试点。2021年,国家卫生健康委将"互联网+护理服务"试点工作扩大到全国,进一步推进"互联网+护理服务"工作。调查显示,首先,目前"互联网+护理服务"仅在上述试点城市有一定应用,在其他城市开展率不高;其次,注册护士从事"互联网+护理服务"的意愿差异较大,部分护士不愿意从事"互联网+护理服务";最后,居民虽然对上门护理服务需求强烈,但由于不擅长使用网络、服务费用医保不报销、服务可信度不高等原因而不愿意使用"互联网+护理服务"。这些现实因素严重阻碍了"互联网+护理服务"的发展。

《全国护理事业发展规划(2021—2025年)》明确指出,扩大"互联网+护理服务"试点覆盖面,支持医疗机构积极提供"互联网+护理服务"、延续护理、上门护理等,将机构内护理服务延伸至社区和居家,为出院患者、生命终末期患者或行动不便、高龄体弱、失能失智老年人提供便捷、专业的医疗护理服务。

目前,我国"互联网+护理服务"体系还存在以下问题有待完善。

第一,相关法律法规的缺位是"互联网+护理服务"发展过程中最重要的影响因素之一。如执业主体资质合法性、护理人员执业地点和工作地点不一致以及护理人员资质要求等相关法规不健全。

第二,安全风险多样。目前,缺乏对上门护理服务的安全规范条例,护理人员虽然可以独立解决大部分问题,但因为没有处方权,在一定程度上限定了护理服务项目内容。另外,上门护理服务的护士水平参差不齐、上门服务药物与设备的缺乏、护士性别等因素使"互联网+护理服务"存在医疗执业风险、意外发生的应急处置风险、医护人员的安全风险等难题,使得临床护士对上门护理服务顾虑重重。

第三,我国"互联网+护理服务"的配套政策从出台到具体实施的过程中,存在诸多需要探索和不断完善的问题。首先,缺乏规范的行业标准。其次,由于上门护理服务以互联网为载体,加之上门护理服务的护士水平良莠不齐,容易引发不良后果,因此"互联网+护理服务"在准入机制、服务过程的监督、非法行为的追责上亟须付诸实施。但目前我国尚缺乏相关的明确法律规定、有效的监督机制、健全的质量控制体系以保障上门护理服务的质量。

第四,上门护理费用问题。尽管"互联网+护理服务"能为患者带来便利,但其收费相比于公立医院仍然不菲。此外,由于目前大部分省份的上门护理服务尚未纳入医疗保险的报销范围,因此一般家庭考虑到上门护理服务的价格,较少选择"互联网+护理服务"。

第五,信息共享与数据安全问题。"互联网+护理服务"作为一种全新、快捷、高效的护理服务模式,其发展离不开信息技术的支持,尤其是云计算、大数据、物联网与移动互联网。由于我国医疗机构信息系统自成体系,医院与医院、医院内部信息的共享与交换程度较低。此外,在采集服务对象数据及应用的同时将面临个人信息泄漏的风险。

综上所述,我国"互联网+护理服务"体系目前还存在较多问题需要完善。

五、护理信息化水平有待提升

随着计算机技术、网络技术和通信技术的发展及广泛应用,全社会已经进入信息化时代。医疗服务信息化已成为国际发展趋势。护理是医疗服务工作中的重要环节,护理信息化是护理工作适应社会发展需求的必然之路,也是护理学科发展的方向。虽然我国护理信息化发展迅速,但仍然存在一些问题。

首先,懂微机(微型计算机)、懂专业、懂管理的人才储备不足。由于护理工作繁杂、琐碎,护理管理涉及患者就诊、入院、在院治疗、出院、进入社区等全过程,关系医院管理的各个方面。护理工作和护理管理的复杂性和特殊性增加了护理信息系统建设的难度。人们借助信息系统工作,而信息系统又依赖人来运行。护理信息系统的开发靠人来设计,信息系统中的基础数据靠人来采集,利用信息指导临床护理实践和护理管理更靠人来实现。受学历及教育背景的影响,护理人员对IT技术不太熟悉,不能很好地与信息公司沟通,把标准化、规范化的管理理念转化为智能的护理信息管理系统,而且护理人员利用信息化的能力也比较欠缺,以上因素都直接影响医院护理信息化的建设与发展。

其次,信息化发展不平衡。由于我国各地经济发展水平差异较大和各医院的级别不同,全国医院信息化建设程度不一,信息化应用的广度和深度差异明显。发达地区信息化水平整体高于不发达地区。

再次,护理信息化建设缺少顶层设计。大部分医院是自行或联合信息公司开发适用于各自工作需求的信息系统,软件开发没有统一规划和体系。这导致开发的信息系统参差不齐、重复建设、重复开发的现象严重,造成人力、物力、财力的浪费;同时导致各医院之间、各系统之间无法互通,部分信息资源无法共享,国际化竞争力差。

最后,未充分利用大数据资源。以护理监测系统为例,目前大部分医院仅重视其监测数值以及实现阈值报警等功能,而忽略了它在工作过程中所产生的一个巨大的综合数据库,没有深入挖掘其中蕴藏的价值。而海量的数据对患者个人及医疗系统都存在更大的价值,并对个体医疗的发展具有重要意义。

总之,不断加强护理信息化建设,提升护理信息化水平,并从加强组织领导、合理配置资源以及培养信息化技术人员等多个方面,推进我国护理信息化发展,实现对患者从入院到出院的每一个护理环节的精准管理,实现护理人员从工作量统计、人员配备到绩效考核和薪酬分配的科学管理,使护理的各项工作更加系统化、信息化、规范化、科学化,促进护理管理模式转变和工作流程的优化,提高工作效率,减少护理差错,全面提升护理管理水平。

第四节 中国护理高质量发展展望

一、护理高质量发展宣言

在2021年5月8日举办的首届亚洲护理论坛上,《护理高质量发展宣言》首次发布。该宣言由复旦大学附属中山医院联合全国32家顶级医疗机构和护理高等院校,基于《关于推动公立医院高质量发展的意见》的文件指导精神,凝聚护理管理与护理教育专家的智慧和力量共同铸就。该宣言明确了在推进公立医院高质量发展中护理学科的角色定位与护理高质量发展的核心要义。《护理高质量发展宣言》全文如下。

(一)坚持党对护理事业的全面领导

衷心拥护和积极响应《关于推动公立医院高质量发展的意见》,大力发挥护理在维护和促进人民健康中的主力军作用。

1. Upholding Communist Party's overall leadership over nursing

Wholeheartedly supporting and responding to the "Opinions on Promoting the High-quality Development of Public Hospitals" issued by the Central Committee of the Communist Party of China, and fully playing nurses' role in maintaining and promoting people's health.

(二)建设完整系统的护理学科体系

聚焦国家战略需求和健康服务领域重大科学问题,注重平台建设和学科交叉,制定护理实践规范和循证指南,形成一批中国护理标准,提升我国护理学科的国际话语权。

2. Developing the integrated and systematic nursing discipline

Focusing on national strategic needs and major scientific issues in the fields of health services, emphasizing the con-struction of interdisciplinary platform, taking the lead in formulating nursing practice norms and evidence-based guidelines, forming a batch of Chinese nursing standards, and enhancing the international discourse power of Chinese nursing disciplines.

(三)提高护理人力培养规模和质量

深化医疗机构和院校间人才需求与培养的协同决策机制,明确护理专业学校教育的体系和定位,完成2035年远景目标纲要提出的"每千人口拥有注册护士数3.8人"的建设目标。

3. Improving the scale and quality of nursing manpower cultivation

Deepening the collaborative decision-making mechanism for talent demand and training between medical institutions and colleges, clarifying the positioning of nursing schools, and completing the target of "3.8 registered nurses per 1,000 population" proposed in the 2035 Vision Goal Outline.

（四）打造结构合理的护理人才梯队

建立以人民健康服务需求为导向、以学科稳健发展为目标的人才培养体系。培养一批在国际护理领域具有重要影响力的护理科学家，建立人才分类管理机制，打造结构合理、可持续发展的高水平人才梯队。

4. Nurturing a top-notch and well-structured nursing talent team

Establishing a people-oriented talent training system, cultivating a group of nursing scientists with important influence in the international nursing fields, establishing a talent classification management mechanism, and creating a high-level talent echelon with a reasonable structure and sustainable development.

（五）实现科学化智慧化精细化管理

促进信息技术与护理管理深度融合，提高人力资源管理的科学化和精细化水平，建立早期预警护理质量管理系统，建设护理决策支持平台，提升护理服务的精准性和科学性。

5. Achieving scientific and refined nursing management level

Promoting the in-depth integration of information technology and nursing management, performing nursing human resource management scientifically and finely, establishing an early warning nursing quality management system, building a nursing decision support platform, and improving the accuracy and scientificity of nursing care.

（六）提供基于需求的一流护理服务

以患者需求为导向，以患者就医过程中的难点、痛点为突破口，建立学科间、部门间的畅通协作机制，推动服务流程再造，提高人民群众就医获得感。

6. Providing first-class and customer-oriented nursing care

Establishing a smooth collaboration mechanism between disciplines and departments oriented by the needs of patients and based on the key difficult points in the process of seeking medical services, promoting the reengineering of service processes, and improving the people's sense of gaining of medical services.

二、我国护理事业高质量发展展望

自 2005 年起我国每 5 年发布一次护理事业发展规划，现已发布《中国护理事业发展规划纲要（2005—2010 年）》《中国护理事业发展规划纲要（2011—2015 年）》《全国护理事业发展规划（2016—2020 年）》及《全国护理事业发展规划（2021—2025 年）》。以上规划为护理工作的发展指明了方向，从中我们可以了解未来 5 年护理事业的发展重点，与每位护理人息息相关。

"十三五"期间，护士数量不断增加，护士综合素质不断提高，高等护理教育蓬勃发展，学科地位不断提升，护理科研不断进步，国际交流日益频繁，护理事业呈现一片欣欣向荣的景象。"十四五"时期，随着我国经济水平增长、人口老龄化加剧、疾病谱的改变、人民群众对护理需求的增加以及护理高质量发展的深入推进，护理事业的发展也面临着前所未有的机遇和挑战。护理学科作为生命科学的一部分，护理事业作为我国卫生事业的一个重要组成部分，已经成为国家备受关注的焦点，将拥有广阔的发展空间。

（一）完善学科建设，促进精细化管理

2011 年，中华人民共和国国家质量监督检验检疫总局和国家标准化管理委员会联合发布新的学科分类与代码，将护理学列为一级学科。一级学科地位的确立和落实亟须建立一个科学、完善的护理学科体系,以确定各知识体系之间的内在逻辑关系,构建既符合护理学科发展规律,又与国际接轨的二级学科甚至是三级学科层次结构。在构建护理学科体系的过程中,需要注意以下问题:护理学科的发展不应过多地受行政干预。政府行政干预对于提高卫生服务市场中服务的公平性与效率非常重要,但是在学科建设与发展过程中,过多的行政干预容易使学科发展偏离自身的发展轨道。借鉴外来经验需要结合我国实情进行本土化。学习国外先进的知识、理论、技术和成功经验,有利于开阔探索思路,促进我国护理学科体系的发展与完善。但是,如果一味地生搬硬套,则不利于构建具有中国特色的护理学科体系。遵循护理学科自身发展规律。对护理学科具有重大影响的一些人文学科(如心理学、社会学、管理学、伦理学等)与临床医学不断交叉渗透,对促进护理学科发展十分重要,但不应忘记护理学科的使命及其关注和发展的独特视角,批判性借鉴和学习相关学科知识、理论和实践方法,明确界定自身的知识体系和专业方向。明确护理学科的发展是一个不断完善的过程。临床医学的分科越来越细,一些新兴的护理学分支学科、交叉学科和边缘学科不断涌现,均要求护理学科的分科也要更加专科化和精细化。目前,护理学科已经设立了8个二级学科,但学科体系仍在进一步健全和完善,如在二级学科下继续探索特色的三级学科发展方向,以更好地适应不断变化的健康需求。

临床护理专科化发展是衡量一个国家护理专业化水平的重要标志。专科、专病护士的形成与确立是护理专业化的标志,不仅体现护理专业在卫生保健服务中的独特价值和贡献,也为广大临床护士提供了一条全新的职业发展道路。为了加速我国护理专业化进程、缩小与国际先进护理水平的差距,需要从以下几个方面努力:首先,加强临床实践指导教师的培养和临床培训基地的建设,严格实行临床实践指导教师和临床培训基地准入;其次,制订全国统一的各专科护士培训大纲、培训方案和培训标准,形成同质化的培训和评价标准及体系;再次,建立全国权威性的资格认证机构,发布临床指南和护理相关政策,规范专科护理实践;然后,加大护理专业学位硕士的培养力度,改善我国专科护士学历起点偏低的现状,根据护理学二级学科体系,构建以专科护理为导向、与临床专科护士接轨的护理专业硕士培养模式,为高级护理实践奠定基础;最后,在专科护士或专病护士的使用方面,需要厘清不同岗位和不同层级的护理人员的发展路径,充分体现人人尽责、岗职对应、能级匹配、群体优化,优先重点发展一批专科专病领域(如急危重症、老年、糖尿病、手术室、骨科、肿瘤等专科护士),再逐渐扩大专科、专病护士的服务领域,可从医院扩展到家庭、社区,从综合性医院扩展到专科医院、公共卫生机构、康复医院、临终关怀机构、养老机构等,充分发挥其在卫生保健体系中的专业价值与贡献。同时,还将专科护士或专病护士的培训和使用列入相关法律法规中,明确规定专科护士的准入资质、进阶机制、培训机构、认证条件、认证机构、监管部门等,以利于护士专科化进一步健康发展,逐步走出一条适应我国特点的、与世界同步的护理专科化发展道路。

(二)扩大护理人力培养规模,提高护理人才质量

2022年,国家卫生健康委印发的《"十四五"卫生健康人才发展规划》明确指出,进一步壮大护士队伍,到2025年注册护士达到550万人。医疗卫生机构严格落实护士配置标准,保障临床一线护理岗位护士数量。加大培养老年护理、社区护理、传染病护理、婴幼儿护理、安宁疗护和基层医疗卫生机构护理人才。规范开展护士培训,健全以岗位需求为导向、以岗位胜任力为核心的培训制度。

截至2020年底,全国注册护士总数已经达到470.9万,每千人口注册护士数已经达到3.34人,全国执业(助理)医师与注册护士比约为1∶1.15,这些指标均超过了《全国护理事业发展规划(2016—2020年)》要求。尽管如此,我国每千人口注册护士数在全世界还是处于较低水平。随着中国快速进入老龄化社会以及疾病结构的变化,注册护士的数量还在持续增长。此外,我国还亟须规范各级各类护理员的培养和管理,增加护理员的数量,提升护理员的整体素质,并吸收社会志愿者加入。只有这样,才能应对"银色浪潮"的快速到来和慢性病增多所带来的危机,共同走出"护理荒"的困境。

优化护士队伍结构是提升护理队伍整体素质的重要举措之一。在护理人员性别结构上,护理队伍中的女性仍然占据绝对的优势。如今,更多的男性加入护理队伍,男性注册护士的比例将持续缓慢增长。在护理人员学历结构上,护士队伍从以中专为主转向大专、本科、研究生等多层次教育的方向发展。护理队伍的整体学历水平将有大幅提升,并呈现不断提高的发展趋势。随着护理专科化发展、专科护理岗位培训

制度和护理管理岗位培训制度的建立与完善,预计未来对护理人员的学历要求会越来越高,大多数执业护士的学历是大专或本科,有研究生背景的护理人员可以向高级实践护理专家、护理教育专家和护理管理专家的方向发展。进一步落实医院护士配备标准,使医院护士数量与临床工作量相适应。我国虽然在《医疗机构设置规划指导原则(2021—2025年)》以及医院的评审要求中明确了一些规定,但这些规定并未成为一票否决的条件,医疗机构在执行的过程中会打折扣,尤其是西部地区和一些经济薄弱地区的基层医疗卫生机构、乡镇卫生院及养老机构,护理人员严重匮乏。因此,为了保障患者安全,国家应加大基层医疗卫生机构的投入,落实公共卫生补助,出台相关的法律法规,为护理人员的合理配置提供法律支撑和行为约束,努力实现护理人力资源的合理配置。

(三)规范护士岗位管理,打造结构合理的护理人才梯队

将护士从按身份管理逐步转变为按岗位管理是深化公立医院护理管理改革、完善人事制度和收入分配制度的任务要求,是深入贯彻落实《护士条例》的具体措施,是提升医院护理管理水平、调动护士积极性的关键举措,是稳定和发展临床护士队伍的有效途径。护理岗位管理应充分体现按需设岗、按岗聘用、竞聘上岗的原则,建立"能者上,平者让,庸者下"的竞争机制。以岗位管理为切入点,从岗位设置、岗位职责、岗位培训、护士配备、绩效考核、工效挂钩等方面,建立同工同酬、多劳多得、优绩优酬的激励机制,探索满足患者需要的、具有中国特色的护理工作模式。

目前,在护理人员岗位层级管理中,由于受到各层级比例和岗位数的限制,许多具有N4和N3资质等级的护理人员不能被聘到相应的岗位,再加上我国护士队伍呈现年轻化趋势,这种现象还会随时间的推移而加重。同样,在专业技术职务的聘任问题上,相当比例的护理人员仍处于待聘阶段,聘任高级职称难度较高,让许多主管护师级的人员严重受挫;具有相应能力却没有相应的技术职务和岗位,这种高能低用的现象在一定程度上影响了护理人员的工作积极性。因此,根据我国国情,参考发达国家的做法,结合我国现有的专业技术职称评定制度,进一步完善护理岗位设置与分级,可将护理岗位分为四大类:临床护理岗(分为责任护士岗和辅助护士岗)、护理教学岗、护理管理岗和其他护理岗。为了促进护士职业生涯持续发展,笔者建议在我国现有的护士分层体系基础上,在主管护师和副主任护师之间增加层级。临床护理岗人员的职业发展途径:注册护士通过实践积累,在具备了一定的专业理论知识和专业技能后,可结合个人的兴趣爱好选择某一专科领域进行深入研究和实践,向高级护理实践方向发展,最终成为一名临床护理专家。具体路径为:注册护士—护师—主管护师—专科护士—临床护理专家—副主任护师级临床护理专家—主任护师级临床护理专家,其他护理岗位人员可参照上述职业生涯规划的发展执行。

在明确护理人员职业发展途径后,国家还需要根据护理工作的特点和护士岗位等级,制定护士岗位说明书。该说明书内容包括护士岗位、护士分级、岗位资质要求、岗位职责、岗位培训要求、岗位绩效考核指标,以及晋级标准。通过规范护士岗位管理,细化和完善护士职业规划发展路径,有望打破临床护理人员从主管护师晋升到副主任护师及临床护理专家的职业壁垒,让每一位护士都能找到自己的职业发展归宿,使所有护理人员在其整个职业生涯过程中,每进阶一个层级都有明确的、可企及的目标作为指引,从而激发他们的内在潜能,并将其主观能动性也充分调动起来,可有效避免长期以来大多数主管护师因晋升高级职称过于困难而满于现状、不求进取的消极现象。

(四)加强护理信息化建设,创新护理服务模式

借鉴国外开展信息护士的培养经验,加强信息化建设和信息化标准研究,如护理诊断分类、护理干预分类、护理相关结果分级等标准;建立规范化的护理信息化标准,如护理术语的标准化、护理操作流程的标准化以及护理数据的标准化等;与国际接轨,开发统一的护理信息系统(nursing information system,NIS),实现医疗卫生资源合理有效利用和信息资源共享。在大数据时代背景下,政府、卫生机构和护理组织需要加大对护理信息化的投入,尤其是对经济欠发达地区和基层的投入,提高大数据分析利用能力,深层次挖掘护理数据的内在规律,形成用于指导临床实践工作的护理知识库,充分发挥护理知识库在预防院内感染、疾病防治监测、避免护理不良事件发生、杜绝医疗资源浪费等方面的巨大作用。

在临床护士操作信息化方面,进一步完善患者管理信息化、病区护士处理医嘱信息化、护理电子病历

信息化、护士对患者日常护理的信息化等工作,提高护士的工作效率;在护理管理信息化方面,进一步提升护理质量管理信息化、护理人力资源管理信息化、护理绩效管理信息化水平,让护理信息技术产品与护理管理协同发展;在护理后勤支持系统方面,进一步优化护理物资管理系统和科室订单系统,让护理人员获得便捷的后勤保障服务。在高度集成、共享的信息系统优化医疗流程中,逐渐形成以患者为中心的临床信息平台,使医疗、护理、药品、检验、检查等系统无缝连接,并建立医院-社区-家庭一体化的患者管理信息系统,推动"智慧护理"发展。在护理教育和培训方面,医院网站的全面开通和办公自动化(office automation,OA)系统的应用,有助于调动护士的积极性,激发护士学习新技能的兴趣;开放局域网图书馆,建立一个完善的、涵盖各学历层次和各个专业领域的网络远程教育体系和护理慕课平台,为护士的学历教育和继续教育提供帮助。

通过移动互联网和远程医疗,可以将护理服务延伸到基层、社区、家庭,建立新型服务模式。构建远程会诊和健康教育平台,采用网络挂号或在线解答的形式,专科护士借助视频、语音、文字等形式,对患者进行护理干预、护理随访和健康教育等,提高患者自护水平。运用物联网技术与智能手机,构建医疗机构App护理平台,打造"互联网+"健康服务模式。专科护士对行动不便、倾向于居家疗养的慢性病患者、老年患者等有特殊需求的群体,提供个性化、全方位的上门护理服务(如伤口护理、瘘口护理、糖尿病护理、母婴护理等),促进护理行业的发展,满足人们不同层次的护理服务需求。

(五)基于人们需求提供的一流护理服务,延伸护理服务周期

近年来,随着我国人口老龄化进展的加快和慢性病的增多,再加上老年人和慢性病患者的生理和病理特征,决定了其需要的不只是短暂的急性期住院治疗服务,而且还包含了长期照料服务和医疗服务在内、健康与社会服务共存的持续照顾。护理作为一门提供专业助人服务的学科,将会使护士走出医院,深入家庭、社区,其服务对象从患者个体扩展到社会群体,从注重疾病、患者护理扩展到关注健康、提供生命健康全程护理。面对这一服务模式的改变,我国需要学习国外的先进做法。

瑞典、德国等国家早已提出长期护理(long term care,LTC)的概念,即在一个较长的时期内,持续为功能性损伤者(患有慢性疾病或处于伤残状态下的人)提供护理服务,包括医疗服务、社会服务、居家服务、各种运送服务和其他支持性服务。WHO将长期护理定义为:由非正规照料者(家庭、朋友或邻居等)与专业人员(卫生和社会服务人员)进行的护理活动体系,以保证不具备完全自我照料能力的个体,能继续得到个人喜欢的、较高的生活质量,获得最大可能的独立、自主、参与感、个人满足及人格尊严。护理人员要注重患者的延续性护理和康复,构筑无缝隙护理模式,积极探索并建立长期护理服务体系,加强相关领域专科护士的培养,提升为长期卧床患者、晚期姑息治疗患者、老年慢性病患者等群体提供长期护理、康复、健康教育、临终关怀等服务的能力,不断拓展自己的服务领域,满足人们的多元化服务需求。

国家需要制定相应的法律、规范或政策,加强基层卫生服务机构的建设。社区卫生服务机构和乡镇卫生院对适合在居家条件下进行护理的老年患者、慢性病患者、卧床患者等群体提供长期护理服务,符合条件的可为其开设家庭病床服务。同时,通过存量调整和增量引导等方式,新建、改扩建和扶持护理型医院或康复型医院,共同承接康复期、老年慢性病和姑息治疗的患者,并不断加强各类机构之间的紧密协作,创建病例资料共享的互联网平台,建立一个无缝的长期照料系统。国家还要制定相关的服务收费政策,给予适当的财政补贴,允许高级实践护士(advanced practice nurse,APN)具有一定的处方权,能够独立营业,开发"互联网+健康护理服务"新模式。社区护士逐户建立健康档案并开展定期诊察,了解并监测老年群体健康状况及慢性病患者的护理服务需求;独立营业的高级实践护工到社区、家庭进行相关专科疾病患者的指导和护理。同时,积极搭建信息化平台,引入社会力量,特别是专业社会工作组织的参与,还可借鉴发展私人护理等相关职业,共同应对老年化和慢性病的挑战,提供符合社区居民生活的健康服务需求的多样化、便捷的长期护理服务。

(六)护理研究水平不断提升,护理国际合作与交流进一步加强

21世纪,患者已不再是被动的被治疗者。随着国民受教育程度的不断提高、医疗信息的普及化,他们比以往任何时候都更有能力,也更有条件参与有关个人治疗、康复和保健的决议的制定。这对护理工作的

科技含量提出了新的要求,而护理科研正是运用科学方法,对护理学领域的未知问题进行反复探索、系统分析、科学回答和解决,直接或间接地指导护理实践的一种认知活动或过程。回顾医学发展史,医学研究每获得一项重大突破,都会产生一次技术革命,给医药卫生事业带来巨大的进步。同样,对护理实践领域的研究和探索也可以给人类提供有用的生命健康信息和深切的人文关怀,这对促进护理学科和护理事业的建设和发展,提高全社会的健康水平,有着举足轻重的作用。

总体上看,由于我国的高等护理教育和护理研究起步较晚,护理人员科研意识薄弱、护理创新人才短缺、护理研究手段落后和研究经费缺乏等因素都在一定程度上影响了护理科研的发展,使护理研究水平落后于其他学科。但随着护理高学历、高素质人才的培养,广大护理人员的科研意识逐渐增强。以促进健康、预防疾病、恢复健康和减轻病痛为基本任务的护理学,将立足于更为广泛的护理实践领域,吸收现代科学技术的最新成果,不断探索关乎人、健康、环境和护理的许多未知领域。

要提高我国护理研究水平,需要从以下几个方面进行努力。首先是护理人员个人层面,要不断提高科研意识,不断提升自身科研素养和科研能力。其次是医疗结构和护理院校层面,要加强科研队伍的建设、学科带头人的培养和护理科研项目的管理,建立护理科研人才梯队,建立奖励机制,激发护理人员开展护理科研的热情,为护理人员顺利开展科研提供人力、物力和财力的支持。再次是国家层面,在自然科学基金和社会科学基金等层面增加护理学相关项目,加大对护理科研经费资助的力度。最后是在护理群体内部,要突破不同组织、不同机构、不同学科之间的壁垒,整合内外部资源,组建跨学科科研团队,优势互补,形成合力,凝练学科方向,共同促进护理研究的发展和进步。

我国加入国际护士会后,国际护理学术交流与合作日益频繁。护理研究的广泛开展有助于护理理论的不断完善,可以更好地指导护理实践。由于目前的护理理论大多来自国外,我国对护理理论的翻译、理解和应用均存在一定的局限性,不利于我国护理事业的发展。因此,我们在学习和借鉴国外先进理论的基础上,要积极探索并创建适合我国国情的护理理论体系,以促进中国护理事业的健康可持续发展。同时,还要学习和借鉴国外先进的教育理念和管理模式,积极争取与国际在护理人才培养、业务技术、管理和教育等方面更为广泛的交流与合作,架起中国护理与国际护理沟通交流的桥梁,探寻中国护理事业发展的新契机,共同促进我国护理事业的高质量发展。

(曾铁英　范俊瑶)

第二章 护理人才管理的实践与创新

"致天下之治者在人才"。人才是组织保持发展活力的源泉,是最具创造力和价值的资源,是经济社会发展的第一资源。对人才的有效管理能力是组织的核心竞争力。随着人口老龄化不断加剧,人民群众医疗需求不断增长,医疗卫生改革持续深化,如何对护理人才进行合理安排和有效利用,让其在最佳的时段走上最合适的岗位,作出最大的贡献,激发个人潜力,激活组织活力,提高护理工作效率,更好地为患者提供优质服务,是护理高质量发展的重要内容和核心任务。

第一节 高质量护理人才管理概述

一、护理人才管理相关概念

(一)人力资源与人才

人力资源(human resource,HR)一词最早由约翰·R·康芒斯(John R. Commons)提及。目前,对这一概念内涵的理解主要有三种观点:一是将人力看作劳动力,人力资源即在一个国家或地区中,具有劳动能力的人口总和;二是认为人力资源是当前正在从事社会劳动的全部人员;三是将人力看作人员素质综合发挥所产生的生产力,人力资源是指人所具有的对价值创造起贡献作用,并且能够被组织所利用的体力和脑力的总和。

人才(talent)在不同的文化、组织、时期,有不同的界定。在《现代汉语词典(第7版)》中,人才是指德才兼备的人;有某种特长的人。IBM公司将人才定义为具有决心和团队精神的高效执行者。谷歌将人才定义为最精英的智慧创作者。英国人力资源协会(Chartered Institute of Personnel and Development,CIPD)认为,人才是能够对组织绩效产生巨大影响的人,无论是通过其直接贡献,还是通过发挥其最大潜能。1982年,我国人事部将人才界定为两类:一是具有中专及以上学历者,二是具有技术员或相当于技术员以上专业技术职称者。2003年,我国第一次全国人才工作会议召开,强调实施人才强国战略,并提出"把品德、知识、能力和业绩作为衡量人才的主要标准,不唯学历、不唯职称、不唯资历、不唯身份"。2010年发布的《国家中长期人才发展规划纲要(2010—2020)》指出,人才是指具有一定的专业知识或专门技能,进行创造性劳动并对社会作出贡献的人,是人力资源中能力和素质较高的劳动者。新时代人才的内涵,更加突出专业性、创新性、发展性、贡献性和引领性。

(二)人力资源管理与人才管理

人力资源管理(human resource management,HRM)是指运用现代化的科学方法,通过招聘、甄选、培训、薪酬等管理形式对组织内外相关人力资源进行有效运用,使人力、物力常保持在最佳比例状态,满足组织当前及未来发展的需要。同时,对人的思想、心理和行为进行引导、协调和控制,充分发挥人的主观能动性,最终实现个人目标和组织目标的过程。

人才管理(talent management)是指系统地利用人力资源管理活动来吸引、发展、激励和保留高潜力和高绩效者,并确保将其部署在对组织至关重要的角色中。从组织战略视角分析,人才管理是在合适的环境和岗位中,安排合适的人员,以实现最佳组织绩效和目标,强调将人才管理与组织战略的有机结合。从功能整合视角分析,人才管理是外部招聘、筛选和内部发展、激励、保留等人力资源管理方式的综合应用,强调系统性和整体性。从人才链视角分析,人才管理是根据组织战略目标,在前瞻性储备人才梯队的过程中,强调人才供应的连续性。

人力资源管理和人才管理紧密相连,都旨在保留人才,提高员工绩效,实现组织目标。人才管理是人力资源管理的主题之一,二者又存在一定的区别:人力资源管理多将招聘、培训、保留人才等流程集中于人力资源部门;而人才管理强调相关部门各司其职,共同参与管理活动全过程。人力资源管理更偏向于处理薪酬、休假、福利和投诉等事务;人才管理更注重于主动、有计划地优化人才梯队,根据每个人的专长,有针对性地进行职业发展规划,实现组织与人才共同发展的双赢局面。

(三)护理人力资源与护理人才

护理人力资源(nursing human resource)是发展护理事业所需资源的重要组成部分,其包括通过全国护士执业考试并取得护士执业资格证书,依照《护士条例》规定,在医疗卫生机构为患者提供护理服务的护士。也包括未取得护士执业证书,但经过岗位培训考核合格,协助注册护士承担患者生活护理等职责的实习护士和护理人员。

护理人才(nursing talent)是指具备某些护理中必不可少的技能或能力,以满足当下及未来医疗卫生需求的人员。面对日益复杂且多样化的护理场景和服务需求,护理人才的培养与管理是实现精细化和智慧化护理服务、提升护理服务质量、保障护理安全的关键举措。实际上,虽然护士的价值和奉献得到了社会的普遍赞誉和认可,但是人们似乎不会将其与"人才"挂钩。再加上对护理角色和职业认识的偏差,导致很难在护理背景下描述"人才"。因此,国家需要重视对护理成就和人才的认可与奖励,促使形成更加积极的护理职业形象,以吸引和保留护士。

(四)护理人力资源管理与护理人才管理

护理人力资源管理(nursing human resource management)是卫生服务组织或管理者为了充分发挥护理人员的作用,运用护理学、经济学、管理学等相关学科的知识来指导和实施护理人力与护理岗位相匹配的管理活动。旨在提供优质、高效的护理服务,最大限度地满足服务对象的需求,从而实现医疗机构总体发展目标,促进护理事业发展。

护理人才管理(nursing talent management)尚无明确的定义,常将护理人才招聘、保留、领导力发展和继任计划等作为护理人才管理的组成部分。希瑟·诺瓦克(Heather E. Nowak)从卫生保健领导力视角,将护理人才管理界定为:组织加强和支持现有及未来的护士领导者,为不可避免的空缺领导角色做好准备的管理方法。英国公立医疗系统领导学院(National Health Service Leadership Academy)认为:护理人才管理就是培养护理的接班人,指出护理人才管理可为护理人员创造发展机会,促进包容性和多样性,鼓励持续学习,建立一支可持续的护理人才队伍,这对改善患者照护结局,提升护理人员工作效率、临床能力以及职业认同感具有重要意义。

二、护理人才管理发展

1. 人事管理阶段 在计划经济时期,我国医疗卫生事业由政府主导,尚未形成规范的医院管理体系。护理毕业生就业按国家下拨的计划指标进行统一安排,以身份管理为主要的管理模式,实行平均主义或"大锅饭",对护士进行德能勤绩的人事考核。考核部门往往以人事部门为主,考核指标粗放,以定性指标为主,适用于所有岗位,缺乏关键业绩考核指标。

2. 人力资源管理阶段 随着我国经济体制改革,医疗体制改革跟进实施,国家开始向医院下放自主权。1992年卫生部发布的《关于深化卫生改革的几点意见》提出以下意见:改革卫生管理体制,提高卫生服务的整体效能;拓宽卫生筹资渠道,完善补偿机制;转换运行机制,推进劳动人事及工资制度改革;加强经营开发,增强卫生经济实力;改革医疗保健制度,完善健康保障体系;扩大对外开放,开拓国际医药卫生市场。中共中央、国务院于1997年作出了《关于卫生改革与发展的决定》(中发〔1997〕3号),提出要改革城市医疗卫生服务体系,积极发展社区卫生服务,逐步形成功能合理、方便群众的卫生服务网络。随着改革的不断深入,"身份管理"导致的同工不同酬、多劳不多得等问题逐渐显露,医院管理思路由此不断发展和创新,逐步建立了招聘管理、培训管理、绩效管理、薪酬管理等人力资源管理体系。

3. 人力资本管理阶段 此阶段的工作重心转向绩效管理,逐步从追求人力数量转向追求质量。早期绩效考核以"工作"为中心,强调工作结果,注重对工作任务和工作事项的考核,对人的考核逐步退出要位,考核者也从人事部门转移至上级主管。但由于绩效考核偏重于事后奖惩,忽略了绩效沟通和改进,弊端逐步显现。2005年,《医院管理评价指南(试行)》首次将医院绩效作为评价指标编入其中,以绩效管理来提高医疗服务质量和医院管理效能。绩效管理的重点从工作任务改为工作目标,基于工作职责提炼关键绩效指标。相较于绩效考核的事后惩罚,绩效管理更具前瞻性,是一个循环体系,以绩效目标为中心,强调绩效辅导、沟通、反馈以及进一步的改进,推动护理人员在目标指引下进行自我管理,形成自我激励和约束机制,从而不断提高工作效率和个人绩效,最终提高组织绩效。

4. 战略性人力资源管理阶段 随着全球化时代的到来,外部环境的不确定性增强,组织机构间竞争加剧,人才的作用日益凸显。组织人力资源管理需要与组织战略密切结合,使人力资源更好地服务于组织战略目标。因此,护理管理者需要以全新的管理理念,实现管理职能和管理者角色的根本性转变,承担起战略伙伴、专家顾问、变革推动者、员工服务者等角色,在健全完善的人力资源管理基础工作的前提下,将护理人力资源管理提升到组织战略管理的高度,最终实现组织目标及可持续发展。

三、人才管理理论

1. 人才战略发展模型 人才战略发展模型由智睿咨询公司(Development Dimensions International, DDI)提出,其认为实施人才战略包括四个关键步骤。①环境分析,进行人才战略思考。明确组织当下和未来的重要目标,以此确定人才发展的方向和优先事项。②需求分析,进行人才盘点和人力分析。主要考量组织在关键、重要的职位上是否有足够的人才来执行当下和未来的战略,是否存在人才老化、文化多样性等内外部因素。③打造成长引擎,确立人才标准和培养方案。定义关键岗位成功标志,通过招、培、选、留等途径确保各层级拥有足够的人才储备,提高个人的成熟度,提供能够缩小人才差距的系统性和综合性方案。④成果回顾,进行结果评价。包括战略目标的实现与员工绩效的提高等。该模型可以帮助管理者明确护理人才战略规划和管理思路,要关注全局、以终为始、环环相扣、共促发展,为护理人力资源管理和人才管理体系的顶层思考和系统设计指明方向。

2. 人才生命周期框架 正如产品有其产生、形成、发展和衰退的周期,组织中的人才也有其生命周期。了解人才的生命周期,不仅有助于实现战略牵引和能力提升,还能实现风险防范和动态管理。生命周期理论(life-cycle approach)由卡曼(A. K. Karman)于1966年提出,其将事物的发展过程分为初创期、发展期、成熟期和衰退期。2013年,威廉·席曼(William A. Schiemann)在生命周期理论的基础上,构建了更为细致的人才生命周期框架,涉及组织和人才互动的全过程,从吸引、招聘、任用、培训、管理、开发、留用,乃至人才退出等阶段,指导管理者采取一种更为整体的视角,在整个生命周期内制定人才管理的长期战略和机制。该框架可以帮助护理管理者充分认识到护理人才在组织服务中的周期规律性、人才的成长性,对于护理人才布局、使用和发展具有重要意义。

3. 人才管理3C模型 人才管理3C模型由"现代人力资源管理之父"戴夫·尤里奇(Dave Ulrich)提出,即人才=胜任力(competence)×承诺(commitment)×贡献(contribution)。其认为,没有以上三个要素的配合,就无法培养出人才,人才管理就是要思考如何最好地保护以上三个要素。①胜任力:描述了个人当下或未来满足其角色要求的能力。组织可通过设定标准、个人评估、人才投资、能力跟踪四个方面培养和提高员工的能力。②承诺:意味着个人愿意主动付出,以此来帮助实现组织目标。为了实现承诺,组织必须为员工提供明确的价值主张。③贡献:个人通过参与组织实现个人成就和目标。当员工的个人价值观和目标与组织相匹配时,会产生贡献。为员工提供各种挑战的机会,以激励员工,让其感到愉悦。需确保招聘和选拔流程健全,以便筛选出具有不同价值观和目标的员工,并进行相应的管理。

四、高质量发展背景下的护理人才管理的展望

1. 以组织战略为导向,助推护理人才战略　战略是联结组织现状与未来目标的桥梁,而组织战略的落地,要依靠人才管理的各项活动来实现。人才战略是人才管理活动的起点。护理人才管理的提质增效和护理高质量发展都依赖于护理人才战略规划。管理者应明晰组织战略,立足于护理发展方向和工作重点,战略性储备护理人才;建立科学的招聘制度,吸引专业知识和技能丰富的护理人才;开展多层次护理人才培养,关注培训的有效性,提升护理人员的专业知识技能、服务水平以及领导力,建设人才梯队。同时,护理管理者还要思考如何有效控制人力资源成本,提高人力资源利用效率。

2. 以文化建设为载体,激活护理人才管理　新时代文化建设在护理人才管理活动中具有重要意义。文化是国家战略布局的重要内容,是推动高质量发展的重要支点,是满足人民日益增长的美好生活需要的重要因素,是战胜前进道路上各种风险挑战的重要力量源泉。文化建设同样是护理人才管理的重要手段之一,可以提高护士归属感和凝聚力,稳定护理队伍,促进护理组织长远发展。因此,护理管理者需要营造良好的护理文化氛围,制定合理激励措施,在激烈的人才市场竞争中吸引并保留优秀护理人才的同时,培塑全球视野和世界眼光,践行全球发展倡议,加深交流合作,讲好中国护士的故事,传播中国护理好声音,推动护理学科不断发展。

3. 以岗位管理为驱动,促进护理人才发展　人才发展能够将战略目标和人才发展目标相结合,通过人才"自利",实现"利他"(组织),让人才的发展符合组织的诉求,让组织的发展借助人才的力量。而单纯依靠人才自发自主的学习,可能无法满足组织成长的人才诉求,因此需要构建人才组织共同发展的管理体系,用组织需求推动人才成长,而人才能力的成长能拓展组织的发展空间,实现双赢。因此,护理管理者要明确各岗位的类型、职责、能力要求,全面有效统筹人才发展与培养;搭建多元化发展平台,对处于新手期、成长期、成熟期、发展期等职业发展阶段的护理人才给予针对性培养,即进行全生命周期的护理人才管理,激发护士内驱力,促进人岗相适,实现护理人才的可持续发展。

4. 以机制创新为抓手,赋能护理人才评价　人才评价在精准发现和识别护理人才、激发护理人才创新动力等方面具有重要作用。护理管理者应结合护理工作的特殊性和护理专业发展趋势,遵循多劳多得、优绩优酬、同工同酬、兼顾向工作难度大、技术要求高的岗位倾斜的原则,创新和完善与护理人才发展阶段、工作性质和岗位需求相匹配的人才评价机制,建立权责清晰、管理科学、协调高效的人才评价管理体制。重视人才评价的主体多元化、内容标准化、手段科学化、结果客观化、过程战略导向化,提高护理人才评价实效。让更多优秀护理人才在充分迸发创新创造活力的同时,可以各得其所、各尽所长,使其获得成就感和荣誉感。

第二节　护理人才战略与实践

一、概述

人才战略(talent strategy)是组织的第一战略,是对未来的提前规划,是推动组织可持续发展和长远发展的重要基石和保障。2024年全国医政工作暨全国护理工作会议在北京召开,其肯定了我国护理工作取得的成绩,明确了下一步护理工作发展方向和重点任务。会议要求,要不断发展壮大护士队伍,持续优化护理服务,完善激励保障措施,进一步增加多元化护理服务供给,全面推进护理高质量发展。既往条块式、割裂式的职能型人力资源管理实践难以充分发挥人才的价值,有必要进行系统、整体的人才战略规划和管理,通过人才自我能量的迸发和人才体制机制的创新,激活每一位优秀人才心中的能量场,实现高质量发展。

人才战略是指根据组织战略方向和目标,将人才视为战略资源,对人才培养、吸引和使用作出全局性和前瞻性的构想与安排。护理人才战略(nursing talent strategy)是指为了更好地服务于人民健康,满

人民群众多样化护理需求,而对护理人才进行宏观的全局性规划。护理人才战略管理涉及护理人才战略的预测与规划,岗位分析与设计,人才的甄选录用、合理配置与使用、激励管理等活动。

护理人才战略在护理人才管理活动中具有重要意义。首先,助力满足多元健康需求。随着人口老龄化程度进一步加深,疾病谱的改变,健康中国的推进,社会对护理服务能力、范畴、模式等提出了更高的要求。护理人才战略规划可以盘活现有资源,增加传统护理岗位的吸引力,拓展优质护理服务在健康领域的应用,充分发挥我国护理人才队伍潜能,更好地满足人民群众的多元健康需求。其次,促进提升照护质量。与世界发达国家相比,我国护理人才总量不足,结构欠合理。通过加强对护理人才战略的开发与管理,可最大限度发挥护士效能,增强医疗服务核心竞争力,提高医疗照护质量,保障患者安全。最后,倒逼人才培养创新提速。我国护理学科体系建设起步相对较晚,2011年,我国护理学正式从临床医学二级学科中分化出来,成为一级学科;2024年,《研究生教育学科专业简介及其学位基本要求(试行版)》首次明确了护理学下设的八个二级学科。护理人才战略通过科学布局,统筹护理人才的培养和使用,立足应用型护理人才培养的同时,兼顾高层次护理学科人才培养,引领护理学科走向专业化,促进护理事业向"高、精、深、专"的方向发展。

二、基于人才发展五星模型的护理人才战略实践

(一)五星模型简介

人才发展五星模型(见图2-1),简称五星模型,是一个以组织战略为导向,配合不同阶段的发展目标,进行全方位人才战略管理的工具。当今社会,人才竞争日益激烈,人才战略不能仅停留于招聘有胜任力的员工的数量,更重要的是如何在其融入组织后,促进其技能和综合实力的成长。管理者需要从传统的管理、监督、控制和激励工作,逐渐转向为个体提供创新的环境和任务,赋能个体并成就其目标和理想。组织与个体之间相互投资,建立高度信任,打造平等、互利、可持续发展的合伙人关系。五星模型的核心理念是致力于构建相互投资型的组织员工关系,促进人才发展,最终实现组织的战略目标及可持续发展。它包括五大核心要素:企业文化、团队建设、知识共享、绩效管理和组织发展。管理者应基于这五大核心要素进行全局性、整体性、前瞻性的人才战略规划和管理。

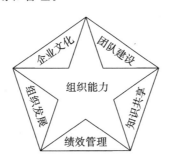

图2-1 人才发展五星模型

(二)基于五星模型的护理人才战略实践

1. 企业文化 企业文化是人才发展的导向。企业文化从愿景、使命、价值观和信念等角度阐述企业战略,并通过集体共识和原则制度引导员工行为。企业文化需要随着社会发展、企业战略、成长阶段和业务领域不断变化。如今,企业文化呈现赋能、利他和共赢三大特点。在赋能型文化背景下,管理者激发员工的自主性,让员工遵循自身的兴趣,发挥其专长,自我驱动,奋发进取。在利他型文化背景下,强调为客户创造价值,激发专业分工和协作的最大功效。在共赢文化背景下,促使各方在相互信任的基础上,换位思考、相互理解、相互支持,使多方利益分配趋于合理化,使各个利益群体的需求得到最大化满足,形成相互依存的伙伴关系。组织和员工是利益共同体、风险共同体、命运共同体,员工成长是组织发展的动力,组织发展是员工成长的根基,只有共同发展和共同成长才能实现共赢。

例如,患者安全是全球共同关注的问题之一。安全文化是安全管理的灵魂,加强安全文化建设对促

患者安全具有重要作用。因此,构建积极有效的安全文化,保障患者安全,是管理者和研究者面临的重大议题。在护理安全文化建设过程中,就可充分突出"赋能"的重要性。赋能护士,鼓励护士参与管理,由护理质量管理委员会成员和临床一线护士代表共同组成决策层,决定护理安全文化建设计划、方法及护理人员的培训方法,组织分析不良事件,界定不良事件的性质,提出改进建议。赋能患者,鼓励患者参与自身的护理,确保以患者为中心,提高患者安全保障能力。

2. 团队建设 团队建设是人才发展的关键。团队是由相互协作的个体为了实现某一目标所组成的正式群体,通过明确每个成员的职责、运用每个成员的知识和技能协同工作,达成目标。团队建设的目标是打造高绩效团队,成功的团队建设需要两大基础支撑:一是共同的目标,共同的目标可以使不同团队成员有相同的努力方向;二是公平的机制,公平的机制使能者尽其能,劳者得其所,是每个团队成员发挥个体主动性的基本保障。

在团队建设的基础上,还要重视人才规划和人才招聘两个环节。在人才规划中,岗位胜任力的构建是重中之重,是人才甄选、培育、晋升等环节的重要标准。在人才招聘中,要考虑候选人价值观和态度与组织文化的匹配度,个人特质和胜任力与组织需求的匹配度,以及候选人与现有团队成员的匹配度。

例如,价值观导向招录(value-based recruitment,VBR)有助于筛选出个人的价值观、行为表现与医疗卫生行业的理想价值观(即提供具有人文关怀的照护)、组织文化相一致的员工。大量研究证实了核心价值观(包括同情心、同理心、尊重和尊严等)对患者所经历的健康与社会保健服务的影响。情境判断测验(situational judgement tests,SJT)可以有效地评价被评测者的决策能力、同情心、诚信和抗压能力等,是在临床实践中测量价值观的常用方法。首先,设计 SJT 的内容。专家组按照护士职业精神的具体要求,制定 SJT 的评价原则与应用范畴,可依据实际情况设计具体的场景,涉及有效沟通、关注患者、团队合作、压力管理和职业承诺等方面的内容。然后,设计 SJT 的标准。可运用 Angoff 标准设定法制定出最低胜任能力者应表现出来的具体能力和评价标准,该方法的核心在于根据护士职业精神的具体要求,讨论最低胜任能力者所应具备的知识和技能,对最低胜任能力形成一个较为清晰的认定。最后,实施 SJT 并给予反馈。

3. 知识共享 知识共享是人才发展的路径。知识共享是指在一定信息系统和相关制度的支持下,在员工间、部门间进行知识的交流,从而使知识从个人层面扩展到组织层面,以提高个体、部门和组织的知识储备。知识共享有助于打造组织的竞争优势,帮助员工实现自我价值。

组织通过学习获得大量知识,并通过知识共享在组织内部传播,不断挖掘能为组织带来价值的新知识,提升组织成员的创新能力,降低组织的创新成本,提升组织运营能力和创新效率。知识共享是一个在多层面、多方面展开交流互动的整体协同系统,包括个人知识共享、团队知识共享、组织知识共享和组织间知识共享。开放型、学习型和共享型的企业文化,扁平化的组织架构和团队绩效考核等,有助于促进知识共享。

可采用自我导向学习的方式,营造良好学习氛围,促进知识共享。自我导向学习是学习者根据其社会角色、职业特点和个人需求,综合考量内部认知与外部管理两个维度,自主设定学习目标,规划学习过程,寻求学习资源,选择学习策略,并评估学习效果的学习活动过程。首先,营造学习氛围。将"教"和"学"写入岗位职责,纳入绩效考核。其次,明确学习需求。在明确的职业发展规划下,围绕临床护理岗位胜任力,建立从新手到专家的分层进阶体系,涵盖临床工作实践、临床照护能力、教与学能力、研究发展能力、行政管理能力 5 个维度,明确的学习需求能够帮助护士自我管理职业发展。然后,明确学习目标。针对不同的培训对象,基于"5W1H"理论制定完善的护理部、专科二级培训计划和实施方案,结构式的分层进阶体系让学习目标一目了然。再次,丰富学习资源。为了便于临床护士充分利用碎片化时间,研发 E-learning 系统,共享临床护士制作的微课,开放图书馆的海量资源等。在传统理论、技能授课的基础上,全方位推进以各种形式的查房、病例讨论、案例分析、工作坊等为核心的培训活动,引导护士探讨,启发其主动的评判性思维。最后,评估学习效果。借助 E-learning 系统实现基于岗位和学习轨迹的个体化知识评估,促使护士围绕岗位胜任力和学习计划进行自我导向学习。

4. 绩效管理 绩效管理是人才发展的手段之一。全面的绩效管理体系主要由评估体系、激励机制和反馈提升三部分构成。评估体系是绩效管理的基础工具,关注绩效的结果层面,通过客观标准进行绩效评估;激励机制与评估体系相辅相成,在提升员工潜能的过程中对员工工作进行激励,从而促进其达成目标绩效;反馈提升则通过对员工进行反馈,促进员工行为的改进,继而实现绩效的改进和提升。

绩效管理过程中要注意以下几个方面。①公平性。首先,评价过程应客观真实,根据明确规定的评价标准,针对客观评价信息进行评价,尽量避免掺入主观意见和感情色彩,使评价结果建立在客观事实的基础上。其次,评价标准和结果公开。绩效管理体系中的所有评价标准均以制度的形式体现,并在实施前公之于众,实施后公开评价结果。②实时性。绩效管理要做到实时反馈,及时发现问题、分析问题,及时做出决策和反思总结。③多元性。多元性体现在组织数据的多元化,从组织或团队的整体数据到员工的个人成果、能力、态度、团队精神和自我追求等,都可以作为一个维度的数据被记录,进行多元化的考核评价。

5. 组织发展 组织发展是人才发展的保障。组织发展是一个数据收集、诊断、行为规划、干预和评价的系统过程,致力于增强组织结构、进程、战略、人员和文化之间的一致性,开发新的创造性组织解决方案,发展组织的自我更新能力。组织发展能够让组织不断适应外部环境的变化,使组织持续性地健康发展,让个人、团队和组织的潜能得到最大释放,让组织成员工作效率最大化。

随着时代发展,组织结构、信息化体系和沟通方式等变得更为柔性化。首先,组织要通过扁平化、去中心化的方式,使个体充分激活,让团体焕发活力。其次,组织要善于根据环境变化和自身发展状况,进行数字化、互联化和人工智能化变革,促进组织发展。最后,组织要提升管理者的领导力,管理者要承担平台搭建者、资源整合者、变革文化大使、赋能导师等新角色。

三、启示

五星模型中的五大核心要素是人才战略的基石。每一个核心要素都与提升组织人才发展的能力息息相关,同时各核心要素之间又相互促进、相互匹配,有助于提升组织效能,继而形成组织独特的核心竞争力,最终帮助组织实现战略目标。五星模型主要提供了一个基本框架,在具体实施过程中,每个组织都要根据自己的实际情况来考虑人力资源的发展和人才战略的建立。

1. 整体观 五星模型中的五个要素既相互独立又相互联系,在推进每个要素时必须考虑其他要素的实际情况,避免过于强调某个要素而忽视其他要素。如在建立知识共享机制时,除了要有相应的信息系统、知识源泉、传播渠道之外,护理组织文化也要鼓励分享和合作的价值观和行为导向;护理绩效管理中也要体现团队导向,设定与之相关的绩效考核指标。总之,在理解和运用五星模型时,管理者需要具备整体的动态观念。

2. 战略性 运用五星模型时必须具备战略高度,注重顶层设计与长远谋划。要根据战略规划调整相应的要素,促进高层护理人才到基层护理人才的发展,最终实现组织目标。如果五星模型仅在某个科室或层级实行,则难以发挥其最大效用。

3. 实践性 五星模型全面而动态地覆盖了管理的各个要素,如果缺乏执行力则很难真正得到有效落实。因此,在运用五星模型时,管理者要有预见性,做出正确的决策,决策一旦明确不宜轻易变动。同时,高层护理管理者要从自身出发,将创新、变革,以及人才发展的观念贯彻到各级护士长和护理人员,管理方能善始善终。

第三节 护理人才管理与实践

一、概述

"十四五"卫生健康人才发展规划要求人才管理制度应进一步创新和完善,坚持信任人才、尊重人才、善待人才、包容人才的方针。而护理人才管理的本质就是营造并保持在一种环境下,发挥员工的主观能动性。对护士进行分层培养和使用是现代化医院护理人才管理的趋势,也是护士自身专业发展的必然需求。

护士层级管理是根据护理人员的不同能级,设立不同层级的护理岗位,履行不同岗位的职责和工作任务,以满足不同患者的需求,确保护理质量的一种管理方式。近年来,我国护士层级管理发展迅速。1979年,卫生部颁布《卫生技术人员职称及晋升条例(试行)》并开始实行护士职称体系,为我国护士层级管理奠定了基础。2007年,卫生部颁布实施《中国护理事业发展规划纲要(2005—2010年)》,首次在国家层面明确护士层级管理的重要性和必要性,提出将护理岗位职责、技术要求与护士分层级管理有机结合,充分发挥不同层级护士的作用。2011年,全国23所医院开展关于护士岗位管理的试点工作。

护士层级管理使护理人才管理由原有的"平台式"模式向以"专业能力"为中心的模式转变,引导和帮助护理人员实现专业成长,明晰职业生涯规划,高效地组建护理人才梯队,同时对护理人力资源进行合理配置。研究表明,护士层级管理能够改善护理质量,提高患者满意度、护士工作满意度、护士专业能力和护理队伍的稳定性。

二、基于岗-能驱动的护理岗位分层管理实践

(一)岗-能驱动与护理岗位分层管理概述

岗-能驱动是护理岗位分层管理的最终目标,是指不同的岗位对员工的能力要求不同,通过明确岗位职责和任职要求驱动员工职业素养的提升。在此过程中,组织应引导员工进行差异化人才发展,通过对护理人员的能力、兴趣和职业发展目标进行个体化分析,制定符合其个人特点的培养计划,促进其专业成长和职业满意度的提升。

1982年,Huey提出护士层级管理应包括4个基本要素,分别是层级结构、晋级条件、晋级程序和激励机制。

1. 层级结构 在考虑预算、薪资结构、职业生涯发展及功能角色等方面的基础上设计阶梯式的层级结构。大多数国家的医院结合护士的临床能力,将其分为3～8级。我国将护士分为N0～N4共五级。美国将护士分为基础层(助理护士、执业护士)、成长层(注册护士)、骨干层(高级实践护士)、管理层(护理督导、护士长、护理部主任)、专家层(临床护理专家)。英国将护士分为A～H八个等级,其中A/B级是没有护士执业资质的医疗护理员,主要为患者提供喂饭、穿衣、洗澡等生活照护服务。

2. 晋级条件与晋级程序 设置护理人员从低层级晋升到高层级的标准,包括学历、职称、工作年限、资质证书等,建立晋级的流程与步骤,有完整的考核方案和资质准入体系。例如,台湾地区一般是护士提交申请后,医院护理部对护士的工作年限、日常考核成绩、在职培训时长、临床实践能力、教学能力、科研能力和管理能力等进行综合评价后,上报台湾护理学会,由学会的专家组审核认定并颁发合格证书。

3. 激励机制 给予相应层级的护理人员薪酬、奖励、表扬、权利或学术地位等。大部分国家和地区一般将岗位层级与薪酬挂钩,层级越高,绩效系数越高,薪酬越丰厚。例如,台湾地区不同层级的护士可以享受不同的工作奖励,包括职级津贴、免费宿舍、减少夜班、参与专科业务管理等。

(二)基于岗-能驱动的护理岗位分层管理的具体实践

护理岗位分层管理能够通过对护理岗位的精细化管理,优化护理人力资源配置,促进护理人员职业发展与个人成长,提升护理工作质量。这体现了现代化护理管理的科学性和规范性。某医院护理部基于CLP开展护理岗位分层管理,为护理人员提供清晰的职业晋升路径,激发护理人员不断提升自我,最终实现岗-能驱动。

1. 岗位设计 护理岗位设置依据护理的职能、岗位的工作性质、工作层面以及工作内容,确定护理岗位的分类和岗位名称;以岗位承担的责任和专业技术含量划分护理岗位职级,进而根据岗位的职责确定固定的岗位数量。护理岗位设置对于推进医院护理岗位管理、推动护理队伍的科学管理与发展有重要意义。2012年,《卫生部关于实施医院护士岗位管理的指导意见》指出,医院要根据功能任务、医院规模和服务量,将护士从按身份管理逐步转变为按岗位管理,科学设置护理岗位。岗位(position)是组织中最小的执行单元,它是一系列工作任务的集合,为了完成特定的组织目标而存在。因此,在设置护理岗位时,要根据岗位所处职能部门,设置相应的岗位类别、岗位层级和岗位数量。

(1)岗位类别。岗位类别是指护理岗位的类别或属性。《卫生部关于实施医院护士岗位管理的指导意见》建议将医院护理岗位分为护理管理岗位、临床护理岗位和其他护理岗位3个类别。护理管理岗位是从事医院护理管理工作的岗位;临床护理岗位是护士为患者提供直接护理服务的岗位;其他护理岗位是护士为患者提供非直接护理服务的岗位,包括消毒供应中心、医院感染管理科、保健办、体检中心等护士岗位。随着研究型医疗时代的到来、护理学科的内涵和外延不断发展,护理教学岗、护理科研岗、信息护士岗应运而生。教学护士主要负责对护理实习生、新护士、进修护士等进行临床实践的教学和指导,帮助他们获得相应的护理知识和技能。科研护士是指在一定程度上参与临床研究,代表研究者参与组织、运行、协调、管理研究项目的护士。即除了常规的临床工作之外,还需要负责相应的研究工作,扮演护理教育者、辩护者、合作伙伴、服务者、资料收集者、患者直接照顾者、不同专业科室的联络者、患者病情观察者、临床解释者等角色。在全球医疗信息化快速发展的背景下,护士需要将计算机科学、信息科学和认知科学等方面的知识整合到工作中,这对护士的信息处理能力提出了新的要求。信息护士是指具有丰富的临床经验,熟悉护理程序,且具备学习和使用信息技术经验的护士。信息护士的主要职责包括专门收集与反馈护理信息系统问题、协助护理信息项目的开发和运行,以及建设护理信息团队等。在现代医疗体系中,随着信息技术的飞速发展和医院信息系统的不断更新,信息护士的角色变得越来越重要。

(2)岗位层级。按护士的年龄、职称、学历、工作能力等对护理管理岗、临床护理岗、护理教学岗、护理科研岗的护士进行分级分层管理,将护理人员分为注册护士与助理护士。注册护士是指经过执业注册取得护士执业证书,有能力作为责任护士为患者提供责任制整体护理的护士;助理护士则在注册护士的指导下处理一些非专业性的事物。一般将低层级作为所有岗位的基础层级,当护士能力发展至中间层级,再向不同岗位进行分化,承担专科护理、护理管理、护理教学和护理科研的角色功能。即将临床护理岗分化为护理管理岗、护理科研岗和护理教学岗等,护理人员可根据自身能力和兴趣,聘任以上岗位,并按照岗位阶梯进一步晋升。同时临床护理岗包含低年护士、熟练护士、高年护士、专科护士和临床护理专家五个层级。岗位资格认证与分层管理制度的制定是岗位层级准确落实的基础,应明确不同岗位、不同层级的任职资格、竞聘机制、晋升体系和岗位考核评价标准,使护理人员按照相应岗位的进阶路径进一步提升自身能力,规划职业生涯(见图2-2)。

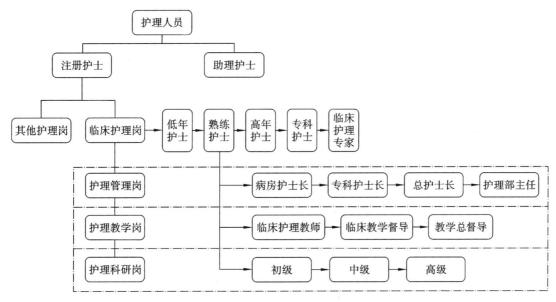

图2-2　护理岗位设置及进阶模式

(3)岗位设置。根据疾病诊疗工作的内容和特点,将工作内容、特点相似的各护理单元、部门划为一个职能部门。原则上,同一职能部门中护理工作内容和特点相似,因此护理岗位的设置也相近。一般情况下,医院护理岗位分为护理部、病房、手术室、门诊、急诊、辅助科室6大类职能部门,根据其工作内容匹配相应类别、数量、层级的护理岗位。随着"健康中国"战略的深入实施,国家政府及人民群众对护理服务品质有了更高的要求和期待。在护理服务模式上,由传统的"功能制护理"转为"责任制整体护理",为患者提供全程、全面、专业、人性化的护理服务。因此,在护理岗位设置上,应优先保障临床护理岗位(见表2-1)。

表2-1 不同职能部门护理岗位设置——以护理部、病房和急诊为例

职能部门	岗位设置			
	护理管理岗	临床护理岗	护理教学岗	护理科研岗
护理部	护理部主任	临床护理专家		
病房	病房护士长/专科护士长	责任护士、主班护士、治疗护士	临床护理教师、教学督导	科研护士
急诊	病房护士长/专科护士长	分诊护士、抢救护士、留观护士	临床护理教师、教学督导	科研护士

2. 岗位胜任力培育

(1)实施三级护理培训管理体系。即护理部—总护士长—护士长/教学督导。护理部负责护理管理岗、护理教学督导岗、专科护士的管理工作,以及新入职护士岗前培训、临床护理师资培训、临床护士日晚间学习、护理员培训等。总护士长负责制定所管辖范围内的季度理论培训计划,审核并督促落实各病区分层培训计划。护士长/教学督导负责制定并落实病区各层级人员周理论培训、月专项培训、专科业务学习、个案护理查房、紧急预案演练等培训。

(2)夯实护理人员分层培训。结合护理人员分层管理模式,创新性构建了基于ADDIE的护理人员分层培训模型,主要包括5个具体实践环节,即分析(analysis)、设计(design)、开发(development)、实施(implementation)和评价(evaluation)。通过培训需求结果的分析,遵循理论与实践相结合,基础与专科相结合的原则设计各层级岗位的培训框架。依托设计的课程框架,进行课程内容的前期准备与资源开发,包括培训平台、案例库与视频库等的建设。通过完善三级护理培训管理体系,加强教师队伍的培训,引入原位模拟、情景演练、翻转课堂、工作坊、PBL等多元化教学方式助力培训实施,并运用客观结构化临床考核(OSCE)、操作技能直接观察评估(DOPS)、视频反馈法、问卷调查法等多种评价方法,多角度、全方位地对护士的培训效果进行评价,持续推动创新型护理教育改革的深化发展。

(3)加强关键岗位培训。《全国护理事业发展规划(2021—2025年)》指出,要加强新入职护士和护理管理人员培训,科学合理安排护士培训。①对于护理管理人员的培训,护理部每年组织1~2期护士长及骨干培训班,开展多频次、多维度的碎片化学习。聘请国内外专家举办讲座,分享国内外标杆医院管理经验、管理工具、管理方法、专业标准等内容;通过组织开展护理项目管理,促进管理知识与管理实践的融合与互鉴,全方位加强管理队伍建设,提升护理理念和科学管理方法。②基于《新入职护士培训大纲(试行)》的指导意见,制定院校毕业后新进入护理岗位工作的护士专业培训时间为24个月。构建"岗前培训+全院规范化培训+专科培养"模式,分阶段实施新入职护士岗位培训。第一阶段(岗前培训),进行基本理论知识及常见临床护理操作技术培训,采用"边培训边实践"的方式,运用多元化培训方法(如礼仪风采展示、核心制度与紧急预案情景演练、知识竞赛、团队建设等活动),巩固知识、活跃团队氛围、提升培训效果。第二阶段(全院规范化培训),在全院各专科进行为期24个月的规范化轮转培养并考核。第三阶段(专科培养),根据国家医疗卫生事业发展趋势,聚焦群众医疗卫生服务需求,紧密围绕培养专科拔尖护理人才的方针,制定"院外+院内的双轨专科护士资质认证"的培养机制,院外培养即参加院外有资质机构举办的专科护士培训班(如中华护理学会、省临床护理培训中心等);院内培养由护理部参照专科基地培养目标和方案举办院内专科护士培训班。院内专科护士培养应重点围绕重症护理、老年护理、儿科护理、肿瘤护理、传染病管理、血液净化等紧缺专业,通过实施"线上+线下"混合式教学模式,采取情景模拟、小组讨论、学术沙龙、案例讨论、临床实践等多元化教学方法,运用理论学习与临床实践相结合的教育培养模式,确保院内专科护士培训质量。

3. 动态调整

(1) 风险分级,明晰特征。护理临床科室风险等级分类是指根据科室收治患者的病种病情、护士执业环境、护理工作强度、技术难度等因素,将护理临床科室进行等级分类。临床科室等级分类管理是指导人力资源和绩效分配的基础。根据科室特点,结合患者病情和临床实际工作动态,合理建立护理人力资源库。基于循证法和德尔菲法,遵循可量化和全面性原则,以护理工作负荷为核心,构建科室风险分类的"五度"指标体系:①工作强度;②技术难度;③护理专业度;④患者危重度;⑤职业风险度。根据以上5个指标,风险科室分为A、B、C、D 4个等级,每个等级又划分为1级和2级,共计8个等级。

(2) 循证为基,合理配置。合理配置是指依据岗位需求在护理人员结构、比例、数量上进行科学配置,以达到降低护理成本、提高护理质量的目的。目前,国外护理人力资源配置已从最低限度的人员配置转变为安全的预期人员配置,并步入法制化轨道。因此,我们可以比较和分析医疗资源丰富度与我国有一定共性、护理人力资源配置体系具有借鉴和参考价值的部分国家的政策文件,梳理其护理人力资源配置参考指标、配置水平、护理人员结构和急危重症科室的配置,为我国医疗机构护理人力资源配置提供参考和借鉴(见表2-2、表2-3)。

表2-2 各国/地区护理人力资源配置参考指标及配置水平

国家/地区	参考指标	指标范围	配置水平
中国	床护比	1:(0.4~0.8)	普通病房床护比为1:0.4,每名护士平均负责的患者不超过8例;新生儿科床护比不低于1:0.6;血液透析室台护比为1:0.5,每名护士平均负责的患者不超过5例 到2020年,三级综合医院和部分三级专科医院(肿瘤、儿童、妇产、心血管病专科医院)全院护士与实际开放床位比为0.8:1,全院病区护士与实际开放床位比为0.6:1;二级综合医院和部分二级专科医院(肿瘤、儿童、妇产、心血管病专科医院)全院护士与实际开放床位比为0.7:1,全院病区护士与实际开放床位比为0.5:1
美国加州	护患比	1:(1~6)	手术室护患比为1:1;产后麻醉苏醒室/产房护患比为1:2;产前产后联合病房/围产期产后病房/儿科/遥测病房/其他专科病房/特殊科室护患比为1:4;产后病房、精神科护患比为1:6;二级病房护患比为1:3;外科护患比为1:5
澳大利亚维多利亚	护患比	1:(4~10)	①普通内/外科,早班:L1级医院护患比为1:4,L2级医院护患比为1:4,L3级医院护患比为1:5。②普通内/外科,中班:L1级医院护患比为1:4,L2级医院护患比为1:5,L3级医院护患比为1:6。③普通内/外科,夜班:L1级医院护患比为1:8,L2级医院护患比为1:8,L3级医院护患比为1:10
澳大利亚昆士兰	护患比	1:(4~7)	成人内/外科病房早班、中班护患比为1:4,夜班护患比为1:7
日本	护患比	1:(3~30)	普通病房、精神病房(大学医院)、感染病房护患比为1:3;疗养病房、精神病房(其他医院)、结核病房护患比为1:4;门诊护患比为1:30
韩国	护患比	1:(2.5~30)	住院病房护患比为1:2.5;门诊护患比为1:30

续表

国家/地区	参考指标	指标范围	配置水平
英国北爱尔兰	床护比	1:(1.2~1.8)	成人内科普通病房床护比为1:(1.2~1.3),专科病房床护比为1:(1.4~1.8);成人外科普通病房床护比为1:(1.25~1.4),专科病房床护比为1:(1.4~1.8)
德国	护患比	1:(3~22)	①白班(6:00—22:00)护患比为1:(3~10),老年医学科护患比为1:10;普通/创伤外科护患比为1:10;心血管内科护患比为1:10;心脏外科护患比为1:7;神经内科护患比为1:10;卒中单元护患比为1:3;神经科早期康复单元护患比为1:5;普通儿科护患比为1:6;新生儿科护患比为1:3.5;妇产科护患比为1:8。②夜班(22:00—次日6:00)护患比为1:(5~22),老年医学科护患比为1:20;普通/创伤外科护患比为1:20;心血管内科护患比为1:22;心脏外科护患比为1:15;神经内科护患比为1:20;卒中单元护患比为1:5;神经科早期康复单元护患比为1:12;普通儿科护患比为1:10;新生儿科护患比为1:5;妇产科护患比为1:18

注:L1、L2、L3指2020年澳大利亚维多利亚安全患者护理(护士与患者和助产士与患者的比率)法案中划分的医院等级。

表2-3 各国护理人力资源配置中的护理人员结构

国家/地区	种类	护理人员结构内涵	比例
中国	注册护士、护理员	床护比中的"护士"仅指注册护士。我国的护理员是医疗辅助人员之一,不属于医疗机构卫生专业技术人员	注册护士与护理员之比为3:1
美国加州	注册护士、许可执业护士	护患比中的"护士"指为患者提供直接护理服务的护士,分为注册护士和许可执业护士。注册护士需要获得护理学士学位、护理学副学位或国家认可的护理毕业文凭中的一种,最低要求学士学位;许可执业护士需要完成教育计划,且持有许可证,获得中专及以上学历,在注册护士的指导下从事初级护理工作	除新生儿重症监护室、急诊和重症创伤照护岗位必须是注册护士外,其余科室许可执业护士数量占护理人员的比例≤50%
澳大利亚维多利亚	注册护士、登记护士	护患比中的"护士"包括注册护士和登记护士。登记护士通过完成为期2年的护理教育,以满足实践标准,在注册护士的监督下工作,不能单独进行护理活动	急诊科、内科、外科登记护士数量占护理人员的比例≤20%,所有科室均配备1名主班护士,急诊科需配备复苏护士和分诊护士
澳大利亚昆士兰			—
日本	注册护士、护士助理	注册护士和护士助理的护患比需分别计算。护士助理的主要服务对象是老人、儿童、肢体或智力障碍的患者,其并不具有临床执业资格	疗养病床以慢性病管理为主,提供给需要长期住院治疗的患者,注册护士/护士助理与患者的比例均为1:4

续表

国家/地区	种类	护理人员结构内涵	比例
英国北爱尔兰	注册护士、护理助理	床护比中的"护士"包括注册护士和非注册护士。非注册护士主要指护理助理,达到规定的英语、数学等要求,并完成规定的培训	注册护士与非注册护士之比为7∶3,且每个病区需配备1名高级注册护士
德国	注册护士、护理助理	护患比的"护士"包括注册护士和护理助理。护理助理是指通过国家规定的助理护理培训,或已经获取助理护理执照的人员	①白班(6:00—22:00):老年医学护理助理占护理人员的比例为15%,普通/创伤外科护理助理占护理人员的比例为10%,心血管内科护理助理占护理人员的比例为10%,心脏外科护理助理占护理人员的比例为5%,神经内科护理助理占护理人员的比例为8%,神经科早期康复护理助理占护理人员的比例为10%,普通儿科护理助理占护理人员的比例为5%,新生儿科护理助理占护理人员的比例为5%,妇产科护理助理占护理人员的比例为5%[30]。②夜班(22:00—次日6:00):老年医学护理助理占护理人员的比例为20%,普通/创伤外科护理助理占护理人员的比例为10%,心血管内科护理助理占护理人员的比例为10%,神经内科护理助理占护理人员的比例为8%,神经科早期康复护理助理占护理人员的比例为10%,普通儿科护理助理占护理人员的比例为5%,新生儿科护理助理占护理人员的比例为5%

(3)动态监测,灵活调配。临床护理岗位作为一线工作岗位,其合理配置与护理质量息息相关。患者特点、病情严重程度和发病率的季节性波动等对护理人力资源的机动性、灵活性提出了较高的要求。基于人因工程理论构建护理工作负荷测量体系,建立护理人力资源预测模型。首先,搭建数据管理平台,实现护理人力资源预测指标的自动提取、计算和分析,为护理管理人员科学、精准、及时地进行科室人力资源调配提供参考依据。其次,建立护理人力资源库相关部门,拥有一定数量的全科护士,各科室根据人力配置需求进行申请,护理部依据人力资源预测模型动态评估后抽调资源护士到相应科室支援。

4. 发展性岗位评价 岗位绩效评价是护理岗位管理的重要环节。2020年,国家卫生健康委员会明确提出要建立基于护理岗位的绩效评价制度,旨在围绕岗位目标对护士进行全方位评价,在个人薪酬、聘任与培养、职业发展等方面发挥重要作用。结合临床护理岗位特色,构建临床护理岗位发展性绩效评价模型及指标体系(见图2-3)。该体系以生存关系成长理论(Existence-Relatedness-Growth,ERG)为护士岗位评价的核心任务(内圈),强调以激励为导向的绩效评价理念,以实现专业发展和提升为绩效考核的落脚点(外圈)。颁布临床护士、教学督导、专科护士、科研护士、辅助护士年终岗位绩效考核表,同一指标对不同层级的护理人员考核要求不尽相同。将年终考核成绩作为岗位竞聘的考核指标之一,进一步完善岗位绩效管理制度,指引并促进护理人员的职业发展。

三、启示

1. 数智赋能,深化岗位分层管理 医疗卫生领域存在大量有价值的数据,护理相关数据的全面挖掘与分析能为护理管理提供科学依据,在一定程度上避免经验性或直觉性护理管理决策。基于数据挖掘技

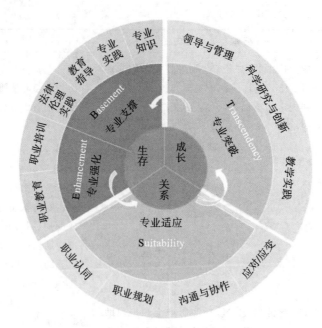

图 2-3　基于 ERG 理论的临床护理岗位发展性绩效评价模型

术构建出一套全面、可量化、推广性强的科室分级体系,从医嘱系统、护理质量管理平台、考勤系统自动提取相关指标。搭建智能化护理人力资源预测平台,动态展示各指标变化,通过横向和纵向比较,及时对各岗位配置进行调整,提高护理人力资源配置的效率和科学性。这是在"大数据"背景下产生的护理研究思路的探索与实践,为高质量护理发展打下了坚实基础。

2. 增值性评价,推动人才管理显成效　美国著名教育评价家斯塔弗尔比姆认为,评价不是为了证明,而是为了改进。岗位绩效评价是护理管理理念的集中体现,对护理人才管理有着强烈的导向作用。科学的评价指标可以客观、公正地反映护理人力资源配置的有效性。在临床工作中,这有利于管理者不断完善资源配置。因此,护理人才的增值性发展对提升护理质量、改善患者结局和推进护理学科发展至关重要。所谓增值性,不同于以往评价的计算方式,即在一段时间内,用后测值减去预期值(而非用后测值减去前测值),以去除护士在绩效评价时个人要求、社会文化等因素的影响,考量组织通过管理对员工绩效影响的"净效应"。在对护士进行岗位绩效评价时,应构建可持续发展的岗位绩效评价体系,激发护士自我增值、成长的内在动力,并对护士的成长进行动态的纵向驱动性评价。

第四节　护理人才发展与实践

一、概述

护理工作强度大、工作要求高、可替代性差、夜班频繁,如何减轻或化解护理人员的工作压力,调节护士的身心健康,降低护士的离职率,已经成为护理管理者和研究者重点关注的课题。《全国护理事业发展规划(2021—2025 年)》提出,医疗机构为护士提供必要的卫生防护和医疗保健措施,有效预防和减少护士在职业环境中可能受到的危害,切实维护和保障护士的合法权益。护理人才发展是护理人力资源管理的最终目标,包括人才的选用、培养、晋升等阶段,是人才增值的重要手段,其核心是为员工创造机会,在这个过程中,文化引导是一种备受推崇的管理方法。

护理文化是护理人员在护理活动中逐渐形成的共同的价值观、行为准则等精神因素的总和。护理文化建设是根据护理组织的自身特点及未来的发展趋势来确定自身的基本信念、价值观及道德规范,并使全员达成共识的过程。其在护理实践、护理管理和护理教育方面都发挥着重要的作用。

在护理人才管理方面,护理文化建设主要以团队建设为基础,以护士为核心,以质量为根本,是一种新的人才管理理念。它能够激发护士能动性,增强护士工作的积极性,提高护理队伍的整体素质,改善护理质量,树立良好的护理团队形象。当前,我国护理文化建设的关注点在于护理人员的心理健康和职业发展,并开展了多种形式的心理辅导、职业规划和激励机制,改善了护理人员的工作环境,缓解了护理人员的工作压力,有效促进了护理人员的职业发展和个人成长。

二、基于员工援助计划的护理人才发展实践

(一)员工援助计划概述

2010年,国际员工援助计划协会(Employee Assistance Program Association,EAPA)发布了员工援助计划标准流程。员工援助计划(employee assistance program,EAP)是组织为员工设置的一个系统的、长期的福利与支持项目,通过专业人员对组织的诊断、建议和对管理者、员工及其直系亲属提供的专业咨询、指导和培训,旨在帮助改善组织的环境,解决员工及其家庭成员存在的心理问题和行为问题,提高员工心理资本水平,从而提高其工作绩效。

作为工作场所的援助计划,EAP的结构组织和操作流程随着其服务组织的结构、功能和需求的变化而发生变化。当前,我国EAP的关注点也由聚焦健康转向聚焦幸福,在护理人员中开展了护士员工援助计划(nursing employee assistance program,NEAP),旨在通过应用人类行为和心理健康的相关知识,维持和改善工作场所的生产力和运转模式,帮助护士缓解压力,蓄积正能量,维护心理健康与稳定,提升幸福感。

员工援助计划的实施分为四个阶段:酝酿阶段、设计阶段、实施阶段和评估阶段。具体内容如下。

1. 酝酿阶段 酝酿阶段主要包括需求分析和援助小组的模式选择。EAP的项目都是围绕组织的需求来设计的,因此,进行需求分析时必须明确组织当前迫切需要的援助。一般情况下,组织内需要实施EAP的诱因可分为积极的诱因和消极的诱因。当前我国医院多在积极的诱因下引入EAP,如增加员工归属感和工作幸福感,重视医护群体的身心健康,提高医院服务质量。进行需求分析的方法包括观察汇总法、访谈了解法、问卷调查法、重点团队分析法和时事动态研究法。员工需要援助的性质一般分为生理健康需求、心理健康需求、社会适应需求和经济管理需求四大类。

根据组成人员的不同,援助小组可分为内置模式、外置模式、联合模式和整合模式。内置模式是指援助小组成员为发起组织的内部员工;外置模式是指组织聘请专业的EAP服务公司,将EAP的服务和管理完全外包;联合模式是指EAP服务由外包公司进行,但组织内部成立相应的监督小组;整合模式是基于内置模式,在方案实施时聘请EAP服务公司,共同为员工提供EAP服务。目前多数医疗机构EAP服务以内置模式为主,成本相对较低,但由于涉及员工隐私,该模式下员工参与率会受到一定影响。

2. 设计阶段 根据酝酿阶段的准备,明确员工的需求并成立援助小组,在遵循有针对性、可行性和可评估三大原则的情况下对援助项目进行设计。一个组织中,员工援助需求种类和同时存在的问题较多,在设计援助方案时,应针对组织中的某一类问题或员工的某一类需求进行设计,且针对性越强效果越好。援助方案应具体可行,有明确的目标、时间、地点、人员、经费等。此外,援助方案实施效果要可评估,在实施过程中要全面收集相关数据信息。最后,以文本的形式呈现一个完整的EAP设计,主要内容应包含项目名称、项目动因、项目目标、项目内容、项目形式、执行团队、流程管理与后勤经费支持(见表2-4)。

表2-4 EAP设计的文本结构

条目	内容
项目名称	项目的主题(如幸福职场)
项目动因	在方案"前言"部分,阐述本项目的背景、目标、参加对象以及实施意义
项目目标	以提纲的方式罗列目标体系,一般以3~7项为宜,遵循SMART原则
项目内容	EAP的一系列活动,要紧扣主题、切实可行

续表

条目	内容
项目形式	以团体讲座、团体辅导、个体咨询的形式为主
执行团队	根据援助小组的模式,对团队主要成员进行介绍
流程管理	项目的系列活动要前后呼应并由浅入深,在时间安排上要平衡组织的生产工作与员工的家庭生活
后勤经费支持	要明确罗列每项活动所需的物资(如教育、水果、车辆等),活动所需经费(如师资费、场地费、设备费等)有充足的预算并可控

3. 实施阶段

(1)宣传动员。EAP 的宣传动员是指将项目的相关信息(包括 EAP 的起源与功能,此次援助方案的主题、内容、形式、实施步骤及时间)准确、及时地传递给项目相关人员,使其理解员工援助计划,知晓此次员工援助项目并合理利用员工援助服务。宣传对象一般为组织的管理人员、员工援助项目的主要实施对象、后勤工作人员等。宣传途径主要包括管理层会议、员工动员大会、宣传页、海报等。EAP 的宣传动员是项目实施阶段的重要环节,通过充分的宣传,能够引起员工对身心健康、社会适应、家庭平衡等需求的关注;使员工感受到来自组织的关怀与帮助,对其工作积极性有很好的激励作用;使成员对宣传动员的实施有更深入的了解,可以对项目的开展进行监督、提出意见或建议,积极参与效果评价,促进员工援助项目实施的成功。

(2)活动跟进与方案调整。EAP 启动后,需要开展一系列活动,活动内容多,时间跨度长,需要严密的监督,以促进方案的有效落实,主要包括以下几个方面。①相关人员通知到位,系列活动的相关人员包括活动对象、主持人、嘉宾、后勤保障人员等;②对方案的落实进行实时监督反馈,如通过座谈会、调查问卷等形式对活动开展过程、实施效果进行监督反馈;③由于员工援助项目的实施时间跨度较长,根据活动监督反馈效果,必要时应进行相应调整,包括活动时间、地点、增加或删减的项目内容,值得注意的是,项目方案的总体目标、主要内容、系列活动的衔接和先后顺序不可轻易变动。

4. 评估阶段 EAP 实施效果评价涉及评价指标、评价时机和评价方式。在评估指标中,当前医院员工 EAP 评估指标分为个人健康及行为、组织行为、执行质量三大类。个人健康及行为相关指标涉及心理健康状况、压力应对表现、职业价值及职业倦怠程度;组织行为指标涵盖员工工作表现、离职率、员工工作满意度;执行质量评估主要涉及员工对 EAP 服务的满意度及 EAP 使用率。评估时机以 EAP 实施前基线测量和实施后测量为主。评价方式包括问卷调查、访谈、客观资料分析和观察等。当前,我国医院 EAP 效果评估多聚焦于 EAP 对个人层面的影响,如解决员工心理问题,较少涉及医院成本效益、离职率、缺勤率等内容,评估内容缺乏整体性和系统性,评估方式主要为对医护人员进行问卷调查。

(二)基于护士员工援助计划的人才发展实践

由于护理工作需要高水平的情绪劳动,因此护士易出现工作倦怠和同情心疲乏,长此以往可能造成护士职业幸福感降低,不利于护士身心健康、团队凝聚力和工作绩效的提升。以某医院护理部重视护士的身心健康,开展 NEAP,拟提高护士职业幸福感为例进行介绍。

1. 酝酿阶段 NEAP 援助小组首先采用护士情绪劳动量表、专业生活品质量表和医务工作者职业幸福感量表对护士进行问卷调查,明确员工需求。其次采用整合模式,搭建一支完整高效的院内执行团队,在项目实施时邀请国家卫生健康委人才交流服务中心、心理专家等进行多方面的技术支持。援助小组在护理部的领导下开展工作,下设组长和秘书,实行"护理部—NEAP 组长—专项计划负责人"的三级管理,建立幸福能力提升计划、心理资本增值计划、天使援助行动计划三个专项工作小组。同时,制定 NEAP 援助小组团队活动手册,包括团队岗位分工、岗位说明书、团队管理制度、团队保密制度及协议、团队文档资料管理制度,以及课堂纪律与制度。

首期小组成员编制人数为 34 人。人员组成包括护理人员 30 人,以及党办、人事科、工会、团委各 1 人;其中,15 人已取得国家二级或三级心理咨询师资格证书和(或)中华护理学会、省护理学会精神卫生专科护士证书,约占成员编制人数的44.1%;管理人员16人(团委书记、人事科副科长、工会科长各1人,护理部副主任3人、总护士长2人、护士长8人),约占成员编制人数的47.1%;硕士及以上学历者18人(含博士4人),约占成员编制人数的52.9%。

2. 设计阶段 根据调查结果,遵循"三级预防"的原则,层层递进,制定实施框架。一级预防针对调查结果处于正常值范围的护士,开展"护士心理资本增值项目",从影响护士心理健康的根本原因出发,通过政策引导和创造良好的工作环境,增强护士的心理弹性,使其以积极乐观的心态投入到工作中。二级干预针对调查结果处于中等水平的护士,此类护士出现轻微心理异常,存在工作、个人、家庭压力增大等问题,开展"幸福力提升项目",通过培训、一对一指导、关怀等方法增强护士应对工作压力和心理问题的能力。三级治疗针对"脆弱期"护士,由于其生活、工作受到严重干扰,将提供专门的"天使援助项目"。

(1)一级预防:心理资本增值。

护士心理资本是护士在工作、生活中表现出的积极心理状态,是护士对自我、工作、伦理、人生信念、工作态度及世界认知的综合状态,包括护士的个性品质、个体倾向、认知能力、自律能力及有效的情绪交流能力,是一种持久且稳定的内在能力。护士心理资本水平越高,呈现的心理状态越健康。提升护士心理资本水平有助于稳定护士队伍,NEAP小组根据Luthans建立的心理资本干预模型,开展护士心理资本增值项目,制定"做自己的Hero"干预框架(即树立希望(hope)、提升自我效能(efficiency)、增加韧性(resilience)和培养乐观(optimism)),制定心理资本增值自助手册,并邀请相关心理学专家授课,授课时间为每个星期1次,每次干预时间为1.5~2小时,连续五个星期。

通过为护士的心理能量"充电",达到提升护士希望感、自我效能、韧性和培养护士乐观心态的目标。采取有针对性的干预措施,解决护士在工作中遇到的困境,对护士产生积极而显著的影响,有效提升护士心理资本水平。

(2)二级干预:幸福力提升。

幸福力提升项目以向幸福出发为主题,倡导"我的幸福我做主",培养护士自信、健康、幸福的工作生活态度,促使护士高效工作,以提升护士幸福感的目标。

首先,NEAP小组开展"护士成长计划"活动,该活动分为启动个人发展计划活动、追踪计划进展、总结计划成果三个阶段,项目持续时间为一年。前期,研发了护士个人发展计划GROW模型,包括目标设定(goals)、现状分析(reality)、发展路径(options)、行动计划(will)四个步骤。年初,NEAP小组指导护士从工作、学习、生活三个方面制定计划,动员护理部、科室、导师三个层面为护士提供资源,帮助护士拓宽职业发展方向,正确处理工作与个人追求、家庭目标的关系。年中,对护士成长目标进行追踪调查,进一步明晰当前存在的困境和需求,最大限度地促成个人计划的实现,促进护士达成个人发展计划目标。年末,NEAP小组对成长计划完成度高的护士授予"最佳硕果奖",对提供支持满意度较高的导师和科室授予"最佳园丁奖"和"最佳组织奖"荣誉称号,并在全院召开大会进行表彰。

该项目实施一年后,共有1486名护士参与"护士成长计划",参与率达到35.38%。参与"护士成长计划"之后,护士在个人发展方面表现出更高的积极性。1486名护士共设立目标1700项,其中工作目标1211项(约占设立目标的71.24%)、学业目标489项(约占设立目标的28.76%)。在科研能力方面取得了较大提升,如科研论文撰写与发表,课题标书申请,以及临床能力如专科知识、病情观察能力等。该计划帮助护士培养自信、健康、幸福的工作生活态度,达到使其高效工作,提升其幸福感的目标。

其次,NEAP小组组织了各类关爱活动。针对夜班护士,实施"Sleep Day(SD)"计划,即护士下夜班的第一天,排班上注明"SD",即不安排此类护士加班、参加培训或其他活动,充分保证护士的休息时间。同时,开展"夜班护士关怀计划",由护理部主任(或副主任)和总护士长分组前往各病区,为坚守岗位的夜班护士送上礼物和问候。设立"月亮天使"荣誉榜,对长期坚守夜班岗位的优秀护士给予表彰。对于来自外地的年轻护士,NEAP小组以各种形式,开展"走进护士的出租屋"等活动,关心年轻护士的生活状况,增加团队的凝聚力。在护士生日时,鼓励科室为护士准备"生日礼",护士长在排班时主动安排护士生日当天休息,若生日当天为中夜班,则在中夜班前后时间安排休息,将快乐时光留给护士及其家人。同时,护士在生日当天会收到护理部的祝福短信。在护士节当天,护理部筹备"幸福下午茶"活动,活动中的所有美食均由护士们制作,在工作间歇品尝彼此的手艺,卸下工作的疲惫,将工作中的白色投射到生活中,焕发出多彩的魅力。另外,还开展了"我行我秀·天使梦"才艺展示活动、摄影比赛、"慧食惠长"儿童辅食制作活动等丰富护士的业余生活,多维度关爱护士。

(3)三级治疗:天使援助。

护士是凡人亦是天使,作为临床工作的主力军,每天不仅要在高压下完成繁重的护理工作,还需面对患者因疾病产生的各种心理问题。天使援助项目主要针对突发公共卫生事件、产后返岗等护士群体,并及时为他们提供治疗和支持。

在应对突发公共卫生事件中,护理工作变得尤为复杂和艰难。护士的身心健康是工作的基石,重压之下,护士的身心备受考验。为此,NEAP小组成立了"爱立方"天使援助团,以帮助护士度过困难时期、提升护士身心健康为目标,帮助创建健康、和谐、高效的护理团队。开展同伴互助活动及抗疫期间心理援助等活动,从多角度去关注护士的身心健康。随着国家全面实施三孩政策的发布,以育龄女性为主体的护士群体迎来了生育的高峰期,产后返岗的护士人数较以往显著增加。NEAP小组开展"产后返岗护士支持计划"项目,该项目以社会支持理论为指导,从情感支持、工具支持、信息支持、评价支持四个维度构建产后返岗护士社会支持方案,打造产后返岗"工具包",主要包括:①产后一年内每周2条的手机短信推送,内容主要包括婴幼儿护理、母亲自我护理以及支持性、鼓励性文案等。②构建产后护士沟通平台,组建产后返岗护士"解忧驿站"微信群,在微信群中有妇产科教授、儿科教授、专科护士以及返岗适应较好的护士,为产后护士提供在线咨询。在护理部设立"解忧树洞"和"树洞回声墙",畅通护士沟通渠道。③完善线上自主学习平台,各科室将日常学习课程、专科分层培训课程视频及新业务等学习资源上传至学习平台,供产后返岗护士自主学习新知识,促进其返岗后快速适应。④完善心理辅导团队,医院通过正念疗法、巴林特小组等形式组织具有心理咨询资格的员工组成心理辅导团队,为护士提供可以倾诉及寻求帮助的平台,缓解护士心理压力。

在产后返岗护士援助中,产后返岗护士参与率为100%。NEAP小组对160余名产后护士进行为期6个月的返岗支持,包括发放产后返岗礼包160余份,开展返岗欢迎会30余场,涉及科室20余个,举办线上、线下正念活动12期,发送情感支持短信1700余条,累计上传课件及视频20余期,产后返岗护士"解忧驿站"微信群互动100余次。

3. 实施与效果评估 在项目启动前,邀请院外心理学专家、管理学专家通过理论教学、读书会等形式对援助小组成员进行培训,包括员工援助计划、沟通策略、压力管理技巧和问题服务等内容。利用微信公众号推文、张贴宣传海报、举办项目启动会等方式介绍NEAP的宗旨、计划和方案,加强援助小组成员对NEAP相关知识的了解与掌握,提高护士对NEAP项目的信任度和参与积极性。

三、启示

1. 组织温度,助力"3H"型护理人才成长 人才是护理队伍发展的重要财富,如何让护理人才保持健康的体魄(health)、幸福的心灵(happiness)以及高效的工作(high performance),是现代化管理进程中面临的难题。护理人员面对频繁的夜班和繁重的工作压力易出现焦虑、抑郁、失眠等症状,影响个人生活质量和工作开展。随着我国老龄化程度的不断加深,健康老龄化对研究型、复合型护理人才的培养和管理提出了新的挑战,这些都需要以人为本的管理来尊重、吸引、培养、激励与留住护理人才。员工援助计划旨在通过一系列项目的实施来展示组织温度,向员工传递信任感、关怀感和参与感,进一步提高员工绩效。当前,我国医疗系统开始关注并使用EAP,使EAP的服务内容向多元化发展,从最初的心理培训发展为提供针对性的培训、宣讲、咨询等多元化援助内容。

2. 员工援助,注重实效且形式多样 护士参与的积极性和有效性是NEAP成功实施的关键。NEAP服务的内涵不仅能让护士进行有效的压力管理和情绪排解,更能营造积极的工作氛围,帮助护士实现专业能力成长,促使服务质量提升,实现组织与护士的双赢。在干预措施上,针对性强,内容形式丰富多样。制定干预措施前要通过问卷调查、访谈等主客观结合的方式,充分对护士的现状与需求进行调研,全面了解护士当前面临的心理困境。在干预形式上,个人隐私是被干预个体较为注重的方面,在涉及隐私较多的干预项目,建议通过整合模式,聘请院外专家作为主要执行者。

第五节　护理人才评价管理与实践

一、概述

中国自古以来都十分重视人才评价,前人曾提出"知人诚智,则众材得其序,而庶绩之业兴矣""治本在得人,得人在审举,审举在核真"等观点。人才评价在人才管理中发挥着重要的枢纽作用。它既为人才培养提供导向,又为人才使用和激励提供依据,还为其提供效果检查。人才评价制度、模式、标准等能否满足不断变化的时代要求、组织诉求或个人发展需求,将直接影响人才队伍建设进程。

人才评价(personnel assessment)是以心理学、管理学和行为科学为基础,通过观察、访谈、测试、测量、模拟等手段,对人才进行综合、全面、系统的测评,从而对其人格、潜力、智力、能力、态度、兴趣、动机、绩效等方面作出科学的评价。护理人才评价(nursing personnel assessment)即人才测评在护理领域中的应用,是依据一定的测评手段,对护理人员的素质、专业知识技能、绩效、贡献、发展潜力及其价值等,进行认定、区分和促进的过程。人才评价应是多维度的,既要重视工作绩效等结果性指标,也要重视素质、知识、技能等过程性指标。

护理人才评价贯穿护理人才管理的全过程。①在招聘环节中,通过人才评价,可以更全面、直观地了解被评价者所具备的个人特质、护理专业知识和技能、心理素质、职业价值倾向等,以便择优录用。②在选拔晋升时,可以全面评价能力素质,做好人才盘点,从而与岗位任职要求、岗位技术能力等相结合,做到因岗择人、人职匹配。③在培训与发展中,可以对护理人员的素质能力进行诊断,根据其专业水平和技能需求制订相应的培训与发展计划,增强培训效果和提高培训质量。④在激励管理中,可以帮助护理管理者了解护理人员特点,助力选择适宜的激励手段。例如,对于勇于创新的护士,可让其承担有挑战性的任务,发挥其积极性;对于勤恳工作但创新能力较弱的护士,可布置更多的具体任务发挥其作用;对于需要获得认可的护士,可多给予鼓励和表扬;对于期望在工作中得到锻炼的护士,可以给予更多的工作指导。⑤在团队建设中,人才评价有助于筛选识别与组织愿景一致、价值观一致的成员,组建能力素质互补的护理团队。

二、基于KPI模型的护理人才评价实践

(一)KPI模型简介

绩效(performance)是在一定的时间内特定主体(整个组织或某个群体或组织中的个人)的工作行为、工作过程、工作结果及其产生的客观影响。绩效是人才评价的重要维度之一。关键绩效指标(key performance indicator,KPI)是指将组织战略目标经过层层分解而产生的、具有可操作性的、用以衡量组织战略实施效果的关键性指标体系,是绩效管理常用工具之一。其核心思想是根据"二八"原则,有效管理组织的关键绩效指标,能够以少治多、以点带面,从而实现组织战略目标,进而打造持续的竞争优势。基于KPI模型的人才评价(绩效管理)可分为2个阶段7个步骤:第一阶段为KPI体系的构建,包括KPI分解、权重设计、考核周期设计、结果评价方法设计;第二阶段为KPI体系的实施,包括培训与辅导、绩效考核管理、绩效改进。

(二)基于KPI护理绩效管理的实践

1. KPI护理绩效指标体系的构建

(1)KPI分解。KPI分解是应用KPI绩效管理工具实施护理绩效管理的首要步骤。根据医疗机构战略目标,确定护理部的工作目标和绩效指标。将护理部目标分解到科室,形成科室的目标和指标;再由科室分解到岗位,形成岗位的目标和指标。绩效指标设置得过高或者过低都不利于护理人员的薪酬、晋升、发展等,原因如下:若绩效指标设置过高,又无法提供达成目标所需的资源,会导致科室或员工难以达成目标导致护理人员失败感和无力感增加;若绩效指标设置过低,即目标容易实现,进而导致护理人员工作缺

乏积极性和动力。鱼骨图法可以从顶层分解各岗位的KPI(见图2-4)。

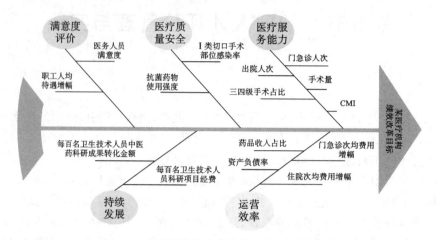

图 2-4　某医院绩效改革目标要素分解鱼骨图

鱼骨图法是质量管理中常用的方法,因其形状类似鱼骨,故名鱼骨图。在绩效管理中,可以利用鱼骨图法进行组织战略目标分解。首先,确定组织战略目标及影响目标达成的关键成功因素。利用鱼骨图法将关键成功因素进行分解,设计出组织KPI的主要维度。其次,分析关键成功因素,识别重点工作任务,设计出组织KPI的类型。最后,利用鱼骨图的因果关系将组织KPI按照"组织→部门→岗位"层层向下分解。

设定岗位KPI时要注意以下内容:①需要长期的数据积累与管理经验积累,可参考公司和部门的目标值、该岗位员工历史完成的目标值、同类岗位其他员工目标值的完成情况、同行同类岗位的目标值等;②以岗位职责中的关键工作为依据设计KPI,并制定相应的工作标准和目标值。不同的岗位承担的KPI数量会有差异,一般控制在5~10个。指标过少可能导致重要工作被忽略;指标过多可能出现指标重复现象,且可能分散护理人员注意力;③尽量遵循SMART原则,即具体(specific)、可量化(measurable)、可实现(attainable)、相关性(relevant)、时限性(time-bound);④护理管理者要与各护理单元的临床护士进行沟通,充分了解临床护理工作中风险较大、负荷较重、较能体现技术价值的工作内容,掌握临床护理工作的重点、难点及关键点,以指导护理绩效关键指标的确立。

(2)KPI的权重设计。不同KPI的重要性不同,有的KPI比较重要,权重值应当设置得较大,有的KPI相对不重要,权重则可设置得较小。一般而言,每个KPI的权重不高于30%,也不低于5%。KPI权重过高可能导致员工"抓大放小",忽视其他与工作质量密切相关的指标;而且权重过高可能造成绩效评价的风险过于集中,万一员工未完成该指标,则其整个绩效周期的奖金薪酬都会受到很大的影响。KPI权重过低则对评价结果影响较小,难以突出重点工作。常见KPI权重的设计方法有专家咨询法、层次分析法、沟通设计法等。

(3)KPI的考核周期设计。在设计KPI权重后,还要设计KPI的考核周期。一般来说,KPI的考核周期应当根据岗位层级和岗位类别的不同而有所不同。对于岗位层级来说,管理岗位根据职责权限和管理属性不同,通常呈现出这样的规律:越往高层,KPI考核周期越长;越接近底层,KPI考核周期越短。对于岗位类别来说,科研护士岗位因研究周期较长,可以设定较长的考核周期;临床护士岗位因其劳动结果能够得到即时体现,则可以设置相对较短的考核周期。

(4)KPI结果评价方法设计。KPI结果评价方法可以分为客观评价方法和主观评价方法。常见的客观评价方法包括关键事件法、行为锚定法、加权选法等。常见的主观评价方法包括强制排序法、工作述职法等。

2. KPI护理绩效指标体系的实施

1)培训与辅导　基于KPI的护理绩效指标体系建立后,需要对各层级护士进行培训与辅导,使全体护士理解KPI护理绩效指标体系的目的与意义,知晓考核指标,明确考核方法和考核周期。同时,通过培训与辅导及时发现问题,掌握护士动态,为KPI护理绩效指标体系的实施提供抓手和方向。

2）绩效考核管理

（1）结构管理。成立绩效考核小组,在护理部层面,结合医院规模、学科发展、运营效率等因素,制定护理绩效考核方案、指标、标准及质量控制措施等。在科室层面,结合专科特点、人员结构、工作负荷等,细化护理绩效考核,建立具有专科特点的考核方案。

（2）过程管理。在绩效考核方案实施过程中,要定期督导实施情况,对考核内容、指标、标准等进行动态监测、领导和协调,切实做到客观、公正、公平。如果发现问题要及时跟科室、护士反馈,使各科室、护士及时了解自身优势和短板,制定可行的改进计划,以实现组织的绩效目标。

（3）结果管理。绩效结果反馈与应用是绩效管理的关键环节。考核者需要根据被考核者的绩效考核结果进行面谈,并帮助其处理工作上的问题,在如何提高绩效水平上达成共识。将绩效结果应用到薪资报酬、岗位晋级、岗位培训、管理改善、评优评级等方面,可以鼓励组织内部的正确行为,激励护士为达到组织目标而共同努力。

3. 绩效改进　绩效改进是在绩效反馈后,管理人员针对存在的问题,与护理人员共同制定绩效改善计划和方案,及时、动态地调整绩效策略,持续改进护理绩效。具体来说,管理者和护理人员需要共同分析绩效评价结果,协商下一个绩效管理周期的目标与标准,量身定制符合需求的培训和辅导方案,从而落实绩效改进计划。

三、启示

1. 突出护理特色,构建科学人才评价体系　KPI是一种以结果为导向的人才评价工具,但其结果不能完全代替人才评价,它更多是一种信息反馈,是管理者分析、反思的依据。在实际护理工作中,有些指标难以量化。因此,KPI的使用还需结合一些定性的绩效管理方法,通过互相完善和有效配合,共同实现组织目标。护理管理者和护理人员在关注绩效结果的同时,也要重视对护士的能力和潜能的评价,通过多维立体的评价,充分激发护士的挑战精神、创新活力以及团队精神。

2. 基于组织战略,持续优化人才评价标准　人才评价是人才管理的"风向标"和"指挥棒"。KPI的选取应建立在对组织战略目标精准理解的基础之上。因此,在实际工作过程中,有必要根据新政策、新问题,对指标内容、权重等进行不断地调整和修正。通过对评价标准的持续改进,不断优化护理工作流程,提升护理服务质量。此外,随着人才评价的不断发展,可综合运用多种评价方法,如以资源为基础的相对价值比率(resource-based relative value scale,RBRVS)方法,将工作量作为考核的基础,将技术难度作为考核的标准,将质量作为考核的重点,将KPI作为考核的补充,持续完善护理人才评价体系。

3. 借助信息化技术,提高护理人才评价效率　KPI绩效管理需要准确、客观、全面、高质量的数据作为支撑。今后需加强护理信息化建设,强化数据资源的整合和共享,提高数据的完整性和准确性。通过信息化技术,便捷、高效地完成对绩效考核指标数据的统计和结果分析,实现考核过程的透明化、数据处理的自动化和绩效反馈的迅速化,真正做到"月月有考评,天天有沟通,随时能反馈",有效发挥护理绩效考核的正向激励和导向作用。

（刘　于　吴梅利洋　王　颖(小)）

第三章 护理成本管理的实践与创新

在医疗资源有限且社会经济压力持续增大的情况下,护理成本管理成了一个备受关注的话题。如何在提供高质量护理的同时有效控制成本,已成为医疗机构和护理团队面临的重要挑战。随着科技的不断进步,护理领域出现了许多新的技术和工具,为护理成本管理带来了新的可能性,如电子健康记录系统的引入可以实现信息共享,提高工作效率,减少纸质文档的使用,从而降低了护理成本;虚拟现实技术的应用则为培训和教育提供了新的途径,提高了护理人员的技能水平,同时降低了培训成本。因此,护理成本管理只有通过持续的改进和创新,开展护理服务的经济学评价与实践,以适应不断变化的医疗环境和需求,方能实现更高效、可持续的护理成本管理,为患者提供更优质、更经济的护理服务,为社会健康事业的发展贡献力量。

第一节 护理成本管理概述

一、护理成本管理相关概念

(一)成本

成本(cost)是商品经济的一个价值范畴,是生产、服务等过程中所消耗的生产资料和劳动价值的货币表现。它主要由三个方面的内容构成:①原料、材料、燃料等费用,表现商品生产中已耗费的劳动对象的价值;②折旧费用,表现商品生产中已耗费的固定资产的价值;③薪酬,反映生产者劳动力的成本,包括工资、奖金、福利等。同时,成本包含着不同的含义:①成本是生产和销售一定种类与数量产品所耗费资源并以货币计量的经济价值;②成本是为取得物质资源所需付出的经济价值;③成本是为达到一定目的而付出或应付出资源的价值牺牲,它可用货币单位加以计量;④成本是为达到一种目的而放弃另一种目的所牺牲的经济价值。

(二)护理成本

护理成本(nursing cost)是指在护理服务过程中所消耗的护理资源的货币表现,包括为患者提供诊疗、监护、防治、基础护理服务等过程中所消耗的物化劳动和活劳动。物化劳动主要指物质资料的消耗,如药品、耗材、设备等;活劳动主要指护理人员的脑力劳动和体力劳动,如护理操作、护理评估、健康教育等。

护理成本作为医疗成本的组成部分,大致可分两大类,即直接护理成本和间接护理成本。直接护理成本是指在护理服务过程中所消耗的人员费用、设备费用以及材料消耗等直接成本;而间接护理成本是指在护理服务过程中所消耗的管理费、业务费、培训费以及其他费用支出等间接成本。

(三)护理成本管理

护理成本管理(nursing cost management)是指对护理服务过程中所发生的成本进行识别、计量、核算、分析、控制和评价等一系列管理活动,以达到优化资源配置、提高护理质量和经济效益的目的。在护理成本管理中,需要识别和计量与护理服务相关的直接成本和间接成本,包括人力资源、物资消耗、设备使用、空间利用等方面的成本。通过成本核算和分析,可以了解护理服务的成本结构和变化趋势,找出成本控制的重点和潜力点。同时,护理成本管理还涉及成本控制措施的制定和实施,如优化护理流程、提高工作效率、合理采购物资、减少浪费等。此外，通过成本效益分析，可以评估护理项目或服务的经济性，为决策提供依据。护理成本管理主要包括以下四个方面。

1. 建立护理成本预算方案 精准的护理成本预算管理有助于医院更好地优化资源配置，提升护理服务质量。通过合理的护理成本预算，能够确定护理成本内容，将有限的资源合理分配给护理计划的各项活动。例如，护理人员编制、科室预算分配等。医院应建立因人、因时、因地而异的护理成本预算体系。

2. 组织开展护理服务的合理测算 目前，护理服务收费项目少，且普遍存在价格低于成本的现象，这使得护理人员的劳动价值无法得到充分体现。所以需要适当增加护理服务收费项目，且调整现行护理服务收费标准。这就需要进行护理服务项目的合理测算。例如，明确护理服务标准，制定合理的护理服务收费标准等。

3. 进行护理成本-效益分析 护理成本-效益分析指比较护理服务过程中的投入与产出，通过计算某种护理服务的投入成本与期望产出之间的关系，帮助管理者判断护理服务所产生的效益是否大于医院的支出。例如，新的护理方案实施后，通过分析发现，该方案降低了医疗费用、减少了人力和物力消耗、降低了发病率、提升了患者满意度，就说明该护理方案取得了良好的效益，值得推广。

4. 开发应用护理管理信息系统 护理管理信息系统可以将患者风险和危重程度的评估分类、护理人员的调配排班与成本预算结合起来，实现人力资源的实时调整和动态监测，从而有效地降低成本。例如，使用移动护士工作站（PDA），护士可随时随地在PDA上录入患者的体温、脉搏、呼吸、血压、大便次数、体重、身高等信息，系统会自动生成体温单。该系统降低了护理人力成本，提高了工作效率。护理管理信息系统可以实时监测全院各病区患者人数、疑难危重患者占比和每天责任护士在班人数，帮助护理部对护理人力资源进行动态调配，让人力资源向危重症患者较多、护士相对不足的科室倾斜，以确保护理质量与安全。

二、护理成本管理的原则和目标

（一）护理成本管理的原则

1. 效益原则 在护理服务过程中，通过科学管理和优化资源配置，以最小的投入获得最佳的经济效益和社会效益。正确处理护理成本运营消耗同护理成本生产成果的关系，实现高产、优质、低成本的最佳组合。

2. 全员参与原则 鼓励全体护理人员参与成本管理，提高成本意识。如要求医护人员在日常工作中避免浪费水、电及医疗用品等。

3. 归口分级管理原则 明确各级管理人员在成本管理中的职责和权限。

4. 科学性原则 采用科学的方法和手段进行成本核算和分析。正确处理护理成本生产消耗同护理成本生产技术的关系，把降低成本同开展技术革新结合起来。

5. 动态管理原则 根据实际情况及时调整成本管理策略，保持管理的灵活性。

6. 责权利相结合原则 将成本管理的责任、权力和利益相结合，提高管理效率。

（二）护理成本管理的目标

护理成本管理需在护理质量和患者安全之间寻求最佳平衡，确保在降低成本的同时不影响护理服务的质量和效果，促进医院持续发展。因此，通过护理成本管理，需要达到以下目标。

1. 控制与降低护理成本 通过合理规划和管理，减少不必要的资源浪费，降低护理服务的成本。例如，精细化管理医疗耗材的采购、存储和使用，减少浪费和损耗；定期对医疗设备进行维护和保养，延长设备使用寿命，降低维修成本；养成随手关灯、关空调等良好习惯，节约能源。

2. 优化资源配置 确保有限的人力、物力、财力等资源得到合理分配，提高资源利用效率。例如，根据工作量灵活调配护理人员，提高工作效率；根据患者的病情和需求，提供差异化的护理服务，避免资源浪费。

3. 提高护理质量 在通过优化流程等方式控制成本的同时，确保既不降低护理质量，又能提升服务水平。例如,简化护理文件和记录的流程,减少重复工作,提高工作效率。

4. 提供决策支持 精确的成本数据能为护理服务定价、项目开展等决策提供有力依据。例如,对新的护理项目进行成本效益分析,确保资源的合理投入。

5. 增强竞争力 有效的成本管理能以最小的成本支出获得最大的收益,有助于提升护理部门在市场中的竞争力。

6. 推动持续改进 通过成本管理发现问题,推动护理服务的持续改进,以更好地满足患者需求。例如,定期对护理成本进行监控和分析,及时发现问题并采取措施加以解决。

三、护理成本管理的挑战和机遇

护理成本管理的核心是在保证护理质量的前提下,实现成本的有效控制和资源的合理利用,其主要管理内容可以分为成本核算、成本分析和成本控制。在进行护理成本管理的实践过程中,往往需要通过准确核算护理服务的成本,合理配置护理资源,确保在满足患者需求的前提下,实现资源利用的最大化;同时采取有效的成本控制措施,降低护理成本,且不影响护理质量和患者满意度。围绕这个目标,需要建立科学的绩效评估体系,将成本管理与护理人员的绩效挂钩,激励护理人员关注成本数据,并利用成本数据为护理管理决策提供依据,不断评估和改进成本管理策略,以适应不断变化的医疗环境和需求。这给护理成本管理提出了挑战,同时也创造了发展的机遇,需要护理管理者、财务部门和全体护理人员共同努力,形成全员参与的成本管理文化。

（一）护理成本管理的挑战

相比国外,国内护理经济研究起步较晚,护理成本管理的意识比较淡薄。虽然护理经济学领域的研究和教育已经拉开了序幕,但是基础比较薄弱,相应的研究机构还不完善,基本理论方法的普及力度不够,护理成本核算及其在成本管理中的应用也尚未系统化。目前,护理成本管理面临的挑战主要包括以下几个方面。

1. 数据收集难 护理成本涉及多个部门和环节,数据来源广泛且分散,可能存在数据、不一致的情况,且护理工作的多样性和复杂性导致护理成本数据的分类和核算较为困难。另外,在数据收集过程中可能受到人为因素的影响,如记录不准确、遗漏等会影响数据的完整性和正确性。护理工作的实时性和紧迫性,以及数据收集工具不完善或技术支持不足也可能导致数据收集困难。同时,基于隐私和安全性的考虑,限制了数据的收集和共享。

2. 资源分配不均 护理资源的需求存在不确定性,如何在不同护理项目和患者之间合理分配资源是当前需要解决的难题。不同患者的护理需求存在差异,需要根据病情、年龄、性别等因素进行个性化分配,并且患者的病情和需求可能随时变化,导致资源分配的不确定性增加。而护理资源（如人力、物力、财力等）通常是有限的,如何在有限的资源内满足多样化的需求是当前面临的一个挑战。同时,护理工作涉及多个部门,如医疗、护理、后勤等,资源分配需要协调各部门之间的利益和需求。

3. 人力成本高昂 护理人员是护理服务的核心,但人力成本在总成本中占比较高,如何有效管理人力资源是护理成本管理的核心和关键。

4. 技术更新迅速 随着医疗技术不断发展,新的护理设备和技术不断涌现并被引进,其购买成本、培训成本、使用维护成本以及技术风险成本等,都可能导致护理成本增加。因此,需要进行成本效益分析,并及时进行评估和调整,以确保新设备和新技术的应用既经济又高效。

5. 质量与成本的不平衡 在有限的资源下,要同时满足高质量的护理和成本控制的要求,需要精细化的管理和决策。护理的对象是人,不同患者对护理质量的期望和需求各不相同,满足这些多样化的需求可能会增加成本。同时,引进新技术可能提高护理质量,但也可能带来成本的增加。有时为了提高护理质量,需要投入更多的资源,这可能会影响效率;而过于注重成本控制,可能会对护理质量产生负面影响。一些提高护理质量的措施可能在短期内会增加成本,但从长期来看,会带来更好的效益,如何在两者之间做出决策是对管理者的挑战。因此,在保证护理质量的前提下,控制成本并非易事,需要找到两者的平衡点。

（二）护理成本管理的机遇

诸多挑战给护理成本管理提出了更高的要求，但同时也可以促进护理成本管理的精细化发展。通过精细化的成本管理，可以发现并消除低效环节，提高护理工作的效率，优化资源配置，推动跨部门合作，促进质量改善。面对挑战，护理领域可能会涌现出更多创新解决方案以促进学科发展。信息化时代的到来给护理成本管理的发展带来了机遇。

1. 数据分析技术发展　大数据和数据分析工具的发展，为更精确地核算护理成本、识别成本驱动因素和优化资源分配提供了可能。通过数据分析，可以更准确地核算护理成本，包括直接成本和间接成本，为成本控制提供依据。分析数据可以帮助识别成本高的环节和项目，从而进行资源的优化配置，提高资源利用效率。利用数据分析，可以将护理质量与成本进行关联，为质量改进提供经济效益方面的考量。基于历史数据的分析，可以进行成本预测和预算编制，提高决策的科学性和准确性。数据分析还可以为护理人员的绩效评估提供客观依据，激励员工提高工作效率，降低成本。通过成本数据分析，可以了解成本结构，有助于合理制定护理服务的价格，确保机构的经济可持续性。通过与同行业数据的比较，可以了解自身的优势和不足，为提升竞争力提供参考。总之，数据分析技术在护理成本管理中的应用，可以帮助护理机构实现更精细化、科学化的成本管理，提高护理服务的质量和效益。

2. 信息化技术突破　电子病历、护理管理系统等信息化手段的应用，有助于提高工作效率、减少差错，同时也为成本管理提供了更准确的数据支持。通过电子病历、护理管理系统等信息化工具，可以更准确地核算护理成本，避免了人为因素的影响。信息化系统可以自动完成数据的采集、整理和分析，减少了人工操作的时间和失误，提高了工作效率。此外，信息化系统有助于实现护理质量的标准化和规范化，从而降低因质量问题产生的额外成本。信息系统还能够实时监控护理过程中的成本消耗，进行成本预警，及时发现异常情况并采取措施进行调整。基于信息化平台，可以更合理地分配护理人员、物资等资源，提高资源利用效率，并促进护理部门与其他部门之间的信息共享和协同工作，提高整体运营效率。

3. 政策支持　政府和医疗保险机构对成本控制的重视，促使了一系列相关政策和措施的出台，为护理成本管理提供了指导和支持。例如，通过鼓励新技术的应用和推广来提高护理效率并降低成本；通过政策规范护理市场以防止不正当竞争，从而保障护理服务质量和价格稳定；制定行业标准可以让护理成本管理更加规范化；政府加大对护理领域研究和创新的投入等。

4. 公众健康意识提高　公众对健康的关注度提升，可以使人们更注重健康问题，减少疾病的发生，从而降低护理成本。同时，健康意识的提高使人们能更早发现健康问题并及时干预，降低了后续护理成本。公众积极参与自我健康管理也减少了对医疗护理的依赖，在一定程度上降低了护理成本。同时，也正因为公众健康意识的提高以及公众对高质量护理需求的增长，促进了健康产业的发展，为护理成本管理提供了更多的技术支持和资源支持。这种大趋势也为护理机构提高服务质量和效率提供了动力。

护理管理者可以采取一些措施来应对挑战并抓住机遇，如建立完善的成本核算体系、强化人力资源管理、推动技术创新、加强与其他部门的沟通与协作等。同时，不断提高护理人员的成本意识，提高成本管理水平，实现护理服务的可持续发展。

四、护理成本管理的发展

过去的护理成本管理主要依赖人工统计和简单的成本核算。随着医疗体制的改革和市场竞争的加剧，护理成本管理逐渐受到重视，开始采用更科学的成本核算方法和管理手段。

1. 精细化　护理成本管理将更加注重细节，通过深入分析各项成本构成、精确核算护理成本，有助于发现成本控制的关键环节，提高管理效率。精细化的护理成本管理主要体现在以下几个方面：①精确核算每项护理服务的成本，根据成本核算结果，合理分配护理资源，提高资源利用效率；②分析护理流程，找出成本高的环节，并进行优化改进；③根据患者的病情、需求等，对患者进行分类管理，在提供个性化的护理服务的同时，还降低成本；④建立科学的绩效考核体系，将成本管理指标纳入考核范围，激励员工提高成本管理意识；⑤利用数据分析工具，深入挖掘成本数据，为决策提供支持；⑥重视风险管理，降低因风险导致成本增加的概率;⑦通过对历史数据的分析和对未来趋势的预测,准确预测护理成本。通过精细化的护理成本管理,可以提高护理服务质量、降低成本,实现资源的优化配置。

2. 人性化　通过人性化的举措进行成本管理,可以同时提高护理质量和患者满意度,实现成本与效益的平衡。例如,以患者的需求为出发点,提供个性化的护理服务,提高患者满意度,同时避免不必要的资源浪费;加强患者健康教育,提高患者的自我管理能力,减少疾病复发和住院时间,降低成本;鼓励患者参与护理决策,提高患者的依从性,有助于降低护理成本;通过对护理人员进行专业技能和沟通能力培训,提高护理服务质量,减少因护理不当导致的成本增加;为护理人员创造良好的工作环境,减轻工作压力,提高工作效率;关注护理人员的身心健康,提高员工满意度,降低人员流失率,从而降低培训成本。总之,人性化的护理成本管理能够在提高护理质量和患者满意度的同时,实现成本的有效控制。

3. 全流程管理　护理成本管理不再局限于某个环节,而是贯穿于护理服务的全过程。从患者入院到出院,每个环节的成本都将得到有效监控和管理。在患者入院时,对患者的基本信息、病情等进行评估,预测护理成本;根据患者的评估结果,制定个性化的护理计划,明确患者所需的护理资源和成本;根据护理计划,合理配置护理人员、设备、材料等资源,确保资源的有效利用;在护理过程中,实时监控成本支出,对异常情况及时进行调整;定期对护理成本进行核算,分析成本构成和变化原因;将护理成本管理纳入绩效考核体系,激励护理人员关注成本;根据成本核算和绩效考核结果,不断优化护理流程,降低成本。通过全流程管理,能够实现对护理成本的全面控制和管理,同时提高护理质量和效率。

4. 跨学科合作　护理成本管理将与其他领域的专业知识相结合,如经济学、管理学、信息技术等,形成多学科的研究和实践体系。例如,与统计学、信息技术等学科合作,对护理成本数据进行深度分析,为成本控制提供依据;与工业工程、管理学等学科合作,优化护理工作流程,提高工作效率,降低成本;与医学工程、设备管理等学科合作,对医疗设备进行科学管理,降低设备采购和维护成本;与医学、心理学等学科合作,提高护理质量,降低因护理质量问题产生的额外成本;与教育学科合作,培养具备多学科知识的护理人才,提高护理团队的成本管理能力;与项目管理学科合作,确保护理成本管理项目的顺利实施和有效监控;与经济学、政治学等学科合作,研究相关政策对护理成本的影响,为政策制定提供建议。通过跨学科合作,护理成本管理可以多角度分析问题、创新解决方案、实现资源共享、提高资源利用效率、提高决策质量并降低决策风险、适应复杂环境、培养复合型人才。例如,护理人员与经济学家合作,可以更好地分析护理成本与效益的关系,为资源分配提供科学依据;与信息技术专家合作,可以开发更先进的护理成本管理系统,提高数据分析和管理效率。跨学科合作为护理成本管理带来更多的机遇和发展空间。

5. 信息化　信息技术在护理成本管理中的应用将不断深化,有助于提高护理成本管理的效率。电子病历、智能护理设备等的普及,为成本数据的收集、分析和共享提供了便利的条件。例如,电子病历系统可以实时记录患者的护理信息,包括治疗方案、用药情况、护理操作等,为成本核算提供准确的数据支持;护理管理系统可以对护理人员的工作进行安排、调度和监控,提高工作效率,降低人力成本;物资管理系统能对护理用品进行进销存管理,实时掌握物资消耗情况,合理控制采购成本;成本核算软件能够快速、准确地计算护理成本,生成成本分析报告,为决策提供依据;数据分析工具能对护理成本数据进行挖掘和分析,发现成本控制的关键因素,为优化管理提供方向;远程医疗技术可以实现远程护理指导和监控,降低护理成本,同时提高护理服务的可及性。

6. 风险管理　护理成本管理将更加关注风险因素对成本的影响。通过风险评估和预警,及时采取措施降低风险,避免不必要的成本支出。通过识别可能影响护理成本的风险因素,如人员变动、医疗设备故障、患者病情变化等,对识别出的风险进行评估,分析其发生的可能性和影响程度。根据风险评估结果,制定相应的应对策略,如建立应急预案、培训员工、购买保险等,降低风险成本;并定期对风险进行监控,及时发现和处理新的风险;在护理团队内部进行风险沟通,确保全体人员了解风险情况和应对措施。通过有效的风险管理,可以降低护理成本管理中的不确定性,减少潜在损失,提高管理的稳定性和效益。例如,针对人员变动风险,可以提前培训储备人员,以减少人员能力不足对护理工作的影响;对于医疗设备故障风险,可以定期维护和检查设备,确保其正常运行。在护理管理中,管理者可以建立良好的风险管理文化,使风险管理成为护理成本管理的重要组成部分。

7. 国际化视野 随着全球医疗技术的快速发展和护理服务需求的多样化,护理成本管理需要具备国际化视野,以适应护理行业发展全球化的趋势。通过了解国际上先进的护理成本管理理念和方法,有助于引入创新的管理模式,提高管理水平;通过与国际同行的交流与合作,可以实现资源的共享和优化配置,降低成本;国际化视野有助于推动护理标准的国际化,提高护理服务质量;护理服务对象可能来自不同国家,拥有不同的文化背景,国际化视野能够帮助护理人员更好地满足他们的需求。因此,护理成本管理的发展需要借鉴国际先进经验,加强国际交流与合作,培养具有国际视野的护理管理人才,以实现精细化、科学化的成本管理,提升护理服务质量和效益,更好地适应护理行业发展全球化的趋势。

8. 可持续发展 护理成本管理的可持续发展是指在保证护理质量的前提下,通过合理的成本控制和资源利用,实现长期的经济效益和社会效益。它强调在护理服务过程中,不仅要关注当前的成本效益,还要考虑未来的发展需求和环境影响。具体来说,护理成本管理的可持续发展包括资源有效利用、成本控制与质量保障、环境友好、员工发展、创新与改进、社会责任。例如,通过优化护理流程、推广电子化病历等措施,可以提高工作效率,降低成本;同时,加强员工培训,提高其环保意识和技能,有助于实现环境友好。实现护理成本管理的可持续发展,有利于护理机构的长期稳定;在护理成本管理中注重环境保护和资源利用,实现护理服务的可持续发展。

未来,护理成本管理将更加注重精细化、信息化和人性化。大数据、人工智能等技术的应用将使成本核算更加准确、实时。同时,护理成本管理将与护理质量、患者满意度等指标紧密结合,以实现全面的绩效管理。此外,跨学科合作、国际化视野和可持续发展理念也将在未来的护理成本管理中得到更多的体现。护理成本管理将不断发展和完善,以适应不断变化的医疗环境和市场需求。然而,一直以来,护理服务项目设置不全、护士劳动价值未被体现、护理成本体系尚未构建、收费标准低于实际成本等问题严重制约护理专业的发展。因此,开展护理服务的经济学评价,体现护理服务的实际价值将越来越受到社会的关注。

第二节 护理服务的经济学评价实践

一、概述

护理服务的经济学评价是从经济学的角度出发,应用一定的技术经济分析与评价方法,将护理服务的投入和产出进行比较评价,也就是对护理服务中卫生资源投入与服务的效果和效益进行评价。护理服务的经济学评价内涵包括从不同的产出角度反映资源的配置与使用效率,并且在不同的护理方案间做出比较,探讨如何利用有限的护理服务资源发挥最大作用。最终,确定卫生资源投入方向及护理措施的选择,为护理人员制定护理服务标准、实施管理决策等提供依据。

近年来,随着护理服务范围不断扩展、内容不断深入、形式逐渐多样,居家护理、专科护理门诊、互联网远程干预等新的护理服务不断出现,其经济学效益如何,是我们需要关注和解决的重要问题,以便为卫生政策的制定、护理专业的发展指明方向。如同卫生经济学评价一样,护理服务的经济学评价也包括成本-效益、成本-效果和成本-效用等分析方法,其研究对象主要是护理服务过程中涉及的各种经济现象和问题,包括护患关系、护理工作模式、新护士的培训和毕业后的在职继续教育等许多方面的经济现象和经济规律。护理经济学的评价角度包括:①社会角度:指疾病涉及的各个方面的成本和收益,包括劳动和社会保障(骨骼肌肉系统疾病、传染病相关)、司法(精神疾病相关)、教育、家庭问题等多个方面。由于其涵盖范围最广,目前应用最为广泛;②患者角度:主要以某一患者为出发点,考虑其成本和收益,成本包括医疗费、误工费等,收益包括生命质量的提高等;③医疗卫生系统角度:包括所有医疗护理服务的成本、收益和社会影响力等。研究方法主要运用卫生经济学的研究方法,对成本与效益、效果和效用等进行比较分析。然而,护理服务存在的不确定性,会对经济学评价结果产生很大的影响,因此,在进行护理服务的经济学评价时,应给予充分的认识和重视。

(一)护理服务经济学评价的现状

1. 护理服务收费项目较少 我国医疗护理服务一直实行按项目收费,长期以来,全国既无统一规范的服务收费项目标准,也无科学的成本测算办法。《全国医疗服务价格项目规范(2012年版)》中,护理相关收费项目共计100余项,但各省在实施定价过程中,仍未将新增的诸多项目纳入收费范畴,如预防压力性损伤、更换床单位、测量生命体征、床上擦浴、床上洗头、巡视病房、陪同重症患者做特殊检查、健康宣教、心理护理、出院指导、专科护理、随访干预等多项护理服务,投入了较多的时间和精力,但均没有相应的收费标准,甚至免费给患者提供服务,无法体现护理人员的价值。相比之下,国际通用标准护理项目成本分类(nursing intervention classify,NIC)中护理干预内容共有542项(2008年),并将项目内容和护理时间作为成本定价的依据。收费项目不足导致护理服务的收入占医院总收入的比重较小,有研究显示,部分地区护理服务的收入仅占医院医疗总收入的2%左右。

2. 收费标准与实际成本差距较大 护理服务是医疗机构向社会提供医疗服务的重要组成部分,然而护理服务的收费却一直受到质疑。很多研究表明,护理服务的收费价格低于其实际成本,未能体现护理人员的劳动价值。收费标准不合理造成护理级别越高、护理时间越长、提供护理服务越多,越不能体现护士的劳动价值。这势必会在一定程度上打击临床护士的积极性和主动性,使其产生职业倦怠感,进而导致护理质量滑坡,影响优质护理服务的提供及护理学科的发展。原卫生部医政司副司长郭燕红在2011年5月召开的例行新闻发布会上指出:我国现行的护理收费标准非常低,严重背离了护士的劳动价值。护理以促进健康为目的,其投入是劳动力再生产,根据消费需求理论,护理的投入与产出之间存在经济关系,应该从经济学角度研究护理价值,使服务价格体系客观体现护理工作的真正价值。

(二)护理服务经济学评价现状的原因分析

针对护理服务经济学评价的现状进行原因分析,主要包括以下两点:一是计划经济的产物,二是现阶段护理成本核算存在问题。计划经济时代的护理价格是按照社会承受能力确定的,护理服务项目的价格一般由政府制定,且低于成本价格。目前,经济体制改革并没有改变护理服务项目低于成本的价格制定政策,护理服务价格未能体现护理服务的价值。护理收费低还与我国医疗卫生服务成本核算有关,医疗护理收费偏重于物化成本,较少考虑到人力、管理等其他因素。在患者住院费用构成比例中,药品、高值耗材、大型检查和检验费占主要部分,而体现高技术、高风险的医务人员服务价值的费用明显偏低。护士技术劳务的费用低,甚至在医疗总费用中达到忽略不计的程度。其中,护理成本内容构成不规范、不统一,护理成本核算方法单一,护理成本核算方法体系没有完善,护理成本核算组织管理体系未形成等问题较为突出。

(三)护理服务经济学评价的应对策略

1. 建立合理的护理服务项目定价机制 护理类项目价格畸低,成本与收费倒挂,应由政府层面建立合理的护理服务项目定价机制,完善定价流程,物价及卫生主管部门应贯彻落实中央的精神,深化医改的要求,在政府宏观调控下,大胆而谨慎地推进与市场经济相适应的卫生服务管理体制建设,保证护理服务项目价格及时合理地调整,缩小护理服务项目收费标准和成本之间的差距。护理服务处在医疗、保健与康复的交叉位置,提升护理价值就是鼓励大健康,培养社会为健康服务投入及买单的意识,促进护理事业健康持续发展。

2. 建立成熟的护理成本核算体系和管理体系 护理成本指提供护理服务过程中所消耗的护理资源,或指在给患者提供诊疗、监护、防治、基础护理等服务过程中的物化劳动和活劳动消耗。护理成本的核算不仅是医院发展中需要考虑的问题,同时也是护理人员职业发展过程中必然追求的价值体现手段。如何准确体现护理人员的技术价值,是未来护理人员的重要课题。目前,国外护理成本核算方法有床日成本核算法、相对严重度核算法、患者分类法及病种分类法等。而国内护理成本核算研究起步较晚,大多数为项目核算法,即对每一项护理服务内容进行详细的综合评估,并进行合理的护理人力资源配置,客观体现护士在护理服务中的护理人力资源投入,合理反映护理服务的价值。项目核算法与护理收费有直接联系,制定计算护理项目成本标准可以为制定和调整护理收费标准提供可靠的依据,也可以为国家调整医院的补贴提供有力的参考。但项目核算法不能反映每种疾病的护理成本,不能反映不同严重程度疾病的护理成本。其次是病种护理成本核算，即以病种为成本计算对象，归集与分配费用，计算出每个病种所需护理照顾成本的方法，按病种服务收费是将全部的病种按诊断、手术项目、住院时间、并发症和患者的年龄、性别分成若干个病种组，对同一病种组的任何患者，无论实际住院费用是多少，均按统一的标准对医院补偿。但该计算方法容易忽视患者的差异性，不足以体现护理服务差异化特性。除前两者之外，还有等级护理成本研究，即根据患者护理等级来收取护理费用，其结果与病种护理成本核算类似，容易忽略患者差异，护理人员的服务质量趋同化，不能准确体现护理人员的技术价值。

因此，医院管理层及护理管理者应转变观念，理清医院的护理服务项目，树立成本核算意识。目前，越来越多的医院开始关注标准护理术语，还有些医院已经把标准护理术语植入临床照护信息系统中。例如，"临床护理分类系统（CCC）"标准护理术语体系，完整地包含了各式各类的护理操作，其普及应用将对护理服务项目的标准化以及护理成本核算起到积极的助推作用。

3. 合理配置护理人力资源 护理人力资源的合理配置是保证护理质量的基础，也是护理管理改革的重要内容之一。按岗定编、分层级管理，根据工作性质和任务、护理人员业务技术能力、患者实际需要和工作量等，确定护理岗位及层级，明确各层级护理人员的任职资格和岗位职责，把最合适的人放到最合适的岗位上。把时间还给护士，把护士还给患者，适当增加非护理专业服务人员的人力资源，全面保障优质护理服务措施的落实，提高工作效率。

4. 利用信息技术发展院内外增值护理服务 在面向社会、社区、家庭的护理服务市场中，医疗机构需充分发挥专业技术和人才优势，组建以医院护理专家为主体，基层医护人员为基础的技术协作型延伸护理服务团队，将护理服务向院外延伸，服务场所向社区、家庭拓展，主动利用多种方式开发潜在护理市场，在促进患者健康、降低疾病发生率、降低再入院率和医疗费用的同时寻求护理经济发展的新增长点。在不增加或减少医疗费用总额的同时，实现医疗安全、治疗效果提升、患者满意度增加和医患纠纷减少的目标，这是国家推行新医改的宗旨。

护理与信息技术的融合是实现"把护士还给患者"的重要途径之一。《"十四五"全民健康信息化规划》的发布，使医院的信息化建设提档升级，并将信息化作为医院基本建设的优先方向。为推进"健康中国""数字中国"两大战略的融合落地，医疗行业正掀起一场信息革命。有了信息技术和平台的加持，很多原本看似不可能的事情出现了新的可行性，数据的收集和抓取将不再困难。其中，数据正是破题的关键，有了护理服务的数据，护理服务的经济学评价问题将会迎刃而解。

二、护理服务的经济学评价实践——以压力性损伤为例

众所周知，对于长期卧床的患者，特别是老年、营养不良、昏迷、瘫痪及感觉障碍等压力性损伤发生高危人群，预防压力性损伤、减轻患者的痛苦是临床护理中经常要面对的问题。压力性损伤的防护要求临床护理人员具备专业的知识、技巧，并付出大量的劳动。然而，在我国现行的医疗护理收费体系中，预防压力性损伤的护理服务不是单独计价收费的，这一服务的经济学价值往往被归入等级护理中。由于护理级别的内容较为宽泛，不够具体，同一护理级别的患者由于病情、诊断、治疗方式、护理问题不同，护理服务的内容及劳动强度也不尽相同。因此，预防压力性损伤作为一个具体而明确的护理服务项目，由于其在等级护理中的界定并不是特别清晰，所以很难对其进行准确的经济价值相关的评价。

第一，在现行的医疗收费标准中，对于发生压力性损伤后的治疗有部分收费是明确规定的，如材料费和换药费。如果压力性损伤还没有发生，则护理人员需要付出更大的努力去预防其发生，但由于没有相应的预防压力性损伤的医疗护理收费项目，除了预防中使用的耗材，如压疮垫等可以收取一定的材料费用外，实际投入的人力费用，特别是护理专业性很强的护理措施和观察，是没有另行收费的，这使得在与其他医疗护理服务收费项目比较时，一定程度上导致人们重治轻防。尽管从护理服务质量的角度来看，护理人员自身没有放弃对预防的重视，但是付出的心血与劳动却没有得到相应的经济学价值的肯定。

第二，在目前的医疗护理收费标准中，没有对预防性措施进行单独收费。预防性护理服务的收费往往归入等级护理费用中，等级护理费内容繁杂，没有非常明确的标准，使得这些预防性护理服务内容在做与不做、做好与做坏，甚至是由护理人员完成还是其他照顾者代劳时，其收费都是一样的，这从经济学的角

度上讲有失公平。随着我国医疗改革的不断推进,护理专业需要用临床路径去规范医疗护理行为,护理服务的经济学评价应与护理结果紧密相连,对于预防压力性损伤这样的护理服务,进行科学的经济学评价就显得十分必要。

第三,压力性损伤的预防及愈合的影响因素有很多,主要与其自身存在的慢性疾病相关。除此之外,每个病例的预防及愈合费用高度依赖护理相关因素,如伤口类型、并发症和护理地点等。因此,压力性损伤照护的成本投入与伤口类型、就诊场所、使用的敷料类型、患者相关特征以及预后均有关。其直接总成本主要体现在伤口敷料更换和其他治疗或药物使用等方面。具体费用包括换药费、局部或全身感染治疗费、因伤口疼痛和患者焦虑额外产生的医药费、因病情恶化需住院治疗产生的各种住院费和护理费,以及后期居家护理上门服务费等。其健康产出与患者预后、经济负担、生活质量和成本等相关。

第四,对压力性损伤的伤口管理成本估计不足。通常认为,伤口敷料的使用本身是伤口管理的主要成本驱动因素,而事实上,护理时间和医院成本加起来占总成本的80%~85%。愈合时间、换药频率和并发症是3个重要的成本驱动因素。然而,随着现代先进的伤口愈合技术的应用,这些成本驱动因素都可以大幅降低。有研究发现,合理选择伤口敷料可以缩短伤口愈合时间和缩小伤口面积。虽然新型敷料的使用可能导致治疗初始成本增加,但由于愈合时间缩短,人力成本相关费用降低,使得长期总成本降低。因此,对压力性损伤伤口进行经济学的管理是有意义的。

第五,伤口专科护士在压力性损伤的管理中发挥着至关重要的作用。近年来,随着患者需求的复杂性不断增加,人们对护士的临床护理需求也趋向专业化。伤口专科护士可以从专业的角度动态评估伤口,制定科学的局部伤口治疗方案并进行护理。定时监测和处理患者的伤口,根据患者需求联系专业人员对伤口进行全程管理,通过统筹规划,提出全面的伤口处理方案。在伤口治疗的过程中,伤口专科护士时刻关注伤口的动态变化,及时调整伤口治疗方案,以促进伤口愈合。以专科护士为主导的慢性伤口管理可以对现有资源进行合理利用,增加伤口管理的健康产出。家庭护理、社区护理和伤口专科门诊护理是3种由护士主导的有效的护理方式,这些方式充分利用信息技术发展了院内外增值护理服务。通过技术指导、实行护理会诊、进行继续教育培训、开展科普讲座等举措,能够实现专科护士主导的团队进行多学科协作,使患者获得更高质量的护理,并解决日益增加的卫生保健支出问题。合理配置护理人力资源,大力培养伤口专科护士,培养伤口专科护理人才,对于提升专科护理服务能力及专科护理水平至关重要。

因此,构建护理专业的经济学评价指南或专家共识,使压力性损伤伤口护理的经济学研究更加系统和规范显得十分必要。同时在今后压力性损伤伤口管理的经济学研究中,应明确成本投入及伤口愈合等产出指标的测量及记录标准,补充我国压力性损伤伤口管理经济学研究的相关数据,为相关临床政策的制定提供参考依据。除此之外,应针对不同层级护士逐步构建护理服务项目定价模型,以更加准确地体现专科护士在护理服务过程中的劳动价值,使今后研究中的成本测量更具科学性和准确性。

三、启示

目前,国外护理领域的护理服务经济学评价研究已广泛开展,研究领域涵盖慢病管理、疾病预防与康复等。但国内相关研究数量甚少且研究领域单一,主要集中在不同器械选择方面,分析其原因,主要是由于我国护理服务经济学发展起步较晚,护理人员接触相关信息较少且未掌握相关研究开展方法。这提示我们应借鉴国外经验,加速推进护理服务经济学评价相关研究的开展。第一,研究方向方面,应基于我国目前的新理念、新形式,如互联网+服务、远程监控(App、微信小程序)、专科护士服务等,积极开展护理服务经济学评价,探讨其在我国医疗制度、人文文化背景下的价值。第二,数据收集方面,国外研究多基于政府、医疗卫生机构视角,大部分数据来源于政府机构或医院电子信息系统,这提示我们应与相关部门紧密合作,充分利用电子信息数据开展研究。第三,研究质量方面,应借鉴国外相关指南,如卫生经济学评价研究质量评分系统(QHES)和卫生经济学评价报告标准共识(CHEERS),规范开展护理服务经济学研究,保证研究质量;或者构建适用于国内护理领域的护理服务经济学研究规范。第四,研究方法方面,可根据研究目的,联合应用模型和临床研究,解决某些领域数据不易获得的问题。此外,应完善相关指标的测量工具和方法,尽量避免主观判断和单一指标的选用,科学构建多维度评价指标,增加研究结果的可信度。未来,希望通过多学科的交叉合作,针对上述局限,在国内护理领域开展更加科学、严谨的护理服务经济学评价研究,为医疗卫生决策者和医疗服务的供给方提供数据支持,促进医疗资源的合理利用。

第三节 DRG 支付模式下的护理成本管理与实践

一、概述

随着我国医疗卫生体制改革的进一步深入,医院的运营模式从规模扩张型逐渐向集约型的精细化管理转变。科学准确的成本核算是开展精细化管理的先决条件,护理成本作为医院成本的重要组成部分,如何把有限的护理资源用到最有效的护理服务中,以提高护理的服务质量与效率,是目前应该考虑的问题。构建护理成本核算管理体系,可以为政府决策层制定护理收费标准提供科学的依据,以建立起适合我国国情的医院护理成本管理模式,使护理工作能体现出其应有的社会价值及经济价值。

(一) DRG 的概念

疾病诊断相关分组(diagnosis related groups,DRG)是国际公认的一种先进的医院管理方法,按照分组规则把同质化的一组病种归类,使其成为一个付费单位,并按照疾病组来付费。它是基于病例组合的思想,建立结构化的患者分组编码体系和标准化的评价指标,为卫生管理部门医疗服务绩效评价提供标准化工具,为医疗保险部门的支付方式改革提供重要技术支撑。DRG 对医院医疗服务能力的考核主要是病例覆盖的 DRG 组数、病例组合指数(case mix index,CMI)等指标,前者能反映医院病例覆盖的范围,后者能够显示医院治疗病例的技术难度。在 DRG 付费模式下,依据患者诊断、个体特征、治疗方式的不同,每个病例会进入不同的 DRG 组,并被赋予一个体现疾病严重程度和资源消耗差异的权重,在此基础上,医疗保险部门按照病例所在 DRG 组的付费标准进行支付,即根据医院治疗该病例的产出,而非投入来支付。让医院承担财务风险,促使医院管理者主动控制成本,控制医疗费用的不合理增长,对有限的资源和成本进行有效利用的同时,促进医院管理的发展。

(二) DRG 的发展概况

国家医疗保障局于 2019 年在全国启动以 DRG/DIP 为主的支付方式改革试点。按 DRG/DIP 付费从临床角度对有限资源进行优化再利用,控制住院费用及医疗成本,降低平均住院日。2021 年 11 月,国家医保局发布《DRG/DIP 支付方式改革三年行动计划》,计划中指出,到 2025 年底,确保 DRG/DIP 支付方式完全覆盖所有符合条件的开展住院服务的医疗机构。这意味着 DRG/DIP 从试点变为主流,各级医疗机构的诊疗、用药、医保报销乃至医院运行管理方式都会发生重大改变。DRG 支付方式改革,采取的是"病组打包付费、超支不补、结余留用"的办法,在当前形势下,医疗机构要在保障就医秩序安全有序的同时做好成本管控工作,逐步建立起以保证质量、降低成本、规范诊疗、提高医务人员积极性为核心的 DRG 付费绩效管理体系。护理人员作为医疗工作的参与者,则需要转变传统观念,在成本核算、提升护理质量及服务效率等方面进行优化,以提高工作效率、降低运营成本为目的制定相应的管理对策,不断规范医疗护理行为,积极主动适应新形势下医保支付方式改革的需求。

(三) DRG 支付模式下的护理成本管理

费用控制是 DRG 模式下对医院进行监管的核心要素。若医疗机构的医疗服务成本费用低于 DRG 标准,则可以获得结余,作为诊疗服务的合理补充。否则,医疗机构需要承担超出 DRG 标准的费用。医疗机构为避免费用负担,应考虑诊疗服务的经济性,主动进行成本控制。护理成本作为医疗成本的重要组成部分,反映护理活动人力、物力资源及时间成本的耗费,是成本管控的重要环节。护理成本核算是合理制定护理服务价格、衡量护理服务效益和优化人力资源的基础。有研究表明,护理成本核算可以有效降低护理管理的费用。

护理成本是指护理人员在为患者提供护理服务的过程中所消耗的所有相关的护理资源,包括以下方面：①护理服务行为所消耗的直接人工费和行为工时费，如口腔护理、健康教育护理行为的量次和持续时间；②护理行为产生的质量效益价值，如对患者提供了全方位、多层次、高质量的护理服务，促进了患者早日康复；③护理服务直接消耗的劳动材料，如注射器、纱布等物品。护理是医疗服务的重要组成部分，护理成本也是医院成本中不可或缺的部分。然而，既往由于种种原因，我国的护理成本核算在医院管理中容易被忽视。DRG 支付改革在影响医疗管理的同时，对护理管理也提出了更高的要求。

目前我国护理成本管理的现状主要包括：①无直接可参考的护理成本核算与管理方案。在 DRG 背景下，西方国家多采用床日均费用替代医疗成本进行成本核算，但床日均费用不能体现单个患者的直接护理成本，也没有考虑到护理资源需求的增加以及护理需求的多样性。DRG 中的病例组合指数是医疗服务价格的首要考虑指标，但该指标并没有将护理服务相关因素（护理人数、工作量等）作为数据分析和考核的标准；②护理人力资源配置方式仍需调整，不符合低耗高效的理念。中华人民共和国卫生健康委发布的《全国护理事业发展规划（2021—2025 年）》中要求科学设置护理岗位，明确岗位职责和工作标准，合理配置护士人力。目前，我国主流的护理人力配置方式是床护比法或工时测算法，其分别通过床位数和时间消耗来计算护理工作量。两种配置方式均未考虑到不同患者的实际诊疗需求，也不能反映出护理工作的技术难度、体力与劳力消耗和职业风险；③护理信息系统不完善，难以支持精细化决策。目前，国内医院信息系统的建设在医院运营上投入较多，而对于护理信息化重视不足。护理信息化建设受到医院层级的限制，发展较为不均衡。澳大利亚新南威尔士护士协会指出，DRG 支付可能给护理专业发展带来新的机会。护理管理者需主动站在医院发展的立场，参与护理成本管控，如参与病例组合的研讨、成本核算和成本建模，从而合理、科学地进行护理成本管控，制定和医院相适应的护理队伍发展规划，寻求更可靠的人力资源配置决策。随着医院高质量发展和绩效考核的不断推进，以及护理的专科化发展，护理人力成本成为医院人力成本中快速增长的部分，很容易受到医院成本控制政策的影响。在优化医院成本管理时，医生的行为、技术能力可直接影响 DRG 付费及成本，但在护理成本管理方面，如不可收费耗材和护理相关耗材的管控、围手术期以及并发症管理等方面的作用尚未引起重视。

国内护理费用的结算支付方式无法反映出提供给每个患者在护理时间上的差异，且无法体现对不同诊断及疾病严重程度的患者所付出的护理难度的差异。在护理服务价值被严重低估的价格体系下，护理服务收入在医院整体收入中的占比较低，护士的劳动价值不能等值体现。因此，在 DRG 制度下，我国如何对护理支付方式进行改革值得思考。由于 DRG 无法完全识别和解释不同组间的成本差异，可能会导致对成本较高的病例支付过低，而对成本较低的病例支付过高。在 DRG 制度下，如不考虑 DRG 组间的护理差异，就无法确定护理服务成本，而美国纽约州实行的护理强度权重法（nursing intensity weights，NIWs）可以减少这种付费偏差。NIWs 是反映每个 DRG 组向患者提供护理服务的数量和类型的相对值，通过 NIWs 在费率公式中的计算，将护理费用分配到每个 DRG 组，以解决预付费用不均的问题。

目前，由于护理费用项目内涵不统一、核算方法体系不健全等因素，导致成本核算结果差异很大，难以为卫生健康委员会、物价部门提供政策支持，大大阻碍了护理服务收费成本核算体系的构建。实施按 DRG 付费政策后，同一 DRG 组的病例将按统一标准进行医疗保险付费，这要求护理人员必须学习护理经济学相关的基础理论知识，掌握成本核算的目的和方法，关注护理人力成本、护理管理成本、设备设施耗材成本等。定期汇总分析病区水电、药品、耗材、医疗设备折旧等成本，与医院经济管理部门做好沟通。同时充分运用质量管理工具，优化工作流程，提高效率，完善科室二级库房的出入库管理，定人定期检查医疗物品有效期，遵循先入先出原则，在保证医疗护理服务质量的基础上降低物资消耗，减少人为浪费，最大程度降低医疗费用。在按 DRG 付费政策背景下，医院管理者应根据 DRG 分组，做到：①确定各病组耗材使用量、使用频率；②依据各病组患者特点，选择经济、适宜的耗材品种和品牌；③完善耗材领取、登记等制度；④耗材按类专管专用、定期检查；⑤加强对直接服务所用医用材料和低值易耗品的管理，严格控制丢失、过期、损坏等浪费现象；⑥利用信息技术实现零库存；⑦简化耗材管理环节。

总的来说，按 DRG 付费政策可以推动护理成本分离和以病种分类为基础的护理成本测算方法。利用

DRG进行成本评价可以反映不同类型的病例特征,为制定护理成本管理指标提供客观的依据,有助于有针对性地应对评估过程中的变量,提升评价结果的可靠性。更重要的是,国际经验表明,在DRG变革的激励下,护士对医生的辅助作用将逐步增加,核算清楚护理成本,对于医院的决策至关重要。芬兰医科大学对DRG应用与护理时间成本之间的关系做了一项研究,结果表明,DRG模式下的医院运营降低了患者的住院费用并缩短了住院天数,但是护理小时数和患者的住院天数呈负相关,每增加1小时的护理时间可以减少患者住院天数约0.485天。也就是说,增加护理投入可以减少医院总的医疗费用支出。可见,对护理成本进行精细核算,将有利于医院找到运营投入与效益之间的平衡点,以最小的投入获取最大的效益。

二、DRG支付模式下护理成本管理的实践

1. DRG与护理工作量 护理工作量是护理管理中人力资源分配的重要依据,是护理成本核算的基础。国内有学者利用科室护士人均总权重、每床位权重来比较护士间的工作负荷,评价效果得到一致认可。此外,每日患者护理时间和护士报告的工作量与CMI的相关性较高,可以考虑利用CMI来预测护理工作量。有研究发现,人均护理工作量与不同科室CMI呈正相关,CMI越高的科室,人均护理工作量越大。此外,还有研究报道,疾病种类也对护理工作量有较大影响,具体表现在疾病的严重程度和分类,而DRG的分组结果便可体现出不同组别之间疾病的严重程度。因此,探索DRG组内的护理工作量的同质性和组间的差异性是未来DRG实施值得研究的方向。

2. DRG与护理人力资源管理 以往的研究缺乏反映护理人员工作负荷的评价指标,而DRG指标能反映护理工作实际状况。合理配置护理人力资源是降低医疗护理成本的重要因素。只有在清楚地核算护理成本后,才能提出最有效、最直接的治疗与护理方案,从而降低患者的医疗费用,减轻患者的经济压力。将护理成本的核算与患者的分类相结合,可以时刻掌握护理成本的消耗进程,有效配置护理人力资源,提高护理的管理效率,从而增加效益。临床上,患者往往有其他合并症,针对疾病复杂程度不同的患者,即使是相同的护理项目,其护理劳动付出也不同。这些都给客观评价护理经济价值带来很大难度。因此,在DRG背景下对护理经济价值进行评价,不仅可以为规范护理程序、改进护理技术和服务、提升护理收益等方面打开新的思路,也可以更好地探索护理工作在医疗行业中的经济价值。

3. DRG与护理绩效考核 基于DRG指标对护理绩效进行综合评价,能够反映各个专科、各个病区在服务能力、服务效率、患者安全、人员配置、患者满意度等多个维度上的差距,有利于护理工作的科学管理。既往采用护理等级等指标对护理绩效进行评价,虽然在一定程度上也能反映全院不同科室之间护理工作的大致状况,但未深入病种层面,也未考虑不同病种护理难度的差异,难以准确体现护理工作的实际要求,因此,护理绩效的评价结果往往不够精准。在护理等级的基础上增加DRG与CMI两个指标后,体现了不同难度病种之间的差异,评价结果更能体现护理工作的实际情况。因此,在护理绩效中引入DRG指标更具科学性。基于DRG绩效考核指标,护理管理与DRG绩效考核的关联见图3-1。

三、启示

基于DRG支付模式改革,医方不仅是医疗服务的提供者,也是医疗风险的承担者。该支付模式对常规的护理管理方式带来了新的挑战,作为医疗体系的一部分,护理人员更应该掌握DRG的内涵,理解按DRG付费政策实施后带来的影响,积极探索新的模式去适应DRG。例如,可以从加强护理成本管理意识,探索DRG改革下科学、合理的人力资源配置,优化护理工作程序与标准,充分利用信息化数据进行精细化管理等方面进行完善。同时,借鉴国外管理经验,结合国内实际情况,节约医疗服务成本、保障护理安全和护理质量,充分体现护理工作者的劳动价值,从而促进护理事业的持续发展。此外,护理管理不应仅局限于完成医院的监管和考核指标,更应注重护理服务的经济价值和专业内涵的发展,以患者为中心,保障患者健康权益的同时,减轻其医疗负担;兼顾医学技术的进步与全民健康覆盖的时代使命,让医学发展真正惠及民生。

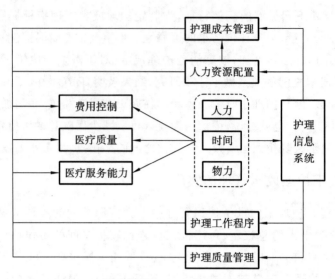

图 3-1　护理管理与 DRG 绩效考核的关联

（徐　蓉　张凤玲　李碧稳）

第四章 护理质量管理的实践与创新

质量是医院管理工作的核心内容。护理质量是医院质量的重要组成部分,是护理管理的核心,在满足患者需求、保证医疗服务效果方面占有重要地位。随着人类需求的不断提升和现代科学技术的飞速发展,质量管理的理念和方法也在不断变化和发展。大数据、人工智能和物联网等先进技术的应用为护理质量管理带来了前所未有的机会。护理管理者应始终坚持质量第一的原则,积极推动创新实践,将护理质量管理的相关理论以及最新发展成果,切实应用于护理管理的实际工作当中。

第一节 护理质量管理概述

一、护理质量管理的相关概念

1. 质量的定义 在质量管理的实践中,质量(quality)被视为最核心的理念之一。随着社会生产力和科学技术的不断发展,质量在经济与社会活动中发挥着越来越重要的作用。在管理学中,质量是指产品、过程、工作或服务等其固有特性满足要求的程度。"固有特性"指的是事物固有的、自然存在的、永恒的属性。"要求"即顾客对质量的要求,包括明示的要求、通常隐含的各种需求和预期、必须遵守的规定等。"满足要求的程度"是指产品或服务的客观属性(如功能、性能、耐用性等)与人们的主观需求(如期望、要求、满意度等)之间的匹配程度。

2. 质量管理的定义 质量管理(quality management)是对确定和达到质量目标所必需的全部职能与活动的管理。质量管理包括了从产品生产到使用全过程中所有影响产品质量或服务质量的因素。质量管理的关键在于制定、执行并落实质量方针(quality policy)与质量目标(quality objective),其主要表现形式包括质量策划、质量控制、质量保证和质量改进。质量管理具有广泛性,它涉及各个领域。随着社会的进步与发展,其范围还在拓宽。同时,质量管理环节、流程繁多,涉及人员众多,构成了管理的复杂性。只有遵循全面质量管理的指导思想,建立和实施质量管理体系,才能确保各项质量工作达到预期标准。

3. 护理质量的定义 护理质量(nursing quality)是指在护理活动过程中,以满足服务对象的需求和期望为目标,所提供护理服务的效果和程度。其既要满足护理质量特性所规定的要求,又要满足服务对象明确的和潜在的要求。护理质量是衡量医院服务质量的重要标准之一,直接影响着护理对象的治疗效果和满意度,是医疗保健服务中最为重要的环节之一。

4. 护理质量管理的定义 护理质量管理(management of nursing quality)是指按照护理质量形成的过程和规律,按照"建立质量管理体系→制定质量标准→进行质量教育→实施全面质量管理→评价与持续改进"的步骤逐步推进,对构成护理质量的各要素进行计划、组织、协调和控制,以保证护理服务达到规定的标准和满足服务对象的需要。护理质量管理是护理管理的核心,是对护理工作内涵和特点的直接反映,具有十分重要的意义。

二、护理质量管理的基本原则

1. 以患者为中心原则 患者是医疗护理服务的核心,是医院赖以存在和发展的基础。以患者为中心的原则强调:无论是临床护理工作流程设计、优化,护理标准制定,还是日常服务活动的评价等管理活动都必须打破以工作为中心的模式,建立以尊重患者人格、满足患者需求、提供专业化服务、保障患者安全为主要目标的文化与制度。

2. 预防为主原则 在护理质量管理中树立"第一次把事情做对(do things right at the first time)"的观念,对影响护理质量的风险进行识别,建立应急预案,采取预防措施。通过对风险的预测,采用事前控制的方式,防微杜渐,有效减少或避免护理差错和不良事件的发生。

3. 全员参与原则 护理服务的各个环节过程都凝聚着护士的劳动,各级护理管理者和临床一线护士的态度和行为直接影响着护理质量。因此,护理管理者必须重视人的作用,对护士进行培训和引导,增强护士的质量意识,使每一位护士都能自觉地参与护理质量管理工作,充分发挥全体护士的主观能动性和创造性,不断提高护理质量。例如,品管圈管理便是一个很好的实践,它有效激发了全体护士,尤其是临床一线护士的参与热情,使得她们能够积极主动地投入质量管理中,共同提升护理服务的品质。

4. 科学决策原则 有效的决策必须以充分的数据和真实的信息为基础。护理管理者要充分运用循证方法和统计技术,一方面要基于科学的证据,另一方面要对护理质量的结构、过程及结果进行测量和监控,分析各种数据和信息之间的逻辑关系,寻找内在规律,比较不同质量控制方案的优劣,这是避免决策失误的重要方式。近年来,护理管理者通过对不良事件的采集、分析,获得了护理质量管理的基本数据。他们秉承循证理念提取证据,并基于证据提出解决方案,遵循了科学决策的原则。

5. 持续改进原则 持续改进是指在现有服务水平的基础上,不断提升服务质量,增强管理体系有效性与效率的循环过程。护理质量并非达到某个顶点便是极致,而是始终处于不断提升的状态,永无止境。因此,要着重强化培养各层级护士追求卓越质量的意识,尤其是管理者。以提升过程效率和有效性为目标,主动探寻改进契机,确定改进项目,而不是等到问题出现后才考虑改进措施。

在一院多区同质化护理管理、基于医院评审标准的护理质量管理以及4R护理危机管理等实践中,以患者为中心、以预防为主、全员参与、科学决策、持续改进这五项基本原则发挥核心作用,它们共同构成了护理质量管理的基础和框架,确保了护理服务的标准化、规范化和高效化。以患者为中心,能更好地提高服务质量和患者满意度,满足患者的需求和期望;以预防为主,严控风险,确保患者安全无忧;全员参与,能激发团队的创造力和凝聚力;科学决策则提高了管理的科学性和精准性;持续改进则推动护理质量的不断提升。这五大原则的实践应用,将有力推动护理工作的持续发展和创新。

三、护理质量管理的发展

1. 质量检验阶段 几千年前,我国周朝就设有独立的质量机构,并制定了质量监督制度。在中世纪的欧洲,质量管理方法以商品成品检验为主,产品的制造者也是检验者,他们依靠自己的手艺、经验和简单的度量衡器完成质量监测。20世纪初,以操作者经验为质量检验标准的方法并不能适应工业化生产的需求,因此逐渐被现代质量管理方法所替代。新中国成立后30年间,护理管理主要以经验管理为主,这里的经验管理,简言之,就是依赖于资深护理人员的口头传授和实践示范。护理决策在很大程度上依赖于以往的经验,缺乏具体、确切的数据支持和理论指导。经验式的管理方法缺乏可靠性和科学性,使护理质量难以保证。

2. 统计管理阶段 20世纪30—50年代,生产力的发展使得事后检验已经不能满足大批量产品的质量控制需求,如何控制大批量产品的质量成为质量管理中的一个突出问题。第二次世界大战爆发后,为保证军需物品的质量及交货时间,美国政府和美国国防部组织数理统计专家对质量管理方法进行了改革,运用统计学分析方法对生产工序进行控制,使质量管理由"事后检验"转为对生产过程的检查和控制的"事先预防",将全数检查改为抽样调查,从而减少了不合格产品带来的损失。由美国管理学家德鲁克于1954年提出的目标管理法应用于我国的护理管理中,使质量管理由事后控制转为事前预测、事中控制和事后评价的系统管理过程。其基本模式是:目标的制定与分解→目标的执行与控制→目标的考核与奖惩。在临床护理管理实践中,具体做法是将护理部的整体目标分解为各层次、各部门及个人的目标,建立管理目标体系,实施检查、控制与评价,并根据各自目标完成情况分别给予奖惩。在目标管理的应用过程中,确立科学合理的标准非常重要,因而,标准化管理作为关键环节被纳入护理管理实践中。我国在吸收和借鉴国外经验的基础上,形成了具有中国特色的医院标准化管理体系和管理模式,制定了全国统一的医院分级管理标准。1989年卫生部颁发的《综合医院分级管理标准》中涉及的护理管理评审标准便是标准化管理法在护理管理工作中的具体应用。该标准的指标有基础护理合格率、分级护理合格率、护理技术操作合格率、护理表格书写合格率、护理差错及事故发生率等,为护理质量管理奠定了基础。

3. 全面质量管理阶段 20世纪50年代末期,美国质量管理协会专家朱兰(Joseph M. Juran)提出,质量管理不仅是技术专家和质量管理专家的事,也不能仅靠数理统计方法而忽视其他管理方法,必须重视人的因素。1961年,美国通用电气公司质量管理部部长费根堡姆出版了《全面质量管理》一书,该书在事后质量检验、数理统计质量管理的基础上,提出了全面质量管理思想,并被日本企业成功应用,成为日本经济腾飞的重要原因之一。随后,"全面质量管理"这一理念在全球范围内得到广泛采纳,成为20世纪管理科学最杰出的成就之一。它的主要特征是数理统计方法与行为科学相结合,注重人在管理中的作用,倡导全面、全方位参与管理。美国质量管理专家戴明(W. Edwards Deming)在全面质量管理的发展中作出了重要贡献,他提出的质量管理工作循环(PDCA循环)简称"戴明环",是全面质量管理的基本方法,具有有效性和逻辑性。我国护理界在20世纪90年代引入全面质量管理,许多医院相继实行了"全员性、全面性、全过程性"的全面质量管理,并取得了很好的效果。全面质量管理理念下,护理人员与护理管理者均是质量管理的直接参与者。在护理业务范畴上,既涵盖病房护理质量,也包括门诊、急诊、手术室以及医技科室等各个环节的护理质量;在管理维度上,既高度重视组织管理,也同样关注技术管理、设备管理、资金管理等多方面内容,力求实现质量管理的全面性、系统性与整体性。按照护理质量形成的过程以及规律,用全面的方法管理全面的质量。全面的方法包括科学的管理方法、数理统计的方法、信息技术等。全面的质量包括服务质量、工作质量和工程质量等。明确工作计划,并进行协调与控制,促使护理服务达到规定标准,并且满足患者的需求。

4. 标准化管理阶段 质量概念日益广泛,它正在超越组织的界限,进而囊括顾客对组织(而不仅仅是产品或服务)质量的整体体验。质量因素的复杂性、质量问题的严重性及质量地位的重要性变得尤为突出。1987年,《ISO 9000质量管理与质量保证》系列标准正式发布,该标准总结了先进国家的管理经验,并将之归纳、规范,标志着质量管理标准的国际化。国际上公认的质量管理标准还有国际医疗卫生机构认证联合委员会(Joint Commission International,JCI)开发的国际评审标准、澳大利亚卫生服务标准委员会(Australian Council on Healthcare Standards,ACHS)评审标准、德国医疗透明管理制度与标准委员会(Kooperation for Transparency and Quality in Gesundheitswesen,KTQ)的医疗管理质量认证、英国健康质量服务机构(Health Quality Service,HQS)医疗服务质量标准、日本医院机能评价等。为了应对当前复杂多变的医疗环境,提高医院的管理质量,越来越多的国内医院引入了国际标准。国际标准质量认证将护理质量管理从控制转向保证,建立和完善了质量保证体系。我国于2011年颁布了《三级综合医院评审标准》;2020年,《护理专业医疗质量控制指标(2020年版)》被纳入三级医院等级评审的日常质量监测内容,进一步明确了护理人员职责,强化了质量管理意识,提高了护理人员的管理素质和管理水平,确保了患者能得到高质量的医疗服务。通过遵循标准化管理方法,利用品管圈、PDCA循环模式、根因分析、关联分析和流程优化等管理方式,进行持续的护理质量改进,逐步建立起了既符合标准要求又适合我国护理工作具体情况的护理质量标准体系和评价体系,提高了护理管理的科学性和有效性,也提高了护士的工作效率和服务质量。同时,这对于引导医疗机构更加重视护理质量的日常管理和监测,减少突击迎检行为,改变单纯依赖经验与主观判断的质量控制方式,增强临床护理质控的科学性和客观性也具有重要意义。

5. 现代管理阶段 21世纪以来,以全面质量管理为基础,以整体护理为内容,以健全的质量保证体系为核心,以计算机参与管理为手段的护理质量保证管理模式逐步形成。护理质量管理的目标是提高患者的生命质量和生活质量。爱护患者的生命,关心患者的生活,尊重患者的人格,满足患者的愿望,维护患者的权利,成为护理质量的基本要求。质量保证不仅成为护理管理者努力追求的目标,同时也成为各医院、各部门质量竞争的焦点,是赢得患者、树立医院形象的基石。转变质量管理模式,逐步建立和完善系统化的质量保证与评价机制是实施以患者为中心的整体护理的重要保证。我国政府高度重视护理专业的质量管理工作,"十二五"期间,持续推进优质护理服务,推动护理模式向"以患者为中心"的责任制整体护理模式转变。"十三五"期间,随着2016年《医疗质量管理办法》的颁布实施,我国护理质量管理工作也得到快速的发展,始终贯穿以患者为中心的思想,重视患者对护理工作的效果评价。"十四五"时期,护理质量管理工作进一步深化与拓展。一方面,在智慧医疗的大背景下,加速推进护理信息化建设,利用大数据、人工智能等技术手段,精准分析护理质量数据,为护理决策提供科学依据,实现护理质量的智能化管理。另一方面,更加注重护理人才队伍的建设与发展,培养具备多学科知识和综合管理能力的高素质护理人才,以满足多元化护理服务需求。同时,积极推动护理服务向社区和家庭延伸,加强基层护理质量管理,促进优质护理资源的均衡分布,全方位提升护理服务质量。通过这一系列的发展与转变,我国逐步建立了科学化、规范化、精细化的护理质量管理与控制工作体系,为我国护理质量持续提升、构建优质高效医疗卫生服务体系奠定了坚实的基础。

第二节 基于医院评审标准的护理质量管理与实践

一、概述

(一)医院评审的起源与发展

医院评审最早出现在美国。20世纪初,由于美国医院工作缺乏相应标准,医院管理混乱,导致医疗行为和程序不规范,政府和民众对医疗服务质量十分不满。在此背景下,美国外科医师学会和美国医院学会联合发起了"医院标准化"运动,成立了医院评审委员会,制定了《医院评审最低标准》,并在少数医院进行了试点评审。20世纪50年代初,美国成立了医疗机构认证联合委员会(Joint Commission on Accreditation of Hospital,JCAH),开始在全美展开医院的评价和质量认证工作,医院评审的浪潮由此掀起。1987年,该机构改名为大众熟知的国际医疗卫生机构认证联合委员会(JCI)。JCI评审通常评价医院的医疗质量与管理的系统性与规范性,特别重视各个组织在重要医疗、护理、医技等领域的综合管理水平,聚焦于患者知情同意权和满意度、疾病转归、院内感染的控制与管理等核心环节,其质量要求有以下目标:安全、有效、实效、均等化、围绕患者健康需求。医院评审作为医疗质量保证措施的重要组成部分及其对促进医疗服务水平的积极作用逐渐被国际认可,医院评审的浪潮开始向全球范围内扩展。历经半个多世纪的发展和完善,医院的评审工作渐趋成熟,国际上逐渐诞生了许多具有权威性的医院评审模式,典型代表有美国的JCI评审、澳大利亚的ACHS评审、英国的HQS评审、德国的KTQ评审、日本的医院机能评价以及中国的等级医院评审。

(二)国内医院评审发展

我国医院评审始于20世纪70年代末,丹东市开展的"文明医院评比"活动,拉开了我国医院评审工作的序幕。经过三次医院评审工作研讨会,1989年,原卫生部发布了《医院分级管理办法(试行)》和《综合医院分级管理标准(试行草案)》,标志着我国医院评审工作正式启动。自2002年以来,原卫生部先后颁布实施了《医疗机构管理条例实施细则》《医疗机构设置规划指导原则》《医疗机构基本标准(试行)》《医疗机构评审标准》《医疗机构评审办法》《医疗机构评审委员会章程》等系列相关配套文件,推动我国医院评审制度步入法制轨道。国家在法规层面确立了医疗机构评审制度的法律地位,使之成为卫生行政,特别是医政管理依法行政的重要举措。2011年发布的《医院评审暂行办法》明确提出,医院评审是指医院按照本办法要求,根据医疗机构基本标准和医院等级评审标准开展自我评价,持续改进医院工作,并接受卫生行政部门对其规划级别的功能任务达成情况进行评价,以确定医院等级的过程。医院评审的目的是检查政府按照医疗服务需要而设定的一、二、三级医院是否具有规定的医疗服务能力和质量安全保证,从而实现医院的分级管理。

为推动医院落实深化医疗卫生体制改革,健全现代医院管理制度,提高管理水平的导向和激励作用,助力分级诊疗体系建设,提高医院分级管理的科学化、规范化和标准化水平,卫生行政主管部门根据我国基本国情,充分借鉴国外先进评审评价理念和经验,于2011年、2020年、2022年在全国范围内启动了三轮医院评审,并制定发布了相应的等级医院评审标准和实施细则。评审主要由各省、市卫生行政部门进行组织,始终围绕"医疗质量安全"主线,以"提升医疗质量安全"为中心,以"继承、发展、创新,兼顾普遍适用与专科特点"为原则,指导各地充分发挥医院评审标准的作用,推动医院评审向日常监测、客观指标、现场检查以及定量与定性评价相结合的方向转变,促进医院加强内部管理、提升医疗质量安全水平。

二、基于医院评审标准的护理质量管理实践

(一)基于JCI标准下的患者安全与护理质量管理实践

国际患者安全目标是JCI标准的重要组成部分,包括六个方面:正确识别患者、促进有效的沟通、提高高警示药品的使用安全性、确保手术安全、降低医源性感染的风险、降低患者因跌倒导致伤害的风险。国际患者安全目标的目的是促进患者安全得到切实改进。这些目标聚焦于医疗服务中可能存在的问题,并针对这些问题在循证和专家共识的基础上提出解决办法。围绕提升患者安全,现将对照JCI标准的患者安全与护理质量管理实践进行介绍。

1. 正确识别患者 患者身份识别在医疗保健中无处不在。患者的安全医疗照护前提是正确的身份识别,错误的患者身份识别可能导致为患者提供不正确的治疗,延误治疗时间,甚至造成严重的伤害或死亡。

根据JCI标准,在遵循原有"查对制度"的同时,应至少通过两种标识确认患者身份。患者入院时,将打印有二维码的腕带(包括姓名、年龄、住院号、病区、入院时间等)作为患者的身份识别标识。护士为患者进行护理操作前,至少同时使用两种方法识别患者身份,如开放式提问、核对腕带等,或使用PDA扫描患者腕带的二维码,待各项信息吻合后方可执行。对无法有效沟通的患者,必须按规定使用二维码腕带作为唯一患者身份识别标识,并认真核对腕带上床号、姓名、住院号,使用PDA扫描患者腕带的二维码,准确识别患者的身份。

2. 促进有效的沟通 医疗服务具有高度的复杂性及专业性,由医师、护理人员、医技人员等组成的健康照护团队在医疗过程中发挥着重要作用。然而,由于性别、认知、教育、个人风格、过往经验、文化等因素的差异,团队成员间可能出现沟通不良的情况。在国际患者安全目标中,促进有效沟通是一个重要因素,其中特别强调了口头和(或)电话沟通及危急值管理的重要性。

按照JCI标准,口头医嘱仅限于现场抢救。当护士执行口头医嘱时,需复述医嘱内容两遍,得到医师确认后方可执行,并在《口头医嘱记录本》上做好记录,抢救结束后督促医师及时补开医嘱;当护士接听到"危急值"电话时,应复述一遍结果,记录报告时间、检查项目及结果、报告者姓名或工号、接受者姓名或工号,同时应将接电话人员的姓名告知医技科室报告人员,并立即将检查结果报告主管医师,同时记录汇报时间、医师姓名或工号。在配合医师对患者进行紧急处理时,护士应加强巡视和病情观察,若有异常变化应及时报告,并做好记录。

3. 提高高警示药品的使用安全性 高警示药品是指少数特定的、若使用错误会对患者造成严重伤害甚至死亡的药物。当患者进行药物治疗时,对药品的妥善管理是确保患者安全的重要事项。

JCI标准要求医院要采取措施,加强高警示药品的安全管理。在护理实践中,应组织护士学习高警示药品的使用方法和注意事项,提高护士对高警示药品的认识。当护士进行高警示药品调剂、医嘱转抄及执行时,应严格执行双人查对制度。当输注高警示药品时,使用红色输液卡袋,并做好安全用药宣教。护士应经常巡视患者,根据患者年龄、病情及药物性质的要求调整输液滴速,注意观察输注过程中患者有无不良反应。若患者使用高警示药品发生不良反应,护士立即暂停使用并报告医师,根据医嘱进行处理。同时,按照药品不良反应上报流程,24 h内上报至有关部门。

4. 确保手术安全 手术部位错误、操作错误和患者身份识别错误的现象在一些医疗机构中仍时有发生,导致这些错误的原因包括手术成员之间沟通不充分,患者在标记手术部位时未充分参与,核实手术部位的程序不完善等。

参照JCI标准,手术室护士需要在麻醉实施前、手术开始前和患者离开手术间前,与麻醉医师和主刀

医师共同参与对患者身份和手术部位等内容进行核查的工作。麻醉实施前由麻醉医师主导,共同逐一核实《手术安全核查单》上的内容;手术开始前由主刀医生主导,共同核查患者身份、手术方式、手术部位与标识,并确认风险预警等内容。进行手术物品准备情况的核查;患者离开手术室前由巡回护士主导,共同核查并确认患者身份、实际手术方式、术中用药、输血情况、手术用物清点、手术标本的送检、皮肤完整性、动静脉通路、引流管、患者去向等内容。待三方确认后分别在《手术安全核查单》上签全名。

5. 降低医源性感染的风险 医院感染预防和控制计划的目的是识别和降低或消除患者、工作人员(包括医务人员和探视者)获得和传播感染的风险。JCI标准认为,不同的医院,其感染风险和计划活动各不相同,这取决于医院的医疗活动和服务、所服务的患者群体、地理位置、患者容量和员工人数。因此,感染预防和控制计划的监督要适合医院的规模、医疗活动的复杂性、承担风险的程度和计划的范围。在护理实践中,应重点关注手卫生,具体管理措施如下。

遵照JCI标准,医疗机构应将手卫生纳入医疗质量考核,提高医务人员手卫生的依从性;除了制定并落实手卫生管理制度,还应配备有效、便捷、适宜的手卫生设施。定期开展手卫生的全员培训,医务人员应掌握手卫生知识和正确的手卫生方法。手消毒剂应符合《医务人员手卫生规范》(WS/T 313—2019),并在有效期内使用。手卫生消毒效果应达到如下要求:卫生手消毒后监测的细菌菌落总数应≤10 cfu/cm^2;外科手消毒后监测的细菌菌落总数应≤5 cfu/cm^2。

6. 降低患者因跌倒导致伤害的风险 降低患者因跌倒导致伤害的风险是保障患者安全的一项重要工作。患者跌倒是医院内最常发生的意外事件,跌倒的发生往往会给患者带来一定的伤害,严重时引发医疗纠纷,甚至危及生命,是院内伤害的主要风险之一。

在护理实践中,可从患者入院到出院采取全过程的安全防护,以预防跌倒的发生。首先,护士在所有新住院患者入院4小时内,采用Morse跌倒评估量表(成人)或Humpty Dumpty跌倒评估量表(儿童)进行评分,确定患者的跌倒风险等级,并记录在《住院患者首次护理评估单》上。对评分为高危的患者,在患者床头挂"预防跌倒"警示标识牌,并每班交接。其次,做好患者及家属预防跌倒健康宣教,按《住院患者预防跌倒告知单》内容进行告知,并让患者或患者家属签字。当患者病情稳定时,可每周评估并记录一次跌倒风险。若患者转科、病情发生变化、使用特殊药物或跌倒后应及时进行再评估,并再次对患者及家属进行预防跌倒宣教并记录在护理记录单上。当患者发生跌倒时,应立即启动跌倒紧急处置预案与流程。护理部应每季度采用根本原因分析方法进行分析和总结,制定防范措施,持续提升护理安全。定期组织跌倒预防、管理等相关知识学习,提高护士专业能力。

(二)基于等级医院评审的护理质量优化与持续改进实践

1. 学习宣贯 学习宣贯是基于等级医院评审标准的护理质量管理与实践的首要环节,它确保所有护理人员都能了解和掌握评审标准,并能在实际工作中加以应用。其中,护理管理体系建设、护理人力资源管理、依法执业与岗位管理、护理绩效考核管理、以患者为中心的护理、分级护理与持续改进、护理核心制度落实、护理操作规范及预案、重点科室护理管理与持续改进、建立中医诊疗规范,以及开展中医特色护理是新标准现场评审中护理部分应该重点关注的方面。通过有效的学习宣贯,护理人员可以全面了解和掌握等级医院评审标准,为护理质量管理与实践打下坚实的基础。

(1)制定学习计划。根据等级医院评审标准和护理质量管理要求,制定详细的学习计划并确定学习的目标、内容、时间和方式。

(2)组织培训课程。针对护理人员的不同层级和职能,组织相应的培训课程;邀请具有丰富经验和专业知识的讲师,对评审标准进行详细解读和讲解;结合实际案例,分析护理工作中可能遇到的问题和挑战,以及如何应对。

(3)编制学习资料。编制易于理解和记忆的学习资料,如手册、PPT、视频等;确保资料内容全面、准确、实用,能够满足护理人员的学习需求。

(4)宣传与推广。通过内部通讯、会议、海报等多种渠道,对学习宣贯活动进行广泛宣传;鼓励护理人员积极参与,提高学习宣贯的覆盖面和效果。

(5)定期评估与反馈。定期对学习宣贯的效果进行评估,收集护理人员的反馈意见。根据评估结果和反馈意见,对学习计划进行调整和优化,确保学习效果持续提升。

(6)建立持续学习机制。定期更新学习内容,确保护理人员能够随时掌握最新的评审标准和护理质量管理要求;鼓励护理人员自主学习和互相学习,形成良好的学习氛围。

2. 执行实践 执行实践是护理质量管理与实践的核心环节,要求护理人员将等级医院评审标准的理念和方法切实应用于日常护理工作中。通过严格执行实践,确保护理服务的规范性和有效性,为患者提供安全、优质的护理服务,不断提升护理工作的质量和水平。

(1)推进责任制整体护理。责任制整体护理是确保患者获得全面、连续的护理服务的核心。这种责任制不仅提高了护理的连续性,还增强了护士的责任感,有助于提升患者满意度。

①确保全面连续的护理。每位患者从入院到出院都有明确的责任护士,确保患者得到连续、无缝隙的护理服务。

②个性化护理方案。责任护士全面了解患者的病情、需求和心理状态,制定个性化的护理计划,确保患者得到最适合的护理。

③强化团队合作。责任制整体护理要求护理团队与其他医疗团队(如医生、药师、营养师等)紧密合作,确保患者获得全方位的医疗服务。

(2)基于指标监测的护理质量改善。为提高护理服务质量,必须建立科学的监测体系。这种以数据为依据的质量改善方法,使护理服务更加精准、高效,有助于持续提升护理质量。

①明确关键指标。设定患者满意度、不良事件发生率、护理操作合规性等关键指标,用于评估护理服务质量。

②数据分析与反馈。定期收集和分析数据,识别服务中的短板和问题,为质量改进提供依据。

③持续改进。基于数据分析结果,制定有针对性的改进措施,确保护理服务质量的持续提升。

(3)护理人文关怀。护理不仅是技术操作,更关乎人的情感与尊严。这种人文关怀不仅能够提高患者的满意度和信任度,还能促进护患关系的和谐,增强护理服务的整体效果。

①尊重患者需求。在护理过程中,始终尊重患者的感受和需求,关注其心理和社会支持。

②提供人性化服务。护理人员以温暖、关爱和尊重的态度对待患者,确保他们在身体和心理上都得到关怀。

③促进护患关系。通过人文关怀,建立和谐的护患关系,增强患者对护理服务的信任和满意度。

(4)延续性护理服务。随着医疗模式的转变和患者需求的多样化,延续性护理服务已成为护理质量管理的重要方面。它涵盖了患者出院后的居家护理、康复指导、定期随访等,确保患者在整个康复过程中都能得到连续的护理支持。这种服务不仅体现了医院对患者的全程关怀,还有助于提高患者的康复效果和生活质量。通过延续性护理服务,医院能够进一步巩固与患者的联系,提升护理服务的整体满意度。

3. 对照评审 对照评审是护理质量管理与实践中的关键环节,它基于等级医院评审标准,对护理服务的各个环节进行全面、细致、深入的评估与比较。通过对照评审,我们能够清晰识别出护理服务中的优势与不足,为持续改进提供有力的数据支撑和方向指引。

(1)追踪方法学。追踪方法学是一种在护理质量管理中常用的评审工具,其核心思想是通过追踪患者的就医过程或医院某一医疗系统的运行轨迹,深入了解和评估护理服务的实际运作情况。这种方法强调以患者为中心,从患者的角度出发,全面、客观地反映护理管理的实际情况。追踪方法学具有双重性,既关注患者的服务体验,也注重从评审者的角度审视服务过程。它追求持续改进,强调现场性,即评审者需要深入服务现场,通过听、看、问等方式收集数据和信息。同时,追踪方法学还具有灵活性,评审者可以根据实际情况选择不同的追踪路径和方法,以最大限度地发现问题。在等级医院评审中,追踪方法学被广泛应用。它通过个案追踪、系统追踪和重点追踪,全面评估护理服务的质量和安全。

①个案追踪。个案追踪是一种独特的评审方法,它要求我们从患者的角度出发,深入追踪其在医院的治疗、护理和服务经历。这种方法的核心在于全面了解患者在医院中的体验,以及医院不同团队之间如何协作,确保患者获得连贯、高效、优质的医疗服务。在个案追踪中,评审专家会模拟患者的就医过程,从入

院开始,一直到出院或转院。他们会仔细观察患者在各个环节中的体验,包括与医护人员的沟通、治疗方案的制定、护理服务的提供等。通过这种方式,评审专家能够深入了解医院跨团队服务品质的实际状况,以及质量操作标准的遵从性。

②系统追踪。系统追踪是一种专注于某一特定医疗系统的评审方法,旨在深入剖析其中的关键环节和结果的质量。在护理质量管理与实践中,系统追踪常被应用于药物管理、感染控制、手术安全管理以及设施设备安全等领域。在系统追踪中,评审专家会针对某一特定医疗系统制定详细的评审计划,明确需要关注的关键环节和指标。例如,在药物管理系统中,评审专家会关注药物的采购、储存、配送、使用等各个环节,确保药物的安全性和有效性。在感染控制系统中,评审专家会重点关注洗手、消毒、隔离等关键措施的执行情况,以及感染率的控制情况。

③重点追踪。重点追踪是一种针对护理质量管理中最为关键和核心环节的评审方法。在等级医院评审标准下,它通常被用于评估那些直接影响患者安全和护理质量的方面。这种方法聚焦于护理实践中的重点问题,如患者安全、护理操作、护理人员的资质与培训等。在重点追踪中,评审专家会深入研究和分析这些关键环节的具体运作情况,通过现场观察、病历检查、人员访谈等多种方式收集数据,确保这些核心环节符合行业要求,并能够满足患者的需求。

(2)数据评审。数据评审是护理质量管理中至关重要的一环,它基于大量的护理数据,通过科学的数据分析方法来客观评估护理服务的质量和效果。在等级医院评审标准下,数据评审被广泛应用于护理质量管理与实践中,为医院提供了有力的决策支持,并指明了改进方向。

数据评审的核心在于收集、整理和分析护理数据,这些数据可能来源于患者的病历、护理记录、不良事件报告、满意度调查等多个方面。通过对这些数据的深入分析,评审专家能够了解护理服务的实际状况,发现护理服务的问题和不足,以及评估护理人员的工作绩效和护理质量。

在数据评审中,常用的数据分析方法包括描述性统计、因果分析、趋势分析等。这些方法可以帮助评审专家全面、客观地评估护理服务质量,发现护理服务的潜在风险和问题,以及提出有针对性的改进建议。同时,数据评审也强调与其他评审方法结合使用,如个案追踪、系统追踪等,以得到全面的评审结果。

4. 持续改进 持续改进是护理质量管理中不可或缺的核心动力,它强调对护理服务质量的不断追求和完善。在等级医院评审标准下,持续改进贯穿于护理质量管理与实践的始终,是推动医院护理质量不断提升的关键。

(1)问题识别。护理团队在日常工作中保持高度的警觉性,及时捕捉和记录服务过程中出现的问题和不足。同时,通过定期的评审和反馈机制,确保问题得到全面、客观的识别和评估。

(2)原因分析。包括对问题的直接原因、根本原因以及潜在原因的全面探讨。通过深入分析,护理团队能够更准确地理解问题的本质,为后续的改进措施提供有力的依据。

(3)制定改进措施。这些措施应该具有针对性、可操作性和可衡量性,旨在直接解决问题并改善服务质量。改进措施可能涉及护理流程的优化、人员培训的加强、设备设施的更新等多个方面。

(4)实施与监控。护理团队需要确保改进措施得到全面、彻底的执行,并在实施过程中进行持续的监控和评估。这有助于及时发现问题、调整策略,确保改进措施能够真正发挥作用。

(5)反馈与调整。持续改进是一个循环往复的过程,在实施改进措施后,需要定期收集反馈意见和数据,对改进效果进行评估。根据评估结果,对改进措施进行调整和优化,以确保持续改进的良性循环。同时也为护理团队提供了学习和成长的机会,促进护理质量不断提升。

三、启示

医院评审是深化医药卫生体制改革、加强对医院监督、提高医院服务水平和管理质量、合理利用现有的医疗卫生资源、促使医院不断提高科学管理能力的有效手段。多年来,国内外评审实践表明,医院评审不仅是提高医院管理质量的有效手段,还是促进医院管理标准化、专业化、科学化的重要一步。在国家推动公立医院高质量发展背景下,护理质量的重要性凸显,医院评审认证能进一步创新护理质量管理理念并提升管理水平。在国内外医院评审标准中,保障患者安全和护理质量持续改进是护理质量管理的核心条款,同时也是现代医院核心竞争力的重要体现。在大数据时代,医院要重视信息化建设,将评审标准融入日常信息化管理中,提高信息服务和保障水平,强化过程管理,从而更好地为临床服务。护理管理者要以医院评审为契机,以医院评审标准及其衡量要素为参考,将评审要求转化为提升护理服务质量的动力,运用PDCA循环、追踪法、根因分析法等科学质量管理工具进行持续质量改进,以评促建、以评促改,不断建立和完善科学的管理体系,提升人才队伍和学科建设水平,推动护理高质量发展。护理质量是实践出来的,不是检查出来的,持续的质量改进没有终点,护理人员要对护理的质量和护理行为负责,以保障患者安全,提升护理质量。

第三节 医院一院多区同质化护理管理与实践

一、概述

人民群众对优质医疗资源需求的不断增加与供给不足是当前社会的矛盾之一。随着我国人口的不断增长与经济社会的快速发展,人们对三甲综合医院的就医需求也越来越高。为加快优质医疗资源扩容和区域均衡分布,充分发挥优质医疗资源的辐射带动作用,提高医疗卫生质量和服务水平,国务院办公厅发布的《关于推动公立医院高质量发展的意见》等相关文件均指出,多院区发展符合现代大型综合医院的发展方向。在这种新形势下,越来越多的三甲综合医院都在谋求多院区发展,以顺应医疗卫生体制改革的要求,满足人们日益增长的就医需要,为医院的长足高质量发展争取更加广阔的空间。但这也同时为多院区医院的同质化护理管理带来了新的挑战。在这一进程中,医院要提高自己服务患者的质量,提高自己的核心竞争力与患者满意度,实现高质量可持续发展,就必须重视在多院区条件下同质化护理管理,为医院的长足发展奠定坚实的基础。

二、公立医院一院多区同质化护理管理实践

华中科技大学同济医学院附属同济医院(以下简称同济医院)是我国最早开展多院区实践与探索的医院之一,同济医院于2015年在东湖新技术开发区建成了光谷院区,2016年在蔡甸区建成了中法新城院区,2023年在经开区军山新城建成了军山院区,加上汉口院区本部,形成了一院四区的发展新格局。这种多院区办院模式符合国家政策导向,有利于加快优质医疗资源扩容和区域均衡布局;符合城市发展格局,有利于满足新建城区人民群众就医需要;符合医院发展需要,有利于医学前沿研究、科技创新和医学转化。下面以同济医院为例,介绍多院区同质化护理管理与实践的经验,探讨分析其在同质化护理管理与实践进程中遇到的困境和破题思路,助力多院区同步高质量发展,为同类医疗机构及研究人员提供借鉴和参考。

(一)同济医院实施护理同质化管理的不同阶段面临的困难及解决措施

前期面临着通勤路途远和人员调配难的问题。光谷院区、中法新城院区、军山院区距离汉口院区较远,护理人员多,上班时间和班次不固定,这给护理人力资源调配造成了困难;患者转运和标本转运需求量也很大。

针对通勤难题,后勤保障部门实行一体化运行管理,在各院区之间、院区和重点线路间均设置了转运车,定时定点多班次运输。分院区职工可免费乘坐转运车进行通勤;同时,开设患者和标本转运专用车次,以满足职工、患者及临床诊疗全方位需求。为解决人员调配问题,以保证医务人员积极投身新院区的运行中,进而实现人力资源数量和质量的多院区均衡,为医疗同品质奠定核心基础,医院采取的措施有:①绩效倾斜:四院区同一科室奖金统一核算,院区开业初期,分院区的护理人员按一定比例享受津贴,并给予经济激励。②岗位相对固定:鼓励临床护士在相对固定院区上班、就近上岗,按照意愿和科室要求进行院区轮转。③减少往返:通过OA内网实行网络办公和申请,减少行政人员到分院区办公的次数;线下培训考试时,分院区同步转播并现场考试;实行网络推送,护士自主学习并线上考试。

中后期面临着文化整合难和运营成本高的问题。多院区分布导致文化宣传和精神传导存在一定弱化，随着各院区床位的扩张，运营成本支出也逐渐增加。

针对文化整合问题，医院采取的改善策略有：①文化谱系一体化：各类活动/宣传制作统一电子海报，向全院护理人员宣传；建立重要信息诵读制度，重要信息和制度以文件诵读的形式上传下达，人人知晓，人人参与；把同济特色文化如"磁性管理""卓越护理""CICARE沟通模式"等理念持续推广；②文化感受一体化：各院区病房及公共区域使用同一套视觉形象识别系统，采用同样的装饰风格和色调搭配，病房内使用统一的标志标牌，建立一体化的视觉系统和文化感受。为控制运营成本，医院采取的优化措施有：①减少办公成本：倡导无纸化办公，护理病例全程电子化在线存档和提取；②降低人力成本：护理部统一管辖，根据工作量动态调整。建立资源护士库，全院动态支援，解决临床工作突然增加导致的护理人力资源紧缺问题，实现资源优化调配；③降低管理成本：适当控制行政人员数量，给医院行政管理减负。

（二）同济医院护理同质化管理的关键举措

同济医院护理同质化管理的总体目标是通过"六个一"关键举措，实现"四维"同质化。"六个一"关键举措为行政管理一体化、人力资源一体化、绩效考核一体化、质量管理一体化、信息系统一体化、文化建设一体化。"四维"同质化为护理人员同质化、护理管理同质化、护理流程同质化、服务品质同质化。具体措施如下。

1. 行政管理一体化 护理部在行政管理上，采取中心化＋条块化管理的组织架构。四院区护理部设主任1人，副主任6人，其中3位护理部副主任分别负责光谷院区、中法新城院区和军山院区的护理管理。分院区组织架构扁平化，3位护理部副主任负责分院区护理质量管理，同时协助护理部主任，协调人力资源、培训、继续教育与科研等相关工作。分院区护理管理制度、工作流程和服务水平与主院区一致，护理人员四个院区统一调配，统一管理。

2. 人力资源一体化 护理部实行三级护理管理制度，整体布局。护理人员统一招聘、培训和考核；护士长在各院区定期轮岗，护士相对固定。四院区统筹设置病区，四院区各专科党（总）支部、科护士长、核心小组及人力资源统一配置。多年来，通过一体化护理管理，确保了不同院区之间护理人员同质化、护理流程同质化、护理服务同质化，扩容优质护理资源，护理服务半径不断扩大。

3. 绩效考核一体化 护理部实行统一绩效方案、考核标准、绩效管理平台，并以专科为单位对四院区进行统筹核算。各专科每年按照相同的标准集中进行临床护理岗位竞聘，实行定岗定级定责定人制度，每个层级每个岗位有相应绩效，每月进行成本运营核算，统一分配并发放。

4. 质量管理一体化 护理部成立质量管理委员会，制定统一护理质量标准、管理制度、常规流程预案，并在四院区实施。每周集中召开护理工作例会，四院区定期进行不良事件分析、护理质量汇报并制作质量简报。应用护理质量管理平台，完善全流程护理质量把控和改进，实现质量管理同质化。对全院科室护理质量数据进行横向对比，四院区间跌倒、压力性损伤、非计划性拔管等护理质量指标无统计学差异，实现为患者提供同质化护理服务的目标。

5. 信息系统一体化 建立一体化护理信息管理平台。通过"五个系统"建设，即护士工作站系统、护理质量管理系统、护理风险评估与不良事件上报系统、护理人事管理系统、护理人员培训系统，实现四院区护理信息互联互通、线上与线下业务一体化。该护理信息管理平台根据实际需求开发优化，成为国内上线较早、规模较大的护理信息管理系统。

6. 文化建设一体化 2012年，护理部引入磁性管理理念，倡导变革型领导力，从品德感召、愿景共享、智能激发、个性化关怀四个方面，致力于打造"人文、品质、创新"的同济护理文化；建立同济医院护理愿景，提灯入微，精进不息；激发护理群体创新潜能，发挥专业自主性，提升专业护理品质；开展专病专案管理，提升照护品质；基于护理质量敏感指标，开展质量持续改进项目；鼓励将临床问题凝练为科研问题进行科研产出并在临床转化；创造全方位支持性工作环境，如职业生涯规划和岗位进阶模式；设立支助中心，协助护士做好外勤服务；根据患者需求与护士感受调整排班模式；营造人文关怀氛围，如开展"生日礼""护士睡眠日"等活动；开展NEAP小组活动；基于GROW模型，实施护士成长计划；倡导CICARE沟通模式，使用标准的治疗性沟通语言;从管理理念、专业发展、团队建设等层面在四院区形成同济护理价值观。

(三)同济医院护理同质化管理中可复制推广的经验做法

可推广经验包括坚持一体化战略目标,实施中心化+条块化管理,以数字化为助力实现信息管理支撑,以流程化为核心构建护理管理体系,以差异化为抓手促进护理学科发展。

1. 一体化战略目标 确定一体化战略目标,从管理层面实现制度流程、服务体系、护理监管、环节质控、绩效核算一体化,实现同质化管理。

2. 中心化+条块化管理 坚持护理同质化理念,实行"中心化+条块化"管理,在保证新院区医疗水平和品牌效应的同时,节约人力资源,缩减成本。

3. 数字化支持 以护理云计算、大数据护理信息管理平台、物联网等新兴技术为支撑,实现临床护理数据的自动抓取、护理管理制度和标准的制定、跨院区的人、财、物统一调配。通过护理数字化技术,实现管理、流程、数据标准化和统一化,提升患者优质护理服务体验。

4. 流程化体系 构建以流程为核心的护理管理体系。各类护理办公流程,如请假申请、培训打卡等日常业务全部实现"网上办、立刻办",方便护理人员。通过制度流程化、流程表单化、表单电子化,为临床护士提供决策性数据支撑,为护理管理者提供规范化管理依据。

5. 差异化发展 根据医院规划和区域人群分布特征,完善各院区护理功能定位,发挥集聚效应,使学科建设、技术提升、人才培养有更广阔和更多元的空间,形成特色化发展布局,促进护理学科长足发展。各院区特色如下。

汉口院区:致力于疑难危重症护理、手术全流程管理和全科发展,打造重点专科特色护理集群系列和各专科护士培训基地,持续引领护理学科发展。光谷院区:依托国家重大公共卫生事件医学中心项目,坚持平战结合,做好公共卫生事件护理资源储备;依托国际医疗部,践行慢病管理和高端医疗护理;基于光谷儿童医院主体,打造华中地区第一家"以家庭为中心"的儿童照护中心。中法新城院区:依托同济肿瘤医院主体,重点打造安宁疗护模式、个案护理和急危重症空地一体化急救护理中心。军山院区:突出康复护理特色,重点配合国家临床重点专科,全力打造国际一流临床医学创新实践基地。

(四)同济医院护理同质化管理的未来规划与展望

随着院区的持续扩张,为保证一院多区一体化,持续保障护理同品质管理,协调多院区差异化发展,医院规划如下。

1. 创新一体化管理模式 充分发挥同济护理品牌效应,如打造"互联网+护理服务"项目,建设"同济互联网+护理服务"平台,制定相关制度,规范服务内涵。进一步扩大各区域护理联盟,推进护联体建设,持续帮扶,加强交流,促进优质资源下沉。

2. 强化护理学科建设 各科室对专科重点优势护理项目进行任务分解并实施。在医院的大力支持下,设置专项护理科研基金,合力打造重点项目;鼓励护理专科化发展,培养专科护士,提升护理人员专业素养与服务能力。

3. 优化人力资源调配 有效利用人力资源,统筹调配不同院区间、不同专科护理资源,发挥集约化管理的优势。打破科室壁垒、院区壁垒,根据科学测算,依托信息化管理,建立人力资源调配机制,打造人力资源流动站,分层次培训使用不同岗位护士,促进人力资源的高效融合与利用。

4. 借力信息化建设 借助护理信息化手段,对护理信息化平台优化改进,实现多院区的高效运营。全面挖掘临床护理信息化需求,进行参观交流,解决"卡脖子"问题,实现提升工作效率、提高管理效能的总体目标。

三、启示

一院多区同质化护理管理体现了护理质量管理全员参与和科学决策的原则。护理管理者对全院护士进行统一培训和引导,使每一位护士能自觉参与护理质量管理工作,充分发挥全体护士的主观能动性和创造性。通过运用循证方法和现代信息技术,不断完善全流程护理质量把控和改进,实现护理质量管理同质化。一院多区护理同质化管理任重道远，仍须不断探索。在借鉴同济医院护理同质化管理的经验做法时，应把握"一体化管理、发挥品牌效应；差异化布局、助力学科建设；集约化统筹、扩容优质资源；信息化支撑、促进高质量发展，进而满足各区域人民群众的优质护理服务需求"的总体原则，避免"水土不服"。在管理方面，应关注管理制度是否健全、部门沟通是否存在壁垒、护士激励机制是否落实、护理资源调配预案及机制、护理信息系统是否支持兼容等。在人力资源方面，护理人员需要前期储备，通过科学测算预估人力资源需求，在分院区开业前每年招聘一定数量的护士，提前储备人力资源，开展专科护理培训等，以保障院区的顺利开业和平稳运营。公立医院高质量发展的号角已吹响，一院多区优质资源扩容和均衡布局的宏图正徐徐展开。我们可以从人力资源、法规制度、质量控制、信息化建设等方面进行不断探索和完善，营造高质量的护理服务新格局。

第四节 4R危机管理理论在护理工作中的管理与实践

一、概述

1. 4R危机管理理论的概念与发展 4R危机管理理论是一种危机管理框架，它由美国危机管理专家罗伯特·希斯（Robert Health）提出，包括缩减（reduction）、预备（readiness）、反应（response）、恢复（recovery）四个阶段。该理论的核心内容是危机缩减管理，通过降低风险、避免浪费资源、优化资源管理等方式，降低危机发生的可能性及冲击力。该理论认为，企业管理者需要主动将危机工作任务按4R模式划分为四类，即减少危机情境的攻击力和影响力、使企业做好处理危机情况的准备、尽力应对已发生的危机以及从危机中恢复。4R危机管理理论的发展主要基于对危机管理实践的总结和提炼。随着社会的发展和环境的变化，危机的形态和影响越来越复杂，组织需要更加全面和系统的危机管理方法来应对这些变化。4R危机管理理论提供了一个整合性的框架，帮助组织系统地理解和应对危机。

2. 内容

（1）缩减阶段。缩减阶段是危机管理的核心，主要目标是降低危机发生的可能性和冲击力。这个阶段主要从环境、结构、系统和人员等角度来着手应对。

（2）预备阶段。通过制定完善的危机预警系统、训练和演习来不断提高组织及成员应对危机的能力。在这一阶段，企业需要建立和保证与环境相适宜的报警信号，并重视改进对环境的管理。

（3）反应阶段。反应阶段是在危机发生时迅速做出反应。这个阶段的关键在于及时识别危机，并按照预先制定的应对计划进行处置。组织应该迅速启动应急预案，协调各方资源，控制危机蔓延。同时，采取有效的危机沟通、媒体管理、决策制定等措施，提升处理危机的效果。

（4）恢复阶段。在危机发生后，组织需要评估损失，重新调整资源，恢复正常运营。在这一阶段，企业需要进行有效的恢复工作，包括总结经验教训、修复受损形象、恢复组织正常运行等。

二、基于4R危机管理理论下突发公共卫生事件的护理管理实践

自新型冠状病毒肺炎（corona virus disease，COVID-19）（2022年更名为新型冠状病毒感染）疫情暴发后，病毒迅速传播蔓延，严重威胁着人民群众的身体健康和生命安全。护理工作作为抗击疫情的重要一环，其质量直接关系到患者的康复和社会的稳定。因此，如何及时阻止疫情蔓延扩散，如何快速统一工作标准，如何统筹调配人力物资，如何保障护理质量安全，如何优化护理质量管理成为护理人员面临的重大难题。党和国家高度重视，提出"应收尽收、应治尽治"的方针。随着疫情的快速发展，国家卫健委提出，针对危重症病例需要采取"四集中"原则，即集中患者、集中专家、集中资源、集中救治，在定点医院以一人一策的方式，努力提高收治率和治愈率，降低感染率和病死率。同济医院作为新冠重症及危重症救治定点医院，肩负着防控疫情、救治病患的重要使命，主要承担危重型新冠患者的诊疗救治工作，始终站在应对公共卫生事件的前沿。在新冠疫情暴发后，同济医院积极应对，采取了一系列有效的措施来优化护理质量管

理。其中,4R危机管理理论的应用为同济医院的护理工作提供了重要的指导。

危机管理是一个复杂且多维度的过程,而4R危机管理理论为其提供了一个有效的框架。同济医院在新冠疫情暴发后,积极引入4R危机管理理论,将其贯穿于护理质量管理的全过程中。在预备阶段,同济医院通过充分准备,提高了护理团队的危机意识和应对能力;在应对阶段,同济医院迅速启动应急预案,组建抗疫战时护理部,动态调配人力资源,加强感染控制,确保患者的安全;在恢复阶段,同济医院着眼患者管理,总结相关策略,更新工作指引,推进专家共识,优化护理质量管理体系,保障就医秩序。现将危机管理理论在同济医院疫情防控护理危机管理中的实践应用情况介绍如下,希望通过分享这一实践经验,激发更多关于危机管理的思考和研究,共同提升护理质量管理的水平。

（一）预备阶段

快速成立战时应急防控小组,改建扩容隔离病区,组织系统性专业培训,巩固职业防护,建立人力资源补充梯队。

1. 助力环境改建

（1）隔离病区改建。每个病区安排本院护士长2～3名,负责完成与援鄂医疗队医护人员的对接工作,使各医疗队在最短时间内掌握院区布局、工作环境、工作流程、信息系统、民俗风情等。

（2）咽拭子采集间改建。利用亚克力板搭建采集台采集咽拭子,通过隔断飞沫和气溶胶传播,减少了采集者被感染的风险;同时,亚克力板透明美观,营造了舒适的采集环境。在新冠疫情期间,咽拭子采集间的改建能够防止采集人员进行咽拭子采集时的职业暴露,同时优化了采集流程,改进了采集平台。

（3）方舱医院改建。同济医院以整建制接管一所方舱医院,并对方舱医院进行结构布局及防护管理、护理人员管理、患者管理、消毒管理、方舱医院文化建设、智慧方舱医院构建的运维管理。

2. 开展物品管理

（1）建立应急防护物资优先供应机制。定制战时防护物资调度平台,利用柔性战略优化配置。以共享信息、监控数据、集成需求,实现活化、柔性、敏捷的物资供应机制。与此同时,通过及时的信息反馈,采取自我监察与不定期督查等方式检查临床各岗位防护是否符合标准,科室防护物资的申领与使用是否匹配等,以便及时发现管理不足,并对物资储备与供应流程进行不断改进与完善。

（2）基于质量先期策划（APQP）理念的消毒供应中心物品供应流程管理。基于APQP理念,对消毒供应中心无菌物品的回收、处理、供应过程进行管理,制定相应的计划,并进行潜在失效分析,同时,梳理新冠感染复用医疗器械器具和物品的供应流程,以确保消毒物品的持续供应以及人员安全。

3. 加强安全管理

（1）加强发热门诊核酸检测标本采集间管理模式的应用。使用自行设计的新冠核酸检测标本采集间有效地保障了一线护理人员免受新冠感染,从而保障了医护人员的人身安全。

（2）加强疫情期间医院门诊综合缓冲区防控管理。新冠流行期间,为满足非新冠患者就医需求,避免院内感染,同济医院主院区门诊设置了综合缓冲区。通过实施环境布局、设备管理、工作人员管理及患者管理等举措,在该区域对无发热拟入院患者及其陪护人员进行实验室及影像学排查,对可疑患者进行留观区单间隔离排查。在门急诊和非新冠区间建立了缓冲区域,进一步完善了院内防控屏障,保障了患者安全及医院平稳运行。

（3）加强方舱医院中新冠患者的安全管理。方舱医院作为一种特殊的医疗救援系统应用于新冠的救治,取得了良好的效果。结合前期方舱医院的管理实践,从人员、环境、物资、制度、仪器设备及指标监测6个维度总结分析了方舱医院集中收治新冠患者的安全管理难点,并从成立患者安全管理委员会、建立病友志愿者小组、制定患者安全管理制度及流程预案、明确工作人员各岗位职责、落实全员岗前培训、依托信息化技术等方面提出了相应的安全管理策略,进一步完善了方舱医院患者安全管理方案,在应对突发传染性疾病过程中发挥了较大的作用。

（4）加强新冠疫情期急诊手术患者的安全防护。新冠疫情期手术室加强了三级防护,做好了安全防护管理,包括实施手术区改造分区、医务人员培训及防护,加强了患者术前、术中及术后管理等措施,在确保手术顺利实施的同时,保障了患者和医务人员的安全。

4. 推动护理人员培训

(1)制定护理人员"岗前—在岗"两阶段双向式培训方案。基于CIPP模型的背景、输入、过程、产出评估及柯式模型的行为层、结果层评价,以护士职业安全防护需求与患者照护力量的双向平衡为前提,通过目标导向、资源匹配、客观考核、预备准入与储备应急护理人才,构建了护理人员"岗前—在岗"两阶段双向式培训方案,以快速培养胜任新冠救治工作的护理人员,提升了培训效果。

(2)强化应对新冠培训内容。为保证护理人员安全,由教学督导承担培训任务,组织相关培训。培训内容包括新冠相关知识、个人防护知识、消毒隔离措施、国家政策解读等,确保每名护理人员能够及时有效地接收到最新的培训知识。

5. 巩固职业防护

(1)巩固高风险科室医务人员个人防护的关键环节。总结在对新冠患者的治疗、护理过程中,高风险科室工作的医务人员个人防护的关键环节和推荐做法,杜绝各个环节中可能存在的个人防护的危险因素,包括个人卫生、防护用具的正确使用、高危操作、分区管理等,避免工作中因防护不当而造成的医院感染,降低医务人员的新冠感染率。

(2)巩固疫情期间消毒供应中心的隔离要求和工作人员防护。医院消毒供应中心需处理新冠患者的复用诊疗物品和医务人员的防护用具,同样具有高风险。医院消毒供应中心根据区域工作性质将隔离区域划分为回收人员区、清洗消毒岗位区、其他岗位区、生活辅助区,根据岗位性质落实各岗位工作人员防护用具的穿戴,严格执行消毒隔离和人员防护,确保工作正常开展。

(3)巩固疫情期间护理人员预防头面部器械相关压力性损伤的措施。研究表明,是否长时间佩戴头面部防护用具和是否采取相关预防措施,与器械相关压力性损伤的发生有相关性。抗击新冠疫情期间,一线护理人员是发生头面部器械相关压力性损伤的主要人群,医院加大了对临床一线人员器械相关压力性损伤的关注,建立了完善的应对突发公共卫生事件的防控措施,提升了护理人员处理压力性损伤的防治能力,保障了一线人员的安全和健康。

(4)巩固疫情期间发热门诊护理人员预防针刺伤的措施。成立若干发热门诊护理小组,实施共享治理,通过固定搭配班次、小组讨论等方式制定预防措施并推动实行。发热门诊护理小组发挥了护理人员的主观能动性,将共享治理落到实处,从而使护理部的大局调控精准实施到各项细节。通过落实一系列预防措施,降低了发热门诊护理人员发生针刺伤的风险,为避免医院感染提供了实践依据。

6. 开展人力资源管理

(1)组建人力资源库。采取自愿报名原则,公开进行人员选拔,组建人力资源库,分编梯队,按需调配。①资质要求:思想觉悟高,身体素质好,年龄在50岁以下,能参与正常倒班,本专科工作年限在3年以上,专业技能及业务能力强,排除妊娠期、哺乳期、产休期、病休期报名者。②人员筛选:从主动报名申请者中挑选出专业素质过硬、工作能力较强的护士组成发热门诊应急人力资源库。各梯队护士均按照能级搭配原则配备中级职称以上人员,包括护士长1名,且均配备具有呼吸内科、ICU等专科工作经验的护士,以保证护理质量。

(2)实施垂直化管理。以护理部主任、总护士长、护士长为主要成员组成应急指挥系统,实施垂直化管理。护理部主任全面把控;护理部副主任全面协调新冠人力资源管理、医疗队工作、新冠病区院感防控、护理工作流程的制定、应急预案的制定、质控与防护物资的调配;总护士长负责新冠病区的开科指导,协助护理部落实人员抽调工作;护士长协助医疗队落实临床救治工作。

(3)科学合理排班。发热门诊实施24 h值班制,护士分4班倒,为保障护士正常的饮食时间规律,发热门诊班制特设置为8~12、12~18、18~24(中)、24~8(夜),护士每周工作时长为30 h。因发热门诊夜间工作量较小,夜班护士可根据实际情况轮换休息2 h。实行绑定式合作模式,每班即为1个合作组,由专业能力强者担任组长,且参与倒班,同时要落实本班护理质量控制管理和资源配置工作。每班每月轮休1次,轮休人员离岗前统一进行免费CT检查和核酸检测,并在统一安排的住宿处进行医学观察14 d,有发热者立即隔离观察,CT阴性且核酸检测阴性方能解除隔离。设护理机动小队,第四梯队护士均为机动小队成员,时刻待命,以有效应对新出现的就诊量速增类突发事件或补充因梯队成员身体不适出现的空缺,最大限度地发挥护士效能。

（二）应对阶段

组建抗疫战时护理部,动态调配人力资源,推行整体护理和同质化管理,关注护患心理需求,统筹机动部门协作。

1. 实行整建制护理协同管理模式　同济医院中法新城院区与光谷院区成为新冠重症、危重症患者定点收治医院,与来自全国的援鄂医疗队一起奋战在抗疫一线,共开放床位1913张,设37个重症病区和3个重症监护室。同济医院护理部联合来自全国的援鄂医疗队,通过早期动员、搭建组织架构、畅通沟通渠道、整合人力资源、建立统一的护理工作流程和质量标准、进行同质化培训和考核、加强过程控制等多项措施,共同践行同质化护理。

联合护理部各项护理管理工作运行有序高效,未发生医疗护理安全事件,医护人员未发生新冠感染。同济医院联合援鄂医疗队进行了科学全面的同质化护理管理,此举提高了管理效能,提升了患者救治效果,降低了医院感染发生率。

2. 实施阶段制护理应急管理策略　随着新冠疫情的暴发,同济医院按照战时状态紧急开展各项救治工作。医院护理部在院区统一领导下,根据院区工作的时间轴,分别在筹建、医疗队达到、医疗定位升级和重症救治全面开展4个阶段采取不同的护理应急管理策略,保障了医疗救治工作的顺畅。

3. 关注护理人员心理健康

（1）关注疫情期间护士的心理健康状况。新冠疫情对儿科护士的身心产生了影响,同济医院重视护士的心理健康状况,及时对护士给予心理疏导和相应支持,尤其对在救治一线、有暴露史、既往身体健康较差的护士给予了重点关注。

（2）关注一线护士创伤后的成长。新冠抗疫一线护士创伤后成长处于中等水平,医疗机构应将心理危机干预纳入疫情防控整体部署,指导其采取积极的应对方式,促进一线护士正向心理特质的形成。

（3）关注方舱医护人员共情疲劳现象。新冠疫情下,医护人员共情疲劳现象普遍存在,通过加强突发公共卫生事件相关培训与督导,合理进行人力资源管理、创造良好的工作氛围、加强一线医护人员的人文关怀等措施帮助改善医护人员的共情疲劳状态,维护医护人员的身心健康。

（4）关注一线医护人员替代性创伤。关注易发生替代性创伤人群,加强早期心理筛查和干预,建立心理问题追踪反馈机制,以促进医护人员的正向心理发展,避免替代性创伤发生;同时,在医护人员继续教育培训中,加大了突发公共卫生事件应急救援能力和心理危机干预能力的培训。

（5）关注一线护士睡眠质量、情绪状态与工作疲惫感。抗击新冠一线护士睡眠质量处于中等水平,情绪状态、工作疲惫感与睡眠质量有关,管理者制定了睡眠管理策略,通过科学的人力资源管理,建立独立休息区,采取睡眠改善措施,加强人文关怀等策略来帮助改善一线护士的睡眠质量,保障了护理安全和护理质量。

（6）关注一线护理人员使命感形成。通过评估与量化描述、认知调整与行为矫正策略提高工作责任感,通过心理社会化辅导与认知再加工促进工作归属感,通过哀伤辅导与聚焦性晤谈增加职业成就感,通过平衡辅导与心理急救提升主动参与意识,通过价值引导与危机追踪策略建立完备的职业使命感。

4. 关怀患者或居民心理健康

（1）关注住院患者心理应激状况。新冠住院患者存在一定程度的心理应激。医护人员对中老年、女性、离异或丧偶、认知融合程度高的新冠患者加强心理干预,帮助患者正确认知疾病,采取恰当的疾病应对方式,以促进患者身心健康。

（2）关注方舱医院患者睡眠质量。方舱医院新冠患者睡眠质量尚可,参与救援的机构针对影响患者睡眠质量的主要因素给予干预,建立统一完善的方舱医院管理方案,加强对患者身心的整体护理,减轻了患者的心理应激反应,从而提高了患者睡眠质量。

（3）关注社区居民心理状况。在新冠流行期,社区居民存在不同程度的抑郁、焦虑情绪,有针对性地对社区居民进行心理疏导,提高社区居民的心理健康水平。

5. 协调多学科合作

(1) 多学科协作护理模式在危重症患者中的应用。通过建立多学科团队,明确团队人员分工,在治疗及护理重点环节发挥多学科团队工作优势,结合责任制整体护理理念开展个案管理。对确诊及临床确诊的新冠危重症患者在规范人员培训、精准工作模式、关注心理建设及延续护理等方面实施医护一体化的多学科合作护理模式。

(2) ECMO 联合 CRRT 及机械通气治疗的临床护理。11 例患者在机械通气后行 ECMO 联合 CRRT 治疗,患者的动脉血氧分压显著提升,二氧化碳潴留情况显著改善,并伴有高碳酸血症的恢复。白细胞水平下降且伴有淋巴细胞水平的恢复。炎症指标,如白细胞介素-6 和 C 反应蛋白等水平显著降低。ECMO 治疗时间为 $(41±24.19)$d,CRRT 治疗时间为 $(22.91±17.76)$d,机械通气治疗时间为 $(50.27±25.1)$d。其中,6 例患者成功撤离 ECMO,3 例患者脱离机械通气,2 例患者康复出院,4 例患者仍在院治疗,5 例患者死亡。在 ECMO 治疗期间,未发生严重设备运行故障、管道滑脱及导管相关感染等并发症,但绝大多数患者(10 例)发生呼吸机相关性肺炎。ECMO 联合 CRRT 及机械通气治疗是新冠危重症患者必不可少的治疗手段,专业且精心的护理对于提高新冠危重型患者救治成功率具有重要意义。

(三) 恢复阶段

1. 着眼患者管理

(1) 总结新冠患者的密集护理需求。性别、年龄、入院方式、体位、合并症不同的患者,其护理级别的差异有统计学意义。新冠患者的密集护理需求复杂,护理工作任务繁重、难度较大、专业化要求较高,在治疗、生活和心理方面均具有特殊性,尤其需关注老年患者和合并症患者。统一协调护理人力配备和护理质量管理工作,组建护理专家会诊团队,可进一步提升危重症患者的照护品质。

(2) 总结新冠密切接触者居家隔离医学观察的护理管理方案。成立居家隔离医学观察小组,制定居家隔离医学观察护理管理方案,包括跟踪随访、康复锻炼和心理护理 3 个部分。

(3) 总结新冠重症患者的"五化"护理管理策略。包括收治流程规范化、日常护理有序化、心理护理人文化、救治抢救配合精准化、延续护理信息化等,旨在为一线护理管理工作提供参考。

(4) 总结新冠疫情期间创伤患者急诊救治的护理管理方案。实施疫情期间创伤患者急诊救治管理,包括改造急诊外科区域、组建疫情防控管理团队、开展基于临床需求的知识培训、改进创伤急诊救治流程、确保患者的安全转运、落实医护人员防护等措施。重视并科学应对疫情,积极完善制度与流程,狠抓防控措施落实,可确保创伤患者得到及时有效的救治,同时有效防范医院感染的发生。

(5) 总结新冠疫情期间妊娠期孕妇居家护理的指导策略。利用互联网"云门诊"实现线上就诊、合理调整产检时间、制定居家隔离期间的防护措施及告知妊娠期孕妇自我监测方式等,旨在在疫情防控时期常规产检落实困难的情况下,引导孕妇提高在此期间的居家防护及妊娠期保健自我管理能力,帮助其早期识别与判断异常妊娠反应或表现,避免发生不良的妊娠结局。

(6) 总结新冠疫情期间经外周静脉置入中心静脉置管(PICC)的应急护理管理。PICC 中心预防新冠的应急护理管理措施包括对置管患者实施预约置管、重新分配人力资源及制定工作流程、加强工作人员防护及心理疏导、加大置管室环境消毒力度、对血管超声实行分区域使用等措施。疫情期间,PICC 中心成功为 212 例患者置管,且无一例置管患者和医务人员发生院内感染。

2. 推进专家共识

(1)《重型危重型新型冠状病毒肺炎患者整体护理专家共识》。该共识包括评估要点、护理问题、护理目标以及氧疗与呼吸支持、保持呼吸道通畅等 13 项护理措施。该共识具有一定的科学性和实用性,可为重型、危重型新冠患者的整体护理提供临床指导。

(2)《成人新型冠状病毒肺炎患者静脉血栓栓塞症防控护理专家共识》。该共识包括成人新冠患者的静脉血栓栓塞症危险因素、静脉血栓栓塞症风险评估、静脉血栓栓塞症防控护理、静脉血栓栓塞症预警监测以及出院后静脉血栓栓塞症防控健康教育 5 个方面。该共识可为临床护理人员对成人新冠患者静脉血栓栓塞症的防控护理提供指引。

(3)《新型冠状病毒肺炎疫情期发热门诊护理规范专家共识》。该共识就护理范围内的发热门诊分区与通道设置、发热门诊设备配置与管理、发热门诊护理岗位管理与人员培训、护理人员防护与健康管理、就诊各环节患者护理、消毒及医疗废物处置6部分形成一致意见。该共识可为发热门诊的护理规范提供参考。

(4)《老年重症新型冠状病毒肺炎患者护理专家共识》。为进一步提高老年重症新冠患者的护理质量、减少并发症、降低死亡率,组织国内老年重症护理专家在文献回顾和专家研讨的基础上编写了该共识。该共识涵盖老年重症新冠患者的评估、临床护理、出院护理等相关内容,以期为临床实践提供借鉴与指导。

(5)《新型冠状病毒肺炎重症、危重症患者院内转运专家共识》。为保障患者在转运过程中的安全,提高转运效率,新冠重症、危重症患者院内转运专家共识编写组在回顾已有证据基础上,通过多次讨论制定了该共识,以期为新冠重症、危重症患者院内转运提供参考。

3. 聚焦流程改进

(1)改进诊断性胸部CT检查转运流程。在新冠疫情下,某三级甲等医院发热门诊从患者CT检查转运中总结出以下管理经验:划分专用CT室,规划转运专用通道;制定发热门诊患者外出CT检查分级标准,根据评级配备相应物资设备及转运专岗人员,标准化发热门诊患者外出CT检查转运流程。在保障重症患者转运安全的前提下,该流程起到了明确诊断以及了解病情的进展的关键作用,同时避免了院内交叉感染的发生。

(2)改进疫情防控期间发热门诊和普通门诊预检分诊流程。总结大型综合医院发热门诊新冠感染预检分诊的管理经验,提出由经过专业培训的分诊护士对就诊患者进行甄别、检查和快速分流,实施有效的预检分诊,尽早筛查感染病例和疑似病例,提高工作效率,做到早发现、早隔离、早报告。同时,总结新冠疫情防控期间武汉大型综合医院普通门诊预检分诊及管理经验,提出由经过专业培训的分诊护士对就诊疑似患者进行快速甄别、分流,降低交叉感染风险,保证患者正常的就医秩序。

(3)改进新冠患者饮食配送流程。应用质量先期策划管理方法,通过评估患者饮食需求、制定计划(明确新冠患者院内饮食配送团队职责、开展关键防护与交接环节培训、制定患者饮食院内转运衔接流程、进行流程失效模式分析)、流程的实施与运行、流程调整与再确认、反馈这5个步骤对新冠患者饮食配送过程进行管理。及时有效地落实了23个重症病区患者每日的饮食供给,实施2个月未发生工作人员感染。应用质量先期策划管理方法对流程进行有效设计与开发,实现了对新冠患者院内饮食的高效、安全配送。

(4)改进新冠疫情期间产科隔离病房管理流程。迅速成立产房应急管理小组,采取婉间规范终末处理、医务人员分级防护等院感防控措施;科学管理与调配人力;注重分娩过程中的安全管理。在新冠疫情期间,快速建立产房应急管理体系、科学管理人力资源并严格落实院感防控措施,有效地保障了母婴安全,防止了医院感染发生。

(5)改进疫情下静脉输液配置中心服务流程。在传统管理基础上,对服务范围、人力资源、信息系统、流程管理、人员培训等方面进行改进。静脉输液配置中心服务模式的改进有助于患者用药的及时供应和用药安全,同时保障了护理人员安全。

三、启示

通过应用4R危机管理理论,同济医院针对突发公共卫生事件护理应急管理模式的构建,开展了一系列理论和应用研究,取得了一系列重要创新成果。同济医院遵循以患者为中心、全员参与、预防为主、科学决策和持续改进的护理质量管理基本原则,对形成护理质量的要素、过程和结果的风险进行识别,建立了应急预案,采取了预防措施,降低了护理质量缺陷的发生,保障了患者安全,在新冠疫情的护理工作中取得了显著成效,不仅提高了护理质量,还增强了护理团队的凝聚力和战斗力。本项目促进了护理专业的发展、提升了突发公共卫生事件中临床护理水平、提升了患者就医体验,证实了本项目的技术成果能够在突发公共卫生事件中打破常规运行模式,实施结合临床实际的应急管理策略,保证了集中救治及时、安全、有效地进行,对护理行业科技进步具有一定的推动作用。

(王 颖 冯丹妮)

第五章 现代护理服务新理念与实践

医疗服务质量是医院在竞争中保持领先地位并实现可持续发展的根本保障,护理服务质量作为医疗服务质量的重要组成部分,在当今社会越来越受到重视。《全国护理事业发展规划(2021—2025年)》指出,应坚持以人民为中心,把提高护理服务质量和水平作为核心任务,持续深化优质护理,创新护理服务模式,努力让人民群众享有全方位全周期的护理服务。《进一步改善护理服务行动计划(2023—2025年)》强调,聚焦人民群众日益增长的多样化护理服务需求,坚持以人民健康为中心,持续提升患者就医体验,护理工作更加贴近患者、贴近临床和贴近社会。因此,各级护理管理者应将提升现代护理服务水平作为一项系统工程,不断完善组织建设,以创新实践驱动新时代护理服务发展,进一步增强人民群众就医获得感、幸福感、安全感。

第一节 护理服务概述

一、护理服务相关概念

1. 服务 芬兰学者克里斯廷·格罗鲁斯(Christian Gronroos)基于服务特性的角度给出了以下定义:"服务是由一系列或多或少具有无形特性的活动所构成的一种过程,这种过程是在顾客与员工和有形资源的互动关系中进行的,这些有形资源(有形产品或有形系统)是作为顾客问题的解决方案而提供给顾客的。"《现代汉语词典(第7版)》对服务的定义是:为集体(或别人)的利益或为某种事业而工作。

2. 护理服务(nursing service) 护理服务是指护理人员借助各种资源向护理需求者提供的各种服务。护理服务的对象是人,应当以尊重服务对象的生命、人格、权利为前提。人的生命非常脆弱且具有不可逆性,因此,护理服务的目标是在保证服务对象安全的前提下,提供及时、有效、让服务对象满意的服务。"以患者为中心"的服务理念要求护理人员持之以恒地向每一位患者提供最佳护理服务。

二、护理服务的分类

1. 根据顾客需求属性分类 日本学者提出了KANO模型,该模型在用户满意程度和产品质量属性之间建立了关联关系,在分析和识别用户需求的同时,按照用户不同的满意程度对用户需求进行分类。KANO模型将服务需求划分为必备属性、魅力属性、期望属性、无差异属性、逆向属性这5种不同的类型。

(1)必备属性。顾客认为必须具备的、理所当然的服务,是产品或服务最基本的特性。例如,医疗护理环境既温馨又舒适,适合进行诊疗、护理等活动,满足了患者对此方面的需求,可以提高患者的满意度;如果最基本的医疗护理环境过差,不能满足患者需求,会造成患者的满意度降低,严重时可能会造成患者对医院的全盘否定,改变患者对医院的选择。

(2)期望属性。达到顾客期望水平,让顾客感到满意和舒适的服务,但并不是"必须"的服务行为。例如,医院设立导医台、就医顾问、提供热水等服务就属于期望服务。

(3)魅力属性。如果产品或服务提供的某类功能会使顾客收到意外惊喜,顾客满意度将会大幅度地提升;如果产品或服务不能提供此类功能,顾客的满意度也不会因此降低。

(4)无差异属性。无论产品或服务具备或不具备此类属性,顾客满意度既不会上升,也不会降低。

(5)逆向属性。如果产品具备此类属性,会降低顾客满意度;如果产品不具备此类属性,会提高顾客满意度。

KANO模型并没有直接测试顾客的满意度,而是对顾客的需求内容进行了属性分类,这些需求的属性并不是一成不变的。例如,部分魅力属性被顾客接受后,由惊喜变为理所当然,这时魅力属性转变成了必备属性。所以,医疗护理服务也应该随着患者需求的变化而动态改变,提高自身的竞争力。医院在实践层面,首先要努力满足患者的基本需求,提供必备服务;其次应该尽力满足患者的期望需求,提供期望服务,使患者达到最大程度的满意;最后要争取提供魅力服务,以赢得忠实的就医客户群体。

2. 根据硬、软件情况分类 硬件服务包括提供优美舒适的诊疗环境、先进的医疗设备、高水平的医务人员、良好的后勤保障条件等;软件服务包括提供高超的技术、先进的医院精神文化、及时充足的医疗健康信息、优质的服务与管理等。

3. 根据服务范围分类 院外服务是指延伸到医疗机构外的护理服务,例如社区、学校、工厂等区域中的护理服务;院内服务是指在医疗机构内向服务对象提供的护理服务。

三、护理服务的特性

1. 一般特性

(1)无形性。无形性是指护理服务包含看不到也无法触及的活动。在进入医疗机构之前,患者无法确定该医疗机构的护理服务是否能够达到预期,只有切实体验了护理人员提供的服务后才能做出恰当的评价。

(2)变异性。变异性是指服务质量水平的差异,是由服务提供者、服务消费者以及两者之间的相互情况所决定的。不同患者的心理预期不同、服务感受不同,对服务质量的评价具有差异性。

(3)不可储存性。不可储存性是指服务无法被储存以备未来使用,特别是在应对重大突发公共卫生事件时,如医疗机构在面对新型病毒时无法完全照搬之前的经验,需因地制宜、因时而变,制定新的应对策略。

(4)不可分离性。不可分离性是指服务的生产和消费是同时发生的,没有先后之分。服务的供给侧和接受侧是相互依存、相互促进、相互制约的,缺一不可。

(5)不可转让性。不可转让性是指在服务的生产和消费过程中不涉及任何有形物品所有权的转让。

2. 专业特性

(1)导向性。护理服务应以患者为中心、满足患者的多样化需求,为其提供多样化、个性化、人性化护理服务。

(2)技术性。护理工作具有很强的实践性,包括基础护理技术和专业护理技术。护士只有掌握过硬的技术本领,才能提供优质服务。

(3)时间性。严格遵守不迟到、不早退的工作规范;按时且保质保量地执行护理操作、书写护理记录;突发病情变化时应争分夺秒地抢救患者生命。

(4)严肃性。护理工作关乎患者健康与生命安全,护理人员应严肃认真、严谨求实地提供护理服务。

(5)奉献性。无论是抢救患者,还是应对突发公共卫生事件,护理人员应具有奉献精神,时刻守护人民健康。

四、护理服务标准

医疗服务标准是针对患者需求、医院服务质量要求和医院服务水平在一定范围内制定的纲要性文件以及细则性文件。医疗服务标准是医院服务管理的准则、服务质量的评判标准和服务过程的规范,有助于提高医护人员的服务水平和患者的满意度。护理服务标准在医疗服务标准范畴内,是体现护理职业特色的规定性文件,各医疗机构也可因地制宜地制定符合医院价值导向的护理服务标准。

下面主要介绍优质护理服务、分级护理服务标准及护理团体标准。

(一)优质护理服务

2010年,卫生部办公厅印发了《2010年"优质护理服务示范工程"活动方案》,活动主题是"夯实基础护理,提供满意服务",全国各级医疗机构随即如火如荼地开启了开展优质护理服务的新征程。优质护理服务以病人为中心,强化基础护理,全面落实护理责任制,深化护理专业内涵,整体提升护理服务水平。其内涵主要包括:满足病人基本生活的需要,保证病人的安全,保持病人躯体的舒适,协助平衡病人的心理,取得病人家庭和社会的协调和支持,用优质的护理质量来提升病人与社会的满意度。为了达到优质护理这一目标,各级医疗机构对入院护理、晨间护理、午间护理、晚间护理、饮食护理、排泄护理、安全管理、出院护理等方面制定了实施细则及服务标准,如实行首问负责制、微笑服务、CICARE沟通模式、三短九洁等,既拉近了护患距离,又提升了护理服务满意度。

优质护理服务要求护士具备以下特点:具有很强的护理工作能力,保证工作完成质量;具有扎实的护理专业知识,掌握护理服务流程,能够随时、正确处理问题;拥有自信心和职业自豪感,能向服务对象传递正面的信息;保持良好的仪表,着装大方、庄重、整洁,以体现对病人的尊重以及对工作认真负责的态度;对服务对象彬彬有礼、耐心、热情、充满爱心地做好各项服务;严谨的工作态度和行为,给服务对象提供满意服务的同时也给自己创造发展的机会。

为不断满足人民群众多元化护理服务需求,进一步改善护理服务,持续提升患者就医体验,促进护理工作高质量发展,2023年国家卫生健康委员会发布了《进一步改善护理服务行动计划(2023—2025年)》。该计划坚持以人民健康为中心,着力解决群众急难愁盼护理问题,力争用3年时间,开展以"强基础、提质量、促发展"为主题的进一步改善护理服务行动,持续深化"以病人为中心"的理念,覆盖全人群全生命周期的护理服务更加优质、高效、便捷,护理工作更加贴近患者、贴近临床和贴近社会,人民群众获得感、幸福感、安全感进一步增强。通过落实责任制整体护理、加强基础护理、注重沟通交流、强化人文关怀、做好健康指导来进一步加强临床护理,促进护理服务贴近患者;通过加强巡视观察、保障护理安全、提高护理技术水平、提升中医护理能力、切实为护士减负来进一步提高护理质量,促进护理服务贴近临床;通过开展延续性护理服务、扩大"互联网+护理服务"、提高基层护理服务能力、增加老年护理服务供给来进一步拓展护理服务领域,促进护理服务贴近社会。

(二)分级护理服务标准

1954年,张开秀和黎秀芳在我国首次提出分级护理制度,1982年《医院工作制度》中明确指出根据病情决定护理级别,并作出标记,将护理级别分为特级、一级、二级和三级护理。2009年《综合医院分级护理指导原则(试行)》明确根据患者病情和生活自理能力进行评估并动态调整护理级别。2013年《中华人民共和国卫生行业标准——护理分级标准》明确患者的护理级别应当以患者病情和(或)自理能力为依据。

符合以下情况之一,可确定为特级护理:①维持生命,实施抢救性治疗的重症监护患者;②病情危重,随时可能发生病情变化需要进行监护、抢救的患者;③各种复杂或大手术后、严重创伤或大面积烧伤的患者。符合以下情况之一,可确定为一级护理:①病情趋向稳定的重症患者;②病情不稳定或随时可能发生变化的患者;③手术后或者治疗期间需要严格卧床的患者;④自理能力重度依赖的患者。符合以下情况之一,可确定为二级护理:①病情趋于稳定或未明确诊断前,仍需观察,且自理能力轻度依赖的患者;②病情稳定,仍需卧床,且自理能力轻度依赖的患者;③病情稳定或处于康复期,且自理能力中度依赖的患者。病情稳定或处于康复期,且自理能力轻度依赖或无需依赖的患者,可确定为三级护理。

责任护士根据患者的护理级别和医师制订的诊疗计划,按照护理程序开展护理工作。护士实施的护理工作包括:密切观察患者的生命体征和病情变化;正确实施治疗、给药及护理措施,并观察、了解患者的反应;根据患者病情和生活自理能力提供照顾和帮助;提供护理相关的健康指导。

(三)护理团体标准

团体标准是指由团体按照团体确立的标准自主制定,由社会自愿采用的标准。2018年,中华护理学会成立了标准委员会,陆续发布护理行业团体标准,旨在规范和引领护理专业发展,为患者提供更加专业、统一的护理服务。2022年以来,中华护理学会加快了护理行业团体标准的研制工作,至2024年12月31

日共发布团体标准46项。中华护理学会发布的团体标准,已逐渐成为临床护理实践的参考工具。全国各级医疗机构通过多种形式组织护理标准的解读、学习及实践,在很大程度上提升了护理服务的专业水平和服务质量。

护理服务标准是临床护理实践的"风向标"和"指南针",为广大护理人员提供专业行为依据。随着护理学科的纵深发展,护理服务标准也在不断更新迭代,基于患者意见反馈和卫生行业发展现状进行综合研判,力求满足患者多元化、深层次护理服务需求,并为其提供高标准护理服务。

五、护理服务感知

护理服务感知是指护理服务对象在心理上对护理服务的感觉、认识和评价。护理服务对象对护理服务质量的判断、对护理服务的满意程度源于其对护理服务的感知,因此护理服务对象对护理服务的感知至关重要。

(一)护理服务感知内容

1. 质量感知 质量感知是指服务对象在接受医疗护理服务过程中对服务质量的实际感受和认知。期望是事前产生的,感知是事后产生的。对质量的感知虽然是服务对象在主观上的判断,但其判断的基础来自客观体验过程。

狭义的服务质量一般指服务提供方的服务水平。广义的服务质量不仅包括服务水平,还包括服务态度、服务环境、服务安全、服务效率等要素,是服务各要素的综合体现。从不同利益方或角度分析,会呈现出不同的质量观。服务具有客观性,所衍生的服务质量也具有相同属性,但在服务对象的参与下,服务质量又具有很强的主观性。期望服务质量在合理期望诉求的基础上,被定义为服务对象在接受服务前,对服务提供者所提供的某项服务的期望水平。

服务质量差距模型(service quality gap model)强调用户对实际获得的服务与期望水平差距的感知和体验,由帕拉休拉曼(A. Parasuraman)、赞瑟姆(V. A. Zeithamal)、贝利(L. L. Berry)三位美国学者于1985年提出,是广泛应用于医疗服务质量的评价(见图5-1)。患者感知的服务品质一般包括以下几个层面。

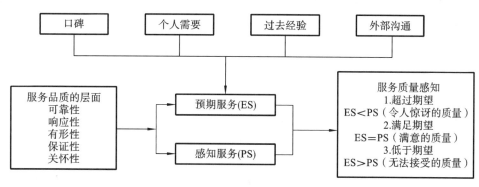

图 5-1 服务质量差距模型

(1)可靠性。可靠性是指医疗机构在服务过程中能履行的承诺。可靠性是患者用以感知服务质量最重要的层面。每一位患者都是带着期望和信任到医院就医,希望得到最好、最及时的救治,医生需要给患者出具确切的诊疗方案,护士则需要准确执行医嘱,在抢救患者时更要体现出医护人员的专业性、高效率,给患者及其家属以可靠感。

(2)响应性。响应性是指医疗机构能迅速应答患者提出的要求和询问,并能及时、灵活地处理服务对象的问题。迅速、及时和灵活是响应性的要点,它们代表着服务质量。例如,患者按呼叫铃告知护士输液即将结束,护士拿起呼叫铃后回复"请稍等",但过了很长时间也没有为患者进行处理,影响了患者对护理服务响应性的感知,如果把"请稍等"改为"马上来",并及时为患者处理,将提升患者的满意度。护士与患者接触的机会最多,每次回答患者问题都代表着医疗机构的形象。

(3) 有形性。有形性是指医疗机构能通过组织服务的有形元素(如服务场所的环境、设施、仪器、人员等)向服务对象展示服务的质量,它是服务对象感知服务质量的一个重要层面。有形性能加深和帮助服务对象对服务机构其他层面的质量感知。

(4) 保证性。保证性是指医疗机构具有提供某种服务的能力,特别对于风险较大的手术或检查更为重要。例如,某医院为高龄肿瘤患者实施复杂手术、器官移植、导管介入等高风险服务,均能反映某医院具有提供此类医疗服务的保证性。

(5) 关怀性。关怀性是指医疗机构能时刻为服务对象着想,同情服务对象的处境和困难,给予服务对象个性化的关注。

2. 成本感知 成本感知是指服务对象对接受医疗服务过程中所耗费的时间、精神、体力以及所支付的货币等的一种评价和态度。成本感知包括时间成本、精神成本、体力成本和货币成本。

(1) 时间成本。时间成本是指服务对象在接受医疗服务时所花费的时间。如门诊挂号、检查和治疗、取药以及住院等,都需要花费时间等候,这种等候就成为时间成本。等候时间越长,时间成本就越高。在医疗质量相同的情况下,等候时间越短,时间成本也就越小,医疗总成本也就越小。随着人们工作和生活节奏的加快,尽可能减少时间成本已经成为人们的普遍需求。

(2) 精神成本。精神成本是指服务对象在接受医疗服务时,在精神方面的耗费与支出。如医疗环境、服务态度、服务质量等较差,服务对象往往容易产生忧虑、紧张、不安全、不舒服、不自在的感觉,造成精神负担,产生精神成本。特别是医疗服务作为一种与人的生命健康相关的服务,如果出现医疗安全问题或医疗效果不佳,轻则影响工作、生活、学习,重则损害一个人的前途,甚至是生命。若是如此,服务对象就会付出巨大的精神成本。

(3) 体力成本。体力成本是指服务对象在接受医疗服务过程中体力方面的耗费和支出。如从居住地到医院,再到有关科室接受检查与治疗等都要付出体力。

(4) 货币成本。货币成本是指服务对象在接受医疗服务的过程中所支付的全部货币。一般情况下,服务对象在接受医疗服务时会优先考虑货币成本高低,因此,货币成本是构成医疗服务总成本的基本因素。

(二) 护理服务感知管理

服务接触的每个瞬间对服务对象的感知都是非常关键的,因此医疗卫生机构必须把控护理服务接触的每一个环节,达到"零失误"或"服务对象100%满意"的目标。为此,应做好以下工作。

1. 明确接触点 要清晰地确定和记录医疗卫生机构与服务对象之间所有的接触点。

2. 了解期望值 要了解服务对象对每一个接触点的服务期望。

3. 设计接触技巧 要根据服务对象对每一个接触点的服务期望,设计医疗服务接触的技巧,例如制订挂号、取药、特殊检查、化验、接诊、投诉处理等服务接触的流程、语言和行为要求。

4. 审核及控制 要根据服务质量感知的五个层面(即可靠性、响应性、有形性、保证性和关怀性)对每一个接触点的接触技巧进行审核、监督和控制。

5. 整合管理 医疗卫生机构可把医疗服务人员、服务过程和服务有形提示三者进行整合,提升服务对象的感知和体验。管理者应将护理人员、服务过程和服务有形提示与护理服务接触点结合起来进行管理。

6. 提升形象 医疗卫生机构可通过媒体、义诊、患者自述、品牌宣传等方式来树立形象。

7. 促进感知 医疗价格既是影响服务对象价值感知的关键因素,又与服务接触、服务人员、服务过程和有形实据紧密联系。医疗卫生机构可通过调节服务对象的期望,进而促进他们的感知和体验,同时又能获得一定的经济效益。

根据护理服务的特性、护理服务标准和护理服务感知的内容和要求,护理服务过程中需要切实以患者为中心,利用网络信息技术和平台,提供特色的优质护理服务,在当前日益激烈的医疗市场竞争中,突出自身优势,吸引忠实的患者群体,并不断提高医疗机构护理服务水平。

第二节　以患者为中心的个案护理服务实践

一、概述

(一)个案管理的兴起

1983年,美国政府为遏制医疗费用的急剧上涨,提高卫生资源利用率,推出单病种管理方式,以期减少住院天数、降低医疗成本及维持医疗质量。1985年,美国波士顿新英格兰医疗中心为了顺应前瞻性支付制度的政策,率先实施以护理人员为个案管理师的护理式照护系统,之后个案管理模式陆续被应用于急性医疗及长期照护体系中。自20世纪90年代以来,美国个案管理已经在各行各业(包括医疗卫生、保险和社会工作等领域)中蓬勃发展,并创立了两个专门的个案管理组织——美国个案管理协会(Case Management Society of America,CMSA)和个案管理师认证委员会(Commission for Case Manager Certification,CCMC)。CMSA的成立旨在促进个案管理的发展,它定期公布"个案管理实践标准",以指导和改进个案管理服务。美国已建立完整的专业组织,个案管理已经进入了整合及多元发展的成熟阶段,目前在精神分裂、癌症、慢性病等领域均已验证其成效。在我国台湾地区,为顺应全民保健政策的实施,自2005年起,也陆续针对患者建立个案管理,尤其在肿瘤个案照顾方面取得重要成效。

在当今生物-心理-社会医学模式下,人口老龄化进程的加快、疾病谱的改变、患者平均住院日的缩短,导致出院后的康复问题日益凸显,要求对患者实施医疗护理服务不只局限于住院期间。如何改善慢性病患者出院后的长期生活质量是我国医疗卫生事业面临的一个新挑战。在我国疾病诊断相关分组(diagnosis related groups,DRG)支付形式下,如何真正有效降低患者的医疗费用也引起人们的广泛关注。个案管理作为一种新型医疗管理模式,为我国医疗卫生发展提出了新的思路。

(二)个案管理的概念

国内外相关学者与机构仍在不断探索与完善个案管理。CMSA将个案管理定义为包括评估、计划、实施、协调、监督和评价所选择的治疗和服务的合作性程序。该程序通过与患者的交流并协调可利用的资源来满足个人的健康需求,从而促进高质量的医疗服务和获得具有成本效益的医疗结局。美国护士协会(American Nurses Association,ANA)下辖的美国护士认证中心将个案管理定义拓展为:积极地参与到患者对医疗服务的选择和确定中,提供和协调满足患者需求的全面的医疗服务;通过缩减不必要的或重复的服务,促进高质量的、具有成本效益的结局。个案管理是临床医疗管理系统之一,是一种以患者为中心,运用多学科参与的照护方法,对于高花费及高变异性的患者提供整体性、持续性、协调性照护,包括标准化地利用资源,提供一个持续性的医疗照护计划,持续不断地监测,以达到事先预定的目标。

综上所述,个案管理是一种管理性照护的方法,是一个涉及多学科的程序,其注重各医疗团队成员间的协调和合作,以个案为中心,以整合和提供服务为重点,最终达到成本效益和质量兼顾的目标。个案管理是院内照护服务的延伸,它将传统的片段式的健康照护系统进行整合,以确保患者接受到的健康照护是持续的、完整的、有品质并具有效率的。个案管理发生在持续医疗的全过程中,最大化满足患者的合理需求。

(三)个案管理模式

个案管理模式的类型有很多,主要可分为以下三种类型。①全面服务模式,为患者提供临床性和支持性服务,以满足患者的需求;②经纪人模式,主要是通过联络的方式以帮助患者获得所需要的服务;③混合模式,是前两种模式的结合。有学者按照工作场所将个案管理模式分为三种类型,即医院的个案管理模式、医院到社区(过渡期)的个案管理模式、社区的个案管理模式。个案管理模式类型繁多,其主要选择取决于所应用的对象、场所和机构。

个案管理的实施过程包括5个步骤——评估、计划、实施、评价和反馈。①评估:收集和综合分析患者所有的临床信息以及其他方面的重要信息(包括生理状况、心理状况、认知和身体机能的情况、社会支持、生活方式、宗教信仰、经济来源和健康保险资源等),确认患者的现实需求和现有资源,为下一步计划做准备。②计划:个案管理师将评估过程中所获得的信息进行整合,并结合患者的实际和预期的目标,与患者、患者家属以及其他重要人员(如社会工作者)等进行沟通,共同制定患者的个案管理计划。③实施:在此环节中,个案管理师的职责是履行护理计划,将各项护理活动授权于他人,并促进和协调护理计划各个方面的发展。个案管理师应使用沟通、激励等技巧,使个案管理小组成员间合作良好,随时将疾病的进展情况进行资料整编,并与团队成员沟通,及时调整制订的计划,保证计划的有效性和可行性。④评价:制定测量指标,监测病程向预定目标的完成情况,评价个案管理过程中各个组成部分的发展情况。个案管理师要对每个患者的健康计划进行评价,克服影响其结果的所有障碍。克服障碍后需要个案管理师对计划进行修订与再评价。⑤反馈:及时反馈患者的现况,并与临床人员、患者家属、医疗费用支付方、社会保健机构等进行协作,以适应临床需要。一般性个案管理流程如图5-2所示。

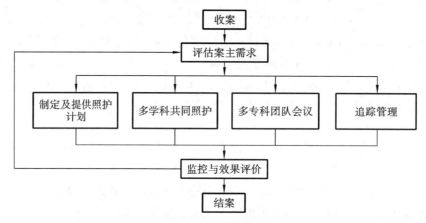

图 5-2　一般性个案管理流程

(四)个案管理师的角色与功能

个案管理是一个包括评估、计划、服务、协调与监控等流程的健康照护系统,为个体提供治疗康复护理计划。个案管理是患者与医疗护理服务的桥梁,患者的需求通过个案管理来传递,医疗护理服务通过个案管理来送达,服务宗旨是给特定疾病人群提供并协调其医疗护理服务。在推动全程照护的个案管理中个案管理师发挥主导作用。

个案管理师是指接受过个案管理训练的人员,负责与医师、医疗小组及患者协调沟通,制定某种特定疾病的治疗计划与目标,并确保患者能如期完成所需要的检查治疗,以便在预定的时间内达成期望的目标。个案管理师可由医师、护理人员担任,主要为护理人员。个案管理师所从事的工作既复杂又具有挑战性,需要与医生、医疗小组成员及患者沟通协调,为患者制定相应的治疗计划与目标,并提供各种所需服务,以期达到预期的目标。

个案管理师是患者服务的中枢,除照护病患之外,兼具管理者角色,承担评估、计划、协调及问题解决的责任。个案管理师的主要功能包括:将因身心障碍或疾病对案主产生的影响降到最低;使案主在社区内能够恢复自立,维持自主生活;保证资源网络的有效分配、控制及运用;强调服务的整合,重视个别照顾计划的制定与执行;促进照顾者、使用者、服务提供者等各个组织之间的合作。在此过程中,个案管理师具备以下多重角色。

1. 临床专家　全面评估患者的健康状况和健康需求,制定个性化个案管理计划并协助解决问题。给予患者个人的评估、了解患者需求、确定患者现存及潜在的问题,应用所学知识或经验解决患者的问题以及提供身、心、社、精等整体性的照护计划,而不仅是疾病的处置,还提供符合患者需求的照护计划和资源分配与利用开发。

2. 管理者 监督患者的诊疗护理过程及效果。主要工作内容包括：确认临床治疗路径的执行；执行和协调各项医疗措施；监测照护计划的执行以及照护质量；确保照护计划的有效性以及符合经济效益；修订患者的照护计划；执行患者出院准备服务；依据患者的需求、能力、资源及个人资料，协助患者及主要照护者做决策；监控转介的服务；确保患者就医的权益等。

3. 咨询者 了解医疗保险制度，保障患者与院方的权益；向患者及家属解释，使其了解治疗计划、检查过程、用药情形、预定的住院天数、病情进展以及出院后是否需要社区持续照护；担任患者和家属的代言人，向其他医疗团队成员或者照护机构表达患者及家属的期望。

4. 协调者 与医生、医疗小组成员及患者家属沟通协调，制定照护计划；联系其他医疗工作人员，确定所有照护措施都依时间表进行及完成，以确保患者获得所需的照护；与出院准备人员、社工、转介服务人员、转介单位沟通协调，为患者提供最合适的转介服务。

5. 教育者 向患者和家属进行相关疾病的健康教育；负责个案管理师的培训教育；指导临床护士对专业知识的掌握和更新。

6. 研究者 分析、应用研究结果，及时发现问题，进而有针对性地协助培养专业人才，如伤口造口护理师、淋巴水肿治疗师等；参与研究计划执行、收集资料；应用研究结果来改进照护计划，缩小理论与实践二者间的差距，提升专业发展及满意度。

7. 改变催化者 评价照护过程与分析差异，修订照护路径，使其更符合案主要求；担任改变的角色，对医护人员进行教育并解释有关个案管理系统的知识；面对及妥善处理来自各方（如政策、医疗团队、患者及家属等）对个案管理的阻力，为医疗健康政策的制定提供依据。

8. 危机处理者 让患者了解真正的医疗需要，确保所有照护活动按照计划进行并确实完成，密切监测个案照护之后的结果以及确保照护结果与预计目标相符，以减少医疗纠纷发生。如出现危机事件，及时协调各方资源进行处理。

9. 质量促进者 降低并发症出现的可能，致力于维持或促进个案管理质量的提升；根据差异分析结果，修正照护计划，确保照护质量。

二、个案管理案例

以一例永久起搏器植入术后合并多重耐药菌感染患者为例进行介绍。

个案病例资料：患者，男，75岁，突发晕厥、乏力，诊断为病态窦房结综合征。当地医院行永久起搏器植入术，患者病情稳定后办理出院。术后1月余，患者间断发热，体温波动范围在37.3~39 ℃，自服感冒颗粒、头孢等，未到医院就诊。术后2月余，伤口皮肤泛白、破溃，起搏器局部金属外露，门诊以"起搏器周围组织感染"收入病房。

（一）收案

个案管理师进行第一次面访，签署知情同意书，使用起搏器植入病人收案评估表（见表5-1）收集患者基本资料，包括基本信息、入院信息、症状和诊断、体格检查、心功能分级、心理社会评估等。

表5-1 起搏器植入病人收案评估表

一、基本信息		
姓名：	病历号：	年龄：
性别：□男 □女	出生地：	电话：
民族：□汉族 □其他：	现住址：	
家属姓名：	家属联系电话：	
身份证号：		
婚姻：□未婚 □已婚 □离异 □丧偶		
职业：□工人 □农民 □科技 □教育 □金融、商业 □自由职业 □学生 □离退休 □无业 □其他：		

续表

教育程度：□初中及以下　□高中或中专　□本科或大专　□硕士及以上	
医保支付：□本地医保　□异地医保　□省医保　□商业保险　□公费　□自费	
个人收入：□无固定收入　□＜2000元/月　□2000～5000元/月　□＞5000元/月	
主要照顾者：□无　□父母　□配偶　□子女　□其他：	

二、入院信息

住院床号：	主治医师：	管床教授：

家族史：□无　□房颤　□心动过缓（病窦、房室传导阻滞）　□猝死　□其他：
既往疾病史：□糖尿病　□肾衰竭　□心力衰竭　□肿瘤　□其他：
既往治疗方案：□糖皮质激素　□抗凝剂　□其他：
目前治疗药物：□无　□有 如有，请填写：
起搏器治疗情况：□永久起搏器　□临时起搏器　□无 日期：　　　至　　　　　型号：　　　　　起搏模式：
生命体征：T：　　℃，HR：　　次/分，RR：　　次/分，BP：　　mmHg

三、症状和诊断

主要诊断： SSS：a.窦性心动过缓　b.慢快综合征　c.窦性停搏或窦房阻滞 AVB：a.二度二型AVB　b.高度AVB　c.三度AVB 心房颤动：a.合并长RR间歇　b.合并三度 其他原因：a.CHF/心肌病　b.肥厚型心肌病　c.血管迷走性晕厥　d.房颤（房室结消融术后）
主要症状：□胸痛/胸闷/胸部不适　□心悸　□运动不耐受　□静息时呼吸困难　□劳累时呼吸困难 □虚弱/疲劳　□头晕　□晕厥　□黑蒙　□无症状

四、体格检查

身高：　　cm　　　体重：　　kg　　　BMI：　　kg/m² 腰围：　　cm　　　臀围：　　cm

五、心功能分级

□Ⅰ级（患有心脏病，体力活动不受限制，一般体力活动不引起心功能不全表现） □Ⅱ级（患有心脏病，体力活动轻度受限制，一般体力活动可引起乏力、心悸和呼吸困难、心绞痛等症状） □Ⅲ级（患有心脏病，体力活动明显受限制，轻度体力活动可引起上述症状。休息后无症状） □Ⅳ级（患有心脏病，体力活动重度受限制，不能从事任何体力活动，即使休息亦有症状）

续表

六、心理社会评估
1.起搏器接受情形：□否　□一般　□是
2.程控随访依从情形：□否　□一般　□是
3.家庭支持系统：□独居　□与父母同住　□与配偶同住　□与配偶及子女同住　□与子女同住　□其他：
七、知识评估
1.起搏器基础知识：□不知晓　□部分知晓　□完全知晓
2.术后康复运动知识：□不知晓　□部分知晓　□完全知晓
3.起搏器程控随访知识：□不知晓　□部分知晓　□完全知晓
4.并发症相关知识：□不知晓　□部分知晓　□完全知晓
5.药物相关知识：□不知晓　□部分知晓　□完全知晓
6.脉搏自我监测方法：□不知晓　□部分知晓　□完全知晓

（二）管案

个案管理师为该患者建立个案管理档案，进行个性化管案，根据评估内容设定管案目标，制订管案计划，指导责任护士工作，完善术前各项准备。

患者起搏器囊袋处检出多重耐药菌，医生为该患者申请了感染科会诊和全院大会诊，个案管理师协助申请伤口造口护士会诊。因患者血糖异常，个案管理师邀请营养师对患者进行膳食管理，调整患者血糖。在此过程中，整合各方医疗资源为患者提供服务。去除右侧起搏器后伤口换药时，个案管理师全程参与管理、追踪、面访、后期转介给病区责任护士换药，定期监测凝血功能，血培养2次阴性后解除隔离。左侧锁骨下植入永久起搏器时，个案管理师术前访视、术中追踪、术后查检围术期工作是否落实，对患者进行全程追踪管理。术后，个案管理师查检术后宣教、康复护理、仪器程控落实情况、进行出院前量表测评、建立微信和电话联系方式，进一步询问患者需求。出院后，个案管理师进行出院随访、线上问诊，医院社区联动，指导在当地医疗机构进行伤口换药及门诊随访，并提供居家护理服务1次，直至患者伤口痊愈。

（三）结案

个案管理师术后根据时间节点（如3个月、6个月、1年）定期程控随访，经评估患者具备自我照顾能力，予以结案。同时，使用收案完整率、患者个案管理满意度、起搏器植入术后24 h内规范护理措施落实率、起搏器植入术后患者相关知识知晓率、囊袋出血/感染等并发症发生率、复查率等评价管案质量，并反馈给所有的利益相关者，不断改进工作质量。

以台北荣民总医院乳腺癌个案管理为例，乳腺癌个案管理师从收案、治疗到追踪期间，持续追踪患者是否继续接受检查或治疗，并于每次团队讨论会中确认治疗计划是否顺利进行；协助医师完成患者治疗计划书；监测患者治疗遵从率；在治疗过程中，提供患者所需的相关照护指导。也会定期在门诊提供患者相关咨询，使得新确诊患者能在第一时间认识专属的个案管理师，如遇问题可随时都能寻求个案管理师协助。对于未依计划返诊者，个案管理师也会主动联系患者，了解未持续治疗的原因，提供必要的协助，让患者能继续接受治疗。患者不清楚或忘记治疗项目，个案管理师要为其制订"乳腺癌个案治疗护照"并于手术后提供，其中记载着手术日期、手术方式、癌症分期以及准备接受的治疗计划（如化学治疗、放射线治疗、靶向治疗等），让患者及其家属可以了解治疗计划。

由此可见，在具体实践中，个案管理师结合各医疗专业领域，系统性地提供照护服务的管理，针对个案的疾病特性、个别需求，通过沟通、协调与资源的合理分配，提供整合性的照护服务。在有效的医疗成本及资源应用下，确保个案接受疾病治疗与健康照护的完整，在促进医疗高质量发展、深化优质护理服务的当下，具有较高的实践价值。

三、启示

当前，医疗卫生行业挺进高质量发展新时期，如何在医疗市场中把握发展机遇，打造核心竞争力，是医院管理者需要深入思考的问题。个案管理在国外已经拥有几十年的发展史,其包括客观临床指标、住院次数、住院天数、医疗费用等量性指标,以及患者生存质量、满意度、治疗依从性及心理状况等质性结果,以上成效的取得符合当前我国医疗卫生改革的总目标。笔者建议在全面评估后选择合适的个案管理服务对象(如糖尿病、慢性阻塞性肺疾病(COPD)、高血压、腹膜透析、乳腺癌等患者)逐步推行,进一步完善个案管理工具(如临床路径、标准流程,以及出院准备服务等),通过持续循环的监测,并有效运用医疗资源,提高照护质量。重视个案管理师的培养与使用。个案管理是涵盖多学科的管理方式,不仅需要扎实的护理专业知识,还需要卫生经济学、管理学、社会学等社会学科的相关知识,明确不同病种个案管理师的工作内容及标准化服务模式。同时,管理者需要建立个案管理服务质量评价指标体系,用于评价不同病种、不同医疗机构间个案管理服务质量水平。个案管理信息化平台的建设将提高服务效能,实现数据的集成化、标准化采集,助力个案管理在我国的纵深实践。个案管理师在服务过程中,需时刻践行"以患者为中心"的服务理念,在日益精准化、专业化的医疗体系中,实现无缝的信息沟通与协调,为患者提供全程优质的医疗服务。

第三节 "互联网＋护理服务"实践

一、概述

"互联网＋护理服务"是指医疗机构利用在本机构注册的护士,依托互联网等信息技术,以"线上申请、线下服务"的模式为主,为出院患者或罹患疾病且行动不便的特殊人群提供的护理服务。

2019年多省市开展"互联网＋护理服务"试点工作,广东省卫生健康委员会、省市场监督管理局、省医疗保障局、省中医药局联合印发了《广东省开展"互联网＋护理服务"试点工作实施方案》,明确列出了服务项目的"正面清单"及"负面清单",明确了第一批43项"互联网＋护理服务"项目。浙江省卫生健康委员会印发了《浙江省"互联网＋护理服务"工作实施方案(试行)》,明确可以开展包括健康促进、常用临床护理和专科护理3大类共31个项目,提供"互联网＋护理服务"的医疗机构必须接受省互联网医院平台的实时监督。宁波大学医学院附属医院成为浙江省首家推行"互联网＋护理服务"实体医院。上海市卫生健康委员会印发了《上海市"互联网＋护理服务"试点工作实施方案》,鼓励二、三级医疗机构护士到基层医疗机构和社会医疗机构执业,为出院病人、慢病病人和老年病人提供延续护理、居家护理等。

(一)主要模式

1. 基于第三方平台 "互联网＋护理服务"第三方平台服务模式支持护士在平台注册,平台与护士签约,并承担运营调度职责。通过整合供方资源,采用市场化推广宣传,汇聚平台流量,触达群众需求,以平台运营分成结合自营服务为收益来源。该模式存在服务规范性、安全性和监管力度方面的风险。

2. 基于实体医院、医疗联盟 该模式由二、三级医院牵头自主建设信息系统,基于实体医院服务模式,以医院、医联体或医共体成员单位为服务主体提供"互联网＋护理服务"。医疗机构的参与能够有效保障服务提供的规范性和安全性,但跨单位合作存在服务项目规范不统一、服务协同难度大、护士积极性难以长期保障等问题。

3. 基于政府平台 江苏省、浙江省宁波市和台州市等建立了省市级"互联网＋护理服务"平台,由政府牵头驱动区域内医疗机构统一入驻,按照统一服务规范,提供"互联网＋护理服务"。该模式有利于推广服务和提升用户体验,但也存在缺乏运营保障、服务量不成规模等问题。

(二)主要问题

1. 配套制度尚不完善 居家护理服务的项目、流程、定价、安全保障措施等规范尚不统一。"互联网＋护理服务"的医保支付尚未实现突破,家庭医生服务、医养结合、长期护理保险等业务协作机制不完善。居家护理服务的可行性评估、服务过程记录、医疗废弃物处置、突发应急处置等相关规范不健全。

2. 医疗机构服务主动性不足 其主要原因是在"互联网＋护理服务"过程中，医疗机构的直接收益不高，但承担的责任和风险较大；大型医院护理人力紧张，工作压力大，对额外开展居家护理服务的顾虑较多；"互联网＋护理服务"的投入（包括服务咨询、投诉、人员绩效分配等）难以保障，存在退费及其他售后问题。此外，医疗机构还需为服务护士购买保险、增加信息系统建设投入等，资金压力较大。

3. 用户体验不佳 不同的"互联网＋护理服务"应用在访问路径、服务申请、服务购买、服务使用等方面的流程环节各不相同，拉高了使用门槛，增加了用户的学习成本。特别在服务过程中，存在响应不及时、售后处理不规范等问题，加大了保障用户权益的难度。

4. 市场化机制不健全 "互联网＋护理服务"通常以医疗机构为服务主体进行收费，但公立医疗机构的财务和绩效管理制度难以突破，一定程度上制约了"互联网＋护理服务"的市场化发展。将用户支付的服务费用按市场化规则分配，能够有效解决服务机构、服务人员的利益均衡分配问题。

二、"互联网＋护理服务"模式的浙江实践

2022年11月24日，浙江省借助数字化"一地创新、全省共享"改革机制，基于"宁波模式"，正式发布省域护理服务数字化应用——"浙里护理"。

（一）模式创新

"浙里护理"以浙江省卫生健康委员会为牵头方，行业信息化部门为技术管理方，浙江省护理学会、浙江省护理质控中心为业务指导方，医疗机构为服务提供方，市场第三方公司为平台运营方，采用"政府主导、业务支撑，医院主体、多跨协同，统一平台、市场运营"的策略，充分利用护士的碎片时间，为全省居民提供优质、规范的"互联网＋护理服务"。

1. 政府主导、业务支撑 浙江省卫生健康委员会出台"互联网＋护理服务"指导性文件，明确目标任务和工作机制，对各级各类医疗机构提出规范服务要求。同时，加强"互联网＋护理服务"监管与考核，由护理学会与护理质控中心等专业机构开展"互联网＋护理服务"制度、项目、价格、培训标准等规范制定，并推进规范的贯彻实施。

2. 医院主体、多跨协同 明确医疗机构作为服务主体，负责服务提供、费用收取和服务保障。进一步加强医疗机构护理人员的统一培训与考核，落实护理质量安全以及医用耗材和医疗废弃物的管理，鼓励医疗机构实施有效的激励措施，保障服务供给。同时，探索支持"互联网＋护理服务"场景下的患者病历授权调阅，支撑机构间、部门间协同服务，提升服务质量。

3. 统一平台、市场运营 打造省内统一的"互联网＋护理服务"支撑平台，将服务规范、服务流程与平台功能相结合，统一服务标准。构建市场化运营支持体系，保障"互联网＋护理服务"响应高效、质量可靠。建立市场化利益分配机制，激发市场活力，实现多方共赢。建立市场化宣传推广机制，鼓励多渠道、多形式宣传，提升群众知晓度，最终构建多方共赢生态体系。

（二）系统建设

浙江省建立了全省统一的"互联网＋护理服务"支撑平台和护理服务数字化应用，旨在打造坚实可靠的技术、服务、管理、运营和安全支撑体系，实现统一入口、统一界面、统一表单，支撑全省医疗机构规范开展院内院外联动、线上线下协同的"互联网＋护理服务"。系统应用层包含居民端、护理端和治理端（见图5-3）。

1. 居民端 居民可通过"浙里办"App、微信和支付宝小程序、医院官方微信公众号等访问"浙里护理"，满足用户多渠道访问和医疗机构宣传推广需求。在服务方面，提供"线上点单、线下服务"的居家护理和线上护理咨询共3大类61项基础服务项目和扩展服务项目。在功能方面，提供实名认证、地图定位、服务展示、知情告知、隐私授权、支付购买、服务查询/退费、线上咨询、线上客服等功能。居民端以便捷操作为核心，实现统一品牌、统一入口、统一操作流程。

2. 护理端 "浙里护理"支持护理人员开展评估、接单、上门、服务、处置医废等全流程操作，并实现全流程规范记录。在服务管理方面，支撑管理人员进行查询、转派、审核、质控等操作，实现移动管理闭环。在安全保障方面，提供一键报警、保险对接、隐私电话、全程录音、异常提醒等功能，实现全场景安全保障。

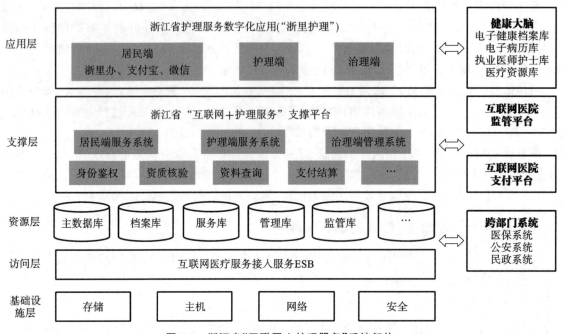

图 5-3 浙江省"互联网＋护理服务"系统架构

3. 治理端 "浙里护理"提供数字驾驶舱,支持各级主管部门和医疗机构按权限访问,查看服务运营关键指标,支撑数据分析与决策。在平台管理方面,提供用户、角色和权限管理,支持机构入驻、服务人员、服务项目、服务价格、服务耗材等管理,支持平台模式的高度配置化。在服务运营方面,提供订单、工单等服务管理,活动、客服等运营管理,评价、回访、异常上报和监管对接等质控管理,人员、财务、耗材等资源管理,高效保障平台运营。

4. 应用集成 "浙里护理"平台与应用部署于浙江省政务云,纳入省级卫生健康信息化统一建设与安全管理。在数据共享方面,通过"健康数据高铁"采集各医疗机构信息系统业务数据,汇聚形成个人电子健康档案,并接入"浙里护理",支撑服务过程中的信息共享和服务延伸。在支付方面,"浙里护理"对接省互联网医院支付平台、医疗机构信息系统,打通支付通道。在监督管理方面,"浙里护理"对接省互联网医院监管平台,实现"互联网＋护理服务"的事前、事中、事后全流程闭环监管。

三、启示

信息技术的发展为护理行业带来了挑战和机遇。与美国等发达国家相比,我国"互联网＋护理服务"发展尚处于探索阶段,面临着大众对"互联网＋护理服务"的接受程度不高、医保支持力度不足等障碍。用户方最大的顾虑集中在上门护士的资质、上门护理的安全性、药物的安全性等方面;护士方的顾虑主要包括用人单位不允许参加、上门操作(如输液、注射)的安全问题及可能引发的护患矛盾和医疗纠纷;医疗机构主要考虑如何保障服务安全、保护医疗信息隐私、避免医疗纠纷等负性事件发生、处理纠纷时如何明确责任归属、如何吸引用户等;配合医疗机构建设平台的第三方需要考虑如何避免信息泄露,如何设计科学、合理、符合医疗机构和用户需求的优质平台,如何避免因平台原因造成的差错和安全问题,出现医疗纠纷等责任如何归属等。"互联网＋护理服务"是挑战也是机遇,应充分利用分级诊疗体系,大型综合医院可以与周围的社区卫生服务中心联合开展,构建全周期的服务模式;加快护士多点执业,加快与医联体配合的进程;试点地区卫生健康行政部门加大对"互联网＋护理服务"试点工作的宣传力度,减少群众的疑虑。业内管理方面,可以借鉴长护险的监管方式,对网约护士的准入和上门服务的监管进行规范;分层级、分类别对网约护士进行细化和管理;建立和引进第三方评估机制,形成以第三方评估为主体,对服务机构和品质进行多层次、多维度的评估;建立细致的行业准入和退出机制,规范行业发展,促进"互联网＋护理服务"的标准化建设。行业保障方面,可以加快护士部分处方权的进程,以促进上门护理的安全性和效用;普及长护险，扩大医保覆盖范围，让更多人能够支付得起上门护理费；建立健全行业相关的法律法规，明确不同安全问题发生时的责任归属问题，建立服务纠纷快速处置机制，在后续推广过程中才能为行业发展提供保障。行业的可持续发展方面，应丰富和发展更多的便民服务项目，加快第三方运营服务的标准化；探讨"互联网＋护理服务"行业统一的、可量化的标准，帮助实现第三方平台的标准化运营。未来是信息的时代，护理行业发展应紧紧抓住时代红利，注重人才培养和学科交叉，完善管理体系，不断丰富"护理服务"内涵，让广大护理工作者在服务健康中国的事业中发挥更大的作用和价值。

（胡露红　崔金锐）

第六章 护理时空管理的实践与创新

当今医疗科技发展迅速,护理服务作为医疗服务中的关键环节,其管理方式和效果越来越受到重视。护理时空管理这一新型的管理理念,致力于在时间和空间两个维度上优化护理服务,以满足患者多样化的需求。护理时空管理是指在特定的时间与空间背景下,对护理服务进行合理的配置和高效的管理。这种管理模式的主要目的是确保患者在需要护理服务时都能获得高质量的护理服务,通过合理安排护理人员的工作时间和工作量,提高工作效率,减少医疗资源的浪费。随着医疗技术的不断进步和患者需求的逐步提升,护理时空管理也在持续创新以适应不断变化的医疗环境。

第一节 护理时空管理概述

一、护理时间管理概述

1. 护理时间管理概念 护理时间管理是指在时间消耗相等的情况下,为提高时间利用率和有效性采取的一系列手段,包括对时间进行有效的计划和分配,以保证护理工作的顺利完成,并能及时处理突发事件或紧急情况。

2. 护理时间管理发展 时间管理研究已有相当长的历史。犹如人类社会从农业社会演进到工业社会,再到信息社会,护理时间管理的发展也可划分为五代。

第一代:备忘录型时间管理。

把备忘录或便条作为时间管理工具,即护士前一天把次日要做的事全都写下来,然后按照顺序执行,不追求时间的精确性。护士将备忘录或便条随身携带,每做完一件事就将其从备忘录或便条上划去,未完成的事项自动顺延。

第二代:计划表型时间管理。

这一阶段主要通过计划表或日程表来安排时间,其包含短期的计划和中长期的计划,围绕一个目标来完成事项,目的性更强,体现出护士的主动性。同时,计划表比备忘录更加精确,如护士按照排班计划表上下班。

第三代:效率型时间管理。

此时的护理时间管理开始追求效率,事情完成的顺序受到重视。护理工作计划和安排会根据任务的轻重缓急来制定,根据对成效收益的判断来划分工作任务的优先级,合理分配时间和精力,以提高护理工作效率。

第四代:平衡型时间管理。

这一阶段的护理时间管理强调社会与个人协调发展,主张制订平衡性的计划,主要表现为追求个人发展的平衡。护理时间管理开始关注个人高品质的生活,不仅对工作时间进行管理,对非工作时间也进行管理,努力通过时间管理塑造个人的多种角色,实现工作、生活、学习等方面的平衡,以自己的使命为导向,在平衡中实现圆满。

第五代:智能型时间管理。

随着信息化的高速发展,互联网为人们提供了大量信息,人们必须迅速找到方法甄选和采集有价值的信息,单一的时间管理方式已经无法解决所有时间问题,而且人们对个性化的需求也日益剧增。护理时间管理趋于可视化、数据化和智能化,如利用预测分析系统、移动护理信息系统、时间管理软件App等平台和工具进行护理工作时间管理。

二、护理空间管理概述

1. 护理空间管理概念 护理空间管理是一个综合性的概念,是指在护理服务中,通过对物理环境、设施、设备等方面的规划、设计、布局和维护,为患者提供安全、舒适、高效的护理服务环境。护理空间管理涵盖了病房、手术室、治疗室、护士站等方面的管理,旨在提高护理服务质量和效率,同时保障患者的安全性和舒适度。

在护理空间管理中,需要综合运用护理学、人机工程学和环境心理学等多个学科的知识。护理学关注如何通过合理的空间布局和设施配置提高护理服务质量和效率。人机工程学从人的生理需求和心理需求出发,研究如何通过空间布局和设施设计降低工作强度和缓解疲劳,提高工作效率。环境心理学则关注空间环境对人的心理和行为的影响,指导如何创造一个舒适、安全和积极的环境。

2. 护理空间管理发展 护理空间管理这一概念的形成,可以追溯到医疗护理早期阶段的主要关注点,即满足基本的卫生和安全需求。随着医疗技术的进步和人们对医疗服务质量的日益关注,护理空间管理逐渐成为一个独立的研究和实践领域。护理空间管理的发展是一个综合性的过程,它融合了物品布局、人因工程学用具的开发与应用以及环境心理学等多个领域、跨学科的合作与研究。

人因工程学的起源可以追溯到19世纪末至第二次世界大战的经验人因工程学阶段,经验人因工程学主要关注如何通过选拔和培训使以往让人适应机器的观念开始转变为让机器适应人的观念,在设计机械或机器时开始考虑操作的舒适性。第二次世界大战至20世纪60年代,随着科学的进步,人因工程学逐渐发展为科学人因工程学。本阶段主要特点是重视工业与工程设计中"人的因素",设计师和工程师开始引入生理学、心理学和人体测量学等学科知识,为人机界面的设计提供了更为科学和系统的指导。20世纪60年代至今,人因工程学进一步发展为现代人因工程学,将人机环境系统作为一个整体来研究,强调人机环境的相互协调,综合考虑人的认知、情感和行为特点,以及机器和环境的特性。这为护理空间管理提供了更加人性化的设计理念,强调了护理环境的舒适性、安全性和便捷性,以满足患者和护理人员的心理和行为需求。

20世纪60年代末环境心理学在北美地区兴起,它主要关注人与环境之间的相互作用和影响,研究环境如何影响人的心理、行为和情感。在护理空间管理中,环境心理学的应用逐渐凸显,例如优化病房的采光、通风、色彩等因素,营造出温馨、舒适、宁静的治疗环境,有助于患者的康复和医护人员保持心理健康。

随着人因工程学和环境心理学的不断发展,以及医院环境的复杂化,护理空间管理也经历了从传统到现代的转变。人们意识到,除了基本的卫生和安全需求外,护理空间的设计和管理还直接影响着患者的康复速度、护士的工作效率和医疗资源的有效利用。传统的护理空间管理主要关注空间的使用效率和功能性,忽视了人的心理和行为需求,而现代的护理空间管理则更加注重人的心理因素和行为因素,强调创造舒适、人性化的护理环境。通过优化护理设备设计、护理工作流程以及护理空间的设计和布局,使护理工作更加高效、安全和舒适。同时,环境心理学也为护理空间管理提供了心理和行为方面的指导,帮助设计更为人性化的护理空间,促进患者的康复和护理工作的顺利进行,满足患者和护理人员的心理需求。这些方面的结合,共同推动了护理空间管理的不断进步,为患者和医护人员创造了一个更加安全、舒适和高效的医疗环境。

目前,护理空间管理正面临着新的挑战和机遇。随着医疗行业的快速发展、人们对医疗服务需求的不断变化,国家和地方政府不断出台新的建筑管理规范以适应医疗行业的需求。这些新规范可能涉及医院建筑的设计、施工、运营、维护等多个方面,旨在提高医院建筑的安全性、功能性和使用效率。医院建筑管理也需要不断应用新的技术(例如智能化建筑管理系统、数字化和大数据技术等)以适应医学的进步。未来,护理空间管理将更加注重人性化、智能化和绿色化,更加注重患者的个性化需求、技术的整合以及环境可持续性,为患者提供更好的护理服务。

三、护理时间管理与空间管理的关联

护理时间管理与空间管理在护理服务中是相互关联、密不可分的。时间管理在护理服务中关注的是服务的及时性和连续性,确保患者在需要的时间内能够得到相应的护理服务。空间管理则关注如何在特定的空间背景下,合理配置和利用护理资源,为患者提供更好的护理环境和服务质量。

在实际的护理服务中,时间管理与空间管理是相互影响、相互促进的。一方面,时间管理的优化可以提高护理服务的效率和质量,进而影响空间管理的需求。例如,合理安排护理人员的工作时间和工作量,可以减少人员和资源的浪费,使护理服务的空间得到更有效的利用。另一方面,空间管理的优化也可以提高时间管理的效率。例如,通过合理配置和利用医疗资源,可以缩短患者在等待或转移过程中的时间,提高护理服务的及时性和连续性。同时,良好的空间管理也可以为患者提供更为舒适、安全和人性化的护理环境,进一步提升患者的满意度和医疗服务质量。

因此,在护理时空管理中,时间管理与空间管理是相辅相成的,只有将二者有机地结合起来,才能更好地满足患者的需求,提高护理服务的效率和质量。未来的护理时空管理需要进一步探索如何更好地整合时间管理与空间管理,以实现更加高效、个性化的护理服务体系。

第二节 护理时间管理实践

一、"每日工作清单法"护理时间管理实践

1. "每日工作清单法"概述 每日工作清单法源于白宫最年轻的健康政策顾问阿图·葛文德的著作《清单革命》。《清单革命》主要阐述了清单是如何帮助人类解决了一个又一个医疗安全的问题。书中谈道,人都会犯错,所有的错误可以被大致归为两类:无知的错误和无能的错误。清单就是为了解决人们面对已知问题的无能、低能,帮助人们持续、正确、安全地把事做好。

每日工作清单法是一种简单而实用的时间管理和任务规划方法,类似于备忘录或便条,即在每日工作开始前,将所有的准备事项全部罗列,完成一项标记一项,直至达成工作目标。简言之,就是把要做的工作清楚地记录下来,然后逐一完成。形成的工作清单又会对后续类似工作起到参考借鉴作用,使工作可以更好地被组织和安排,提高工作效率,减少遗漏和拖延的情况。无论是在工作中还是在生活中,工作清单法都可以帮助我们更好地管理时间和任务。

2. "每日工作清单法"护理时间管理实践 临床护理工作的复杂程度远超我们的想象,即使再小心,也难免在高强度、多任务的工作环境中出错。护理工作中的每日工作清单是为护士专门设计出的一些以系统性、逻辑性、标准性为特点的列表,也是一种具体的护理时间管理方法。其对工作中可能发生的问题进行罗列,以确保所有问题都被考虑或完成,避免出现环节的遗漏。在护理实践中,及时有效的提醒和警示机制能够弥补因知识不足、记忆力差或工作忙碌而导致的漏洞,从而有效阻止护理不良事件的发生。

1)制作每日工作清单的原则

(1)简单:清单所涵盖的是关键内容,而不是全部内容。

(2)可测:清单需要罗列出明确的、具体可行的需要完成的任务,使用专业术语方便核查。

(3)高效:清单内容要不断更新,陈旧过时的清单应及时摒弃。

2)制作每日工作清单的目的 护理工作中的清单是以患者需求为导向。针对护理工作中重要的护理操作技术或流程,找出其薄弱及关键环节,作为制作清单的管理方向,其目的是确保患者安全。清单可以涵盖护理专项技术、流程、制度、管理、院感、健康宣教等各个方面,它的类型包括执行清单、核查清单及沟通清单,如人工气道护理清单、护理交接班清单、危重患者早期活动清单、镇痛镇静管理清单等。

3)制作每日工作清单的步骤 查阅文献→根因分析→结合实际工作→制作清单。

4）每日工作清单的实施　每日工作清单可以在避免工作出现遗漏的同时,保证工作的规范性、同质化,提高护理质量、规范工作流程、提高工作效率,达到精细化管理。清单制作完成后,通过培训规范实施,同时在实施过程中有专人督查、督促落实,每月汇总梳理问题后持续改进、不断完善。

5）每日工作清单实施的前提条件

（1）闭环管理。闭环管理要有计划、有组织、有实施、有结果、有反馈,清单管理工作才能得以顺利进行。

（2）以人为本,持续改进。清单的制作与实施需要群策群力。清单制作前需要集思广益,制作完成后,需要护士根据清单内容执行,并提出修改意见,不断改进和完善。

3. 启示　护理工作是繁忙而琐碎的,护士在临床护理工作中,每天都要填写许多表格(如评估单、交接单和检查清单),由于人力不足、工作繁杂难免会出现缺漏,既影响了护理质量,又降低了患者或家属满意度。每日工作清单将关键事项一一罗列,帮助护士在工作中合理安排时间,有条理地完成工作任务,减少医疗护理差错的发生。

二、基于智能排班系统的时间管理实践

1. 智能护理排班的概述　护理排班是护理管理中最常规、最重要的工作之一,科学、合理、灵活的排班能够优化病区人力资源配置,提高护士工作积极性和满意度,从而提高护理管理水平。护理排班表是时间管理的具体体现之一,目前仍有部分医院采用传统纸质排班或手动使用电子表格软件进行排班的方式,一方面效率较低、出错概率大,还容易引发不公正现象,另一方面不利于数据查看、对比和统计。护理排班信息化是医院管理的必然需求,智能护理排班系统可以为临床科室提供人员管理、护理排班、休假管理、考勤统计等功能,从而合理配置科室人力资源,实现信息互通,提升护理管理效率和水平。

2. 基于智能排班系统的时间管理实践　排班时需要考虑的因素较多,包括劳动法规约束、不同护士能力级别差异、病区患者数量、护士休假情况等,因此护士排班问题是较为复杂的组合优化问题。按照《三级医院评审标准(2020年版)实施细则》规定,护理人力资源配备与医院功能和任务相适应,以临床护理工作量为基础,根据收住患者特点、护理级别比例、床位使用情况对护理人力资源实行弹性调配。因此,护理排班系统智能水平尤为重要。智能化护理排班管理系统能够实现人员与班次管理、护理排班、查询统计的全流程闭环管理。系统通过自动排班和模式化排班功能,可快速生成公平、合理的班次安排,减少人工排班的错误和不公正现象,显著提高护士长的工作效率和管理水平。

智能排班系统由护理部统筹管理,制定全院统一基本班次和排班规则。在此基础上各病区护士长可对本病区的护士、班次和排班规则进行一定程度的个性化管理,如为护士设置不同分组,修改班次名称和时间段以满足本病区工作需要,追加适用于本病区的排班约束等,其中班次修改需经过护理部审核后方可生效。护士可以向护士长提出排班偏好和休假申请,护士长审核通过后将在排班中加以体现。在以上信息(如人员、班次、规则、休假等)确定之后,智能化护理排班管理系统可自动排出一定时间区间内整个病区的班次。护士长也可使用模式化循环排班、复制周班等功能快速手动排班。最终排出的班次可供护士查询个人排班,以及提供病区、大科、护理部级别多维度查询与报表统计,以便各级护士长和护理部了解病区和医院运行情况并及时调整人力资源配置,提高决策能力。

智能护理排班系统从人事系统和护理管理系统获取护士和护士长基本信息、科室调动、专业资质等数据用以支持护理排班,再将排班数据传递给权限管理平台和绩效考核、薪酬发放等系统,从而根据护士排班情况自动授予医院系统权限、统计护士工作量、计算护士绩效、发放薪酬。多个平台构成整体,实现数据与业务的闭环。

3. 启示　智能排班系统结合计划表型时间管理的理念,通过精确排班提升护士工作效率,强化目标导向和主动性。引入智能排班系统,实行护理部、病区的层级管理,既可以实现全院统筹管理,又可以满足病区个性化需求,方便灵活的排班操作系统帮助护士长快速排班,确保了护理团队在不同时间段内的合理配备,节约了护理人力成本,也为病区人力资源和工作量管理提供了支撑和便利。

三、护理中断事件时间管理实践

1. 护理中断事件概述 中断通常指中途停止或断绝,不利于工作的连贯性。护理中断事件是指在规定的时间、角色和环境中,护理人员在提供合乎伦理规范的护理服务时,因外部因素导致的突然打断、延缓当前事务或分散注意力的行为。护理中断会分散护理人员的注意力,可能对患者安全造成损害。

护理中断事件的来源可以细分为环境、护士自身、同事、患者、患者家属、医师、保健人员、临床支持人员、其他人员等。由同事造成的中断频率相对较高。在日常工作中,护理人员通过交流沟通来进行信息的交接,往往会在无意识的情况下中断了其他护理人员的工作。护理人员对中断事件的认识不足,没有意识到护理中断事件可能会带来的不良后果,因此护理中断事件普遍存在。

护理中断事件可以分为侵扰型、分心型、矛盾型和毁损型。侵扰型护理中断事件是指由他人的行为造成个人工作停止。分心型护理中断事件是指个人不能集中于工作,将注意力转移到其他无关的事物上去。矛盾型护理中断事件是指个人期望与当前相关任务及个人表现的不一致,认知调节失败中断工作流程,导致意外事故。毁损型护理中断事件是指工作中有计划或自发性打断工作连续性,或间断主要工作流程的行为。

护理中断事件按产生的影响还可分为积极型和消极型两种。积极型的护理中断事件会对护理程序产生积极影响,如及时制止护理不良事件的发生。消极型的护理中断事件会对护理程序产生负面影响,如护士所从事的原始任务的延迟,或无法集中精力专注于原来的工作,增加护理人员的工作负荷和出错的风险。积极预防消极型护理中断事件的发生,减少消极型中断事件造成的负面影响,有利于患者的安全,减轻护理人员的工作负担。

2. 护理中断事件时间管理实践 为了减少护理中断事件带来的不良影响,应从以下两个方面进行管理:预防中断事件的发生,从根源上防止不良事件的发生;提高中断事件发生时护理人员的应对能力,减少负面影响。

1)预防中断事件的发生 为了减少环境和其他人员对护士造成的干扰,主要采用以下方法。

(1)营造一个相对安静的空间。安静的工作环境能在一定程度上减少环境、同事、患者等对护理工作者的干扰。可通过在治疗室门口挂上"请勿打扰"的提示牌,并在为患者进行药物治疗时关门。还可用黄色胶带将用药区域标记为安静区,要求工作人员在此区域内保持安静。

(2)使用带有警示性的提醒标识。警示性标识可以提醒患者、医师、同事等不要中断或打扰用药护士。可通过培训及在药物配置和复核时穿安全背心降低护理操作过程的中断频率,在药物治疗车周围和配药间门把手上悬挂"请不要打扰,正在准备药物!"的提示牌。

(3)加强知识宣教。可以通过营造安静的交班环境、加强家属宣教、加强护士的相关培训等,降低交接班过程中护理中断事件的发生频次,缩短中断事件持续时间。在入院时向患者发放传单,告知患者及家属中断护士护理工作的风险,希望患者及家属配合护理人员的工作。对患者及家属和其他工作人员进行中断事件相关知识的培训宣教,可以增进护患、医护之间的了解,增强配合度,减少不必要的纠纷。

2)降低中断事件的不良影响 中断事件不可避免,且少部分中断事件可对患者安全产生积极影响,如患者突发病情变化,护士停下手头工作积极参与患者抢救等。因此,护士应提高自身的医学素养,加强对中断事件的应对能力,尽量减少中断事件带来的消极影响。

(1)情景模拟。组织护士参与情景模拟(被中断和不被中断),并通过视频评价模拟中断的经历和中断对护理决策过程的影响,学习如何管理中断、应对中断,互相讨论并学习,以协助护士管理或减少护理患者时的过程中断。

(2)改善护理人员对护理安全的态度。通过护理安全教育,促进安全护理行为的形成,从而减少差错、事故的发生。

(3)建立标准的中断处理流程。将中断处理原则打印在小卡片上,指导护士依据询问结果应对需要立即处理或可以推迟处理的中断。管理人员应致力于改善工作环境,定期开展相关知识培训,制定相应的规章制度,优化护理工作流程,减轻护理人员的工作负担。护士也需增加自身知识储备,提高护理技能,以减少干扰和降低干扰对患者、同事和(或)团队的不良影响和严重程度。

3. 启示　在效率型时间管理阶段，人们意识到护理中断事件的发生不仅会增加护理人员工作量，而且会增加医患间的矛盾纠纷，同时也会影响护理人员的工作状态，降低其职业认同感。护理人员在临床工作中发挥着重要的作用，直接影响患者的治疗效果和医疗安全性。因此，需要加强对护理中断事件的关注和管理，减少中断事件的发生，提高护理工作效率，确保护理质量和安全。

四、家庭工作平衡时间管理实践

1. 家庭工作平衡概述　工作和家庭之间的平衡，是指工作与家庭生活之间保持最少的角色冲突，这是一种处于相对完美的运行状态。国际劳工组织《有家庭责任的男女工人机会和待遇平等公约》(第156号)阐明公约的核心内容是"促成男女工人切实的机会平等和待遇平等，每一成员方均应以此作为其政策的目标，即使就业或希望就业的有家庭负担的人能够行使其就业的权利，而不受任何歧视，并且在可能的范围内不使其就业与家庭负担发生抵触。"工作和家庭平衡的内涵可以从以下三个角度来了解。

(1) 从职工的角度。职工能适当地将时间合理分配于工作、家庭及个人休闲等领域，减少工作与家庭生活之间的角色冲突。有家庭责任的人可以享有平等的就业机会和福利待遇，以及平等的职业发展机会。

(2) 从用人单位的角度。用人单位重视职工需求，为职工提供可以兼顾工作、家庭责任及个人生活的措施，合理分担职工的家庭负担，缓和职工因工作和家庭责任失衡所造成的压力，帮助职工提高工作效率。用人单位通过制定家庭友好的企业规章制度、建立促进工作场所性别平等的机制，不排斥、歧视有家庭责任的男女职工，并通过保障男女职工享有产假或陪护假、提供托育托幼设施或服务等措施积极帮助男女职工平衡工作和家庭责任。

(3) 从国家的角度。制定禁止就业性别歧视、生育歧视和家庭歧视的相关法律法规以及科学与平衡的家庭及劳动政策，提供良好的公共设施和公共服务，完善社会保障体系，支持和鼓励用人单位为职工提供托幼服务、制定有利于职工平衡工作和家庭责任的措施，加强执法和司法保障，宣传倡导男女共担家庭责任等性别平等理念，使有家庭照顾责任的职工可以继续在职场工作，支持人口的可持续增长。创建家庭友好型工作场所可以有效地帮助职工平衡工作和家庭责任。

2. 护理人员家庭工作平衡时间管理实践　护理工作具有一定的特殊性，护理工作分早班、中班和晚班，致使护理人员的生活没有规律性，可能经常出现别人高高兴兴下班，护理人员则急匆匆赶去上班的情景。尤其在特殊的节假日，别人都在与家人欢度节日、团聚一堂，护理人员还需要坚守在工作岗位上帮助和护理需要救治的患者。

护理人员在日常生活中缺失对家人的陪伴和关爱，工作的特殊性让其与家人产生了更多的冲突和矛盾。当工作与家庭出现冲突时，势必会影响护理人员的心情和工作的顺利开展，因此就需要护理人员及时进行有效时间管理，做出平衡，消除工作和家庭之间的冲突和矛盾点，为护理工作的顺利开展铺平道路。

1) 护理人员家庭工作冲突原因

(1) 时间原因：由于护理人员大部分为女性，尤其已婚女性较多，其除了完成自己的护理工作外，在家庭中还扮演着多重角色，不仅需要照顾父母，需要抚养教育子女，还需要承担琐碎的家务。由于护理人员的工作时间较为特殊，造成其生活没有规律性，因此就会在日常中逐渐减少与家人团聚的时间，参加家庭社交的时间更是寥寥无几，这就使得护理人员不能较好地承担家庭中的妻子和母亲的角色。时间原因也成为护理人员家庭与工作之间冲突的主要原因。

护理人员大多无法正常按照法定节假日休假，与家人共度美好时光的机会也更少，据统计分析发现，大多数护理人员能够与家人共同度过春节的时间占比非常低，护理人员甚至很少能与全家一起散步、谈心，因此家庭成员对护理人员的意见较大，这也是造成护理人员工作和家庭冲突的主要因素。

(2) 工作压力：护理工作与其他工作不同，需要护理人员承担更多的工作责任，并且工作风险大，稍有疏忽就可能会造成不可挽回的后果。这就要求护理人员在开展工作时需要严谨负责、一丝不苟。护理人员每天面对的都是患有病痛的人群，患者痛苦、焦躁的状态也会对护理人员的心理造成影响。护理工作质量也与患者的治疗效果存在直接联系。

近年来随着医疗水平和护理模式的不断转变,对护理人员的工作水平和综合素养提出了更高的要求,部分护理人员学历低、起点低,工作中还有业务学习、职称晋升、继续教育等压力,使得护理人员身心俱疲,在下班后希望得到充足的休息,不能及时顾及家务和孩子的衣食住行等问题。长此以往,护理人员家庭与工作之间的矛盾也会日益增加。

2)护理人员家庭工作平衡时间管理策略

(1)组织层面。医院及其人力资源管理部门可提供政策信息、领导意图、角色职责以及满足家庭需求的社会信息,以减少医院制度和政策的模糊性,降低由于角色模糊和冲突给护理人员工作与家庭生活的影响。制订和实施正确处理工作和家庭关系的咨询与培训计划,改变护理人员观念,提高护理人员处理冲突的能力;为护理人员提供组织和社会支持,例如增加补贴类型(如孩子抚养补贴、赡养老人的福利等),减轻家庭生活负担对护理工作的影响;在医院建立托管机构,帮助护士照顾孩子和老人,解除护理人员工作的后顾之忧。此外,护理管理者应根据护理人员个体情况实施不同的轮班制度,灵活调整工作时段,从而减轻工作、家庭的压力和消除两者之间的相互影响。

(2)设置优先级。当护理人员需要平衡工作和家庭生活时,为提高家庭陪伴时间和陪伴质量,设置优先级是非常重要的。在设置优先级之前,首先应明确自己的目标。每位护理人员的目标与观念都不同,因此需要根据自己的情况来确定。

要学会识别最重要的任务。在护理人员日常工作中,可能有很多任务需要完成,但并不是所有任务都是同等重要的。因此,需要识别最重要的任务,并将其优先级提至最高。这些任务可能是与工作和家庭生活息息相关,例如工作中的重要项目、家庭中孩子的需求等。

制定日程表可以帮助人们更好地管理时间。在制定日程表时,需要考虑最重要的任务,并确保预留时间充足。此外,还需预留处理突发事件和应急情况的时间。

要学会说"不"。当护理人员在工作和家庭生活之间寻求平衡时,有时需要学会说"不",拒绝那些与目标不符的请求。通过说"不",护理人员可以更好地管理自己的时间和精力,从而更好地平衡工作和家庭生活。

(3)建立家庭时间表。建立家庭时间表是平衡工作和家庭生活的重要方法之一。首先要识别家庭活动和任务,包括孩子的课程和兴趣爱好、家务、家庭聚餐等。可以列出一个清单,包含每个家庭成员的活动和任务,并评估每项任务的重要性和紧急性。

在清单中设定优先级和时间限制,以确保家庭的核心任务得到优先考虑。例如,孩子的学校课程是优先事项,而看电视或玩游戏则不是优先事项。在清单中也要设定时间限制,以确保家庭任务能够在规定时间内完成。

建立家庭时间表时,应安排一些固定的家庭活动时间,例如每周的家庭聚餐或者户外活动。做好固定的时间规划可以帮助家庭成员规划其他活动,并为家庭成员提供交流机会。

建立家庭时间表时,也要分配家庭任务。例如,孩子可以负责洗碗或清理房间,父母可以负责做饭或打扫卫生。分配任务可以减轻家庭成员的工作负担,并帮助每个人更好地规划时间。

在建立家庭时间表时,也要设置弹性时间。家庭成员的活动和任务可能会发生变化,因此时间表也需要相应地进行调整。同时,也要为意外情况预留一些空闲时间,以应对突发事件。要让所有家庭成员都参与到制定时间表当中,以确保每个人的意见得到尊重和考虑,这有助于家庭成员之间建立信任和合作关系。

3. 启示 护理人员是医院中的重要组成部分,承担着患者的救治工作和繁重的工作压力,受繁重的工作任务和职业的紧张感、风险性等因素的影响,护理人员在面对家庭和工作冲突时无法平衡和有效解决,因此在工作中出现患者满意度降低、工作倦怠感增强以及离职倾向严重等现象。在家庭工作平衡时间管理中,管理者不仅需要及时帮助护理人员处理和解决工作家庭之间的冲突和矛盾,同时护理人员还要学习相关的时间管理策略方式,使家庭关系和工作质量都能得到提高,促进两者之间良性循环,进而形成相辅相成的良好现象。

五、信息化背景下护理时间管理实践

1. 信息化背景下护理时间管理概述　目前,护理工作涵盖了患者全身心的照护。责任制整体护理模式要求护士不但要完成各种治疗,还要积极开展心理护理、健康教育和出院指导等工作,并需要花费大量时间处理护理文书。此外,由于处在开放式的工作环境中,护士还需要回答患者与家属的咨询、接听电话等,影响护理人员专注于护理工作的思考。因此,如何进行有效的时间管理,确保临床护理工作保质保量地完成,已成为临床护士必备的一项技能。

信息化高速发展的今天,单一的时间管理方式已经无法解决所有时间问题,而且人们对于个性化的需求也与日俱增。护理信息化是推动医院信息化建设、提高患者就医体验、提升护理安全与质量的重要抓手。在信息化背景下护理时间管理中,借助预测分析模型、移动护理信息系统等数字化平台和工具,可以更好地辅助护理人员有效管理时间,使护士能将更多的时间投入专业照护工作中,提升护理质量。

2. 信息化背景下护理时间管理实践

(1)基于预测性分析的时间管理实践。作为一名临床护士,每天都会观察患者的各种症状和体征(如体温、血压、心率等),并根据这些信息,对患者的健康状况做出一些判断或预测,例如判断患者是否存在发热的风险等。这其实就是一种简单的预测模型,即根据现有的信息来预测未来可能发生的情况。

在更复杂的医学研究中,预测模型是一种工具,可以帮助医生和护士根据患者的信息和数据(如年龄、性别、病史、体检结果等),预测患者未来可能发生的健康问题。比如,预测某个患者未来是否有心脏病发作的风险,或者预测哪些患者在手术后可能会有并发症。很多评估量表可以视为一种预测模型,例如Morse跌倒风险评估量表,就可以用来预测跌倒的风险或概率。

在现代医学中,这些预测模型通常会通过计算机程序来完成。计算机程序会通过大量患者的历史数据,来找出哪些因素与特定的健康结果相关。比如,通过分析成千上万个患者的数据,发现高血压和高血糖是诱发心脏病的重要预测因素。

使用相关模型的优势在于它们可以比人脑处理更多的数据,并且可以快速给出预测结果,帮助医疗团队做出更好的诊疗决策。这如同给临床护士和医生配一个超级助手,使医护工作者可以在繁忙的工作中快速获取关键信息,提高护理和治疗的质量。

科学、精准的预测模型逐步受到越来越多护理人员的青睐,护理学者对预测模型的建立做了大量的研究,研究对象主要以患者为主,其次为孕产妇,同时还关注到儿童、失能老年人等特殊群体。患者多围绕慢性病(冠心病、高血压、血液透析/腹膜透析、糖尿病、慢性阻塞性肺疾病等)、重症(ICU、急性缺血性/出血性卒中、急性冠脉综合征)、癌症(肺癌、乳腺癌、肿瘤晚期)、手术(神经外科、心脏、骨科、血管)、传染病(乙肝)人群,同时也关注到罕见病(血友病等)患者人群的研究。围绕疾病并发症、疾病转归、心理健康、护理管理、患者依从性、护理质量、疾病风险、老年健康等问题研发了大量预测模型。这些预测模型的临床应用有助于发现患者早期的潜在问题、识别高危个体,更可促进临床研究的高效转化。

预测模型的出现为临床护理决策提供了便捷,运用数据分析和预测模型,预测患者护理需求和需求高峰期,提前做好准备,确保护理资源充足。护理预测模型的建立不仅符合目前国家政策发展需要,也切实围绕护理工作的中心——患者,解决了患者的需求。预测模型的建立和应用,有助于推动护理人员临床决策工具质量的提高,提升异常风险识别的科学性和准确性。使用高质量的预测模型,引导护理人员洞察临床护理实践中患者存在的问题,是为患者提供精准护理的有力保障。

(2)基于移动化护理的时间管理实践。临床护理工作特点之一是移动性强,大多数护理工作需要在患者床边进行,导致护理人员为收集患者病情资料来回穿梭于病房与护士站之间,耗费大量时间。移动化护理解决了护理人员需站至患者床边50 cm处进行信息手工处理的护理难题,为给患者提供更加高效、便捷、安全、优质的护理服务。依托信息化拓展护理工作范围,应用新技术和新方法开展护理工作是必然趋势,移动护理信息系统和设备为护理人员时间管理的优化,优质护理服务的深入及护理质量的提升提供了可能性。

移动护理车及医疗智能移动终端(PDA)的应用可以减少护理人员往返病房与护士站的时间,从护理

用具上实现让护理人员有更多的时间为患者服务,同时可增加健康教育方式,强化健康教育效果,提升患者就医体验,从而提高患者满意度。护理人员可在下列场景应用移动护理信息系统和设备,提高工作效率。

(1)识别患者身份。护理人员进行治疗护理时,使用PDA分别扫描患者腕带二维码/条形码和医嘱治疗单二维码/条形码,如果两者信息匹配,PDA提示核对正确,继续执行;当遇到识别身份信息错误时,PDA会出现报警信号,提醒再次核对。大大节省了人工核对的时间,提高了护理工作效率。

(2)床边查房。医护人员可在移动护理车或PDA的屏幕上查看病区患者的分布、患者的基本情况、医嘱信息、检验报告、检查影像及报告、护理信息及病程记录等。

(3)书写护理文书。可按照患者实际情况在床旁实时书写护理文件,包括生命体征录入、出入量统计、风险评估及各类护理记录等。

(4)处理、核对医嘱。护理人员可实时查看医嘱情况,如遇新开医嘱也可及时核对处理,改变了以往执行医嘱时,主班护士在护士站处理医嘱后告知责任护士执行的传统模式,缩短了护理人员不断往返于患者床边、医生办公室、护士站之间的耗时,优化了工作流程,减少了信息传递的环节,提高了护理工作效率。同时,也便于护理人员跟进医嘱执行情况,避免错漏,保证核对医嘱的及时性和执行的准确性。

(5)床边健康教育。护理人员将常用的健康教育内容(如入院宣教、病房设施使用方法、疾病健康教育、检查注意事项、术前术后注意事项等)制作成视频、PPT、图片等形式多样的健康宣教资料,利用移动护理车或PDA播放与护理人员讲解相结合的方法实施床边宣教,改变了传统单一讲解的健康教育方式。优化后的健康教育宣教方法既能改善健康教育效果,做到患者对相关知识的有效知晓,又能减少护理人员工作量。如此一来,护理人员可以更灵活地处理工作,无需频繁返回护士站,提高时间利用率。

3. 启示　过去海量的病患信息都依赖护理人员头脑记忆、手写誊抄、反复核对、耗时耗力。若不能把护理人员从繁重琐碎的非护理工作中解放出来,那么优质护理就无从说起。随着我国信息技术在医疗领域的广泛应用,其也逐渐渗透至护理领域。护理预测模型、信息化平台和设备不断改进和完善,使护理服务流程得到进一步优化,节省了护理人员的时间、精力,提高护理工作效率,保障护理质量安全,有力促进护理工作提质增效。护理人员要顺应信息时代的发展,不做医院信息化发展进程中的被动执行者,转变为护理信息化管理的设计者和参与者,利用现代信息化工具做好时间管理,为患者提供更加优质、便捷、专业的护理服务。

第三节　护理空间管理实践

一、基于人因工程学的护理空间管理实践

1. 人因工程学(human factors engineering)概述　人因工程学是一门交叉学科,其主要研究人机环境三者之间的相互作用,以优化工作环境和工作系统,使其适应人类的生理、心理和认知特点,减少工作带来的身体和心理负荷,从而降低工作疲劳、事故风险和错误率,提高工作效率、安全性和用户体验。人因工程学涵盖多个领域(包括工业、交通、医疗保健、计算机科学、人机界面设计等),广泛应用于各个行业和领域。

护理空间管理与人因工程学有着密切的联系。护理空间管理需要充分考虑人因工程学原则,以创造更优质的护理工作环境。

2. 人因工程学护理空间管理实践

1) 人体工程学和空间布局　人体工程学是人因工程学的一个重要分支,研究人的生理和解剖特征与工作环境的适应性。在护理空间管理中,需要考虑工作站的操作高度、床位高度、设备摆放等,以确保护士能够舒适地工作,减少不必要的体力劳动。

(1)优化动线设计。确保医护人员移动路径最短,避免不必要的折返,提高工作效率。

(2)人体尺度考虑。空间布局应充分考虑人体尺度(如工作区域的高度、宽度和深度),确保医护人员和患者的安全移动。

(3)明确功能分区。清洁、污染区域明确划分,降低交叉感染风险。

(4)考虑工作流程。合理安排设备、药品和工具的位置,便于医护人员快速获取。

(5)舒适性和安全性。确保空间内温度、湿度和照明适宜,避免不必要的声音和视觉干扰,提高空间的舒适性和安全性。

(6)空间利用效率。合理配置设施,减少空间的浪费,提高空间的利用率。

基于人因工程学的护理空间管理实践强调人体工程学和空间布局的重要性。通过运用人体工程学的原理和方法进行护理空间的布局设计,可以更好地满足医护人员和患者的需求,提高护理工作的效率和安全性。同时,应定期评估、教育培训和关注用户反馈,不断完善护理空间的布局和管理。

2)工作流程和任务分配 人因工程学关注如何优化工作流程和任务分配,以最大限度地降低工作负荷和减少出错。在护理空间管理中,要根据护士的工作流程和任务特点,设计合理的空间布局和设备摆放,使护士在工作中能够高效地完成任务。

(1)工作流程的优化。①任务分析:对护士的常规工作任务进行详细分析,明确各项任务的频率、重要性以及所需的资源和时间。②流程图绘制:根据任务分析结果,绘制工作流程图,明确各任务之间的逻辑关系和依赖性。③瓶颈分析:找出工作流程中的瓶颈环节,如任务执行速度慢、资源不足或沟通障碍等。④优化策略制定:针对瓶颈环节,制定相应的优化策略,如调整工作班次、增加资源或改进沟通机制。

(2)任务分配的合理性。①能力与任务匹配:确保任务分配与护士的专业技能和经验相匹配,充分发挥个人优势。②工作量均衡:合理分配工作量,避免个别护士承担过多或过少的工作任务,造成工作负荷不均。③动态调整:根据护士的个人情况和环境变化,适时调整任务分配,以保持工作的高效性和持续性。

(3)空间布局与设备摆放。①区域划分:根据工作流程和任务特点,合理划分护理区域,如治疗区、药品存储区、患者接待区等。②设备布局:根据任务需求和人机工程学原理,合理摆放设备和工具,确保护士在工作过程中能够高效、舒适地完成任务。③灵活性设计:预留空间和设施调整余地,以适应工作流程和任务分配的变化。

通过应用人因工程学的原理和方法对护理空间的工作流程和任务分配进行优化和管理,可以提高护士的工作效率、减少工作失误,提升整体医疗服务质量。在未来的护理空间管理中,应进一步深入研究和应用人因工程学的理论和方法,以更好地满足护士和患者的需求,提高医疗服务的整体水平。

3)可读性和易用性 人因工程学强调设计的可读性和易用性,使用户能够轻松理解和操作工作环境。在护理空间管理中,应标识设备和储物空间,以便护士快速找到需要的物品或设备,减少出错的可能性。人因工程学鼓励采用信息可视化的方式,使用户能够直观地获取所需信息。在护理空间管理中,可以利用标志、颜色、图形等方法,提高护士对信息的感知和理解,提高工作效率。

(1)可读性设计。①明确标识:为设备和储物空间提供清晰、明确的标识,确保标识的字体、颜色和大小易于辨识,不产生视觉混淆,以快速识别和找到所需的物品或设备。标识应放置在显眼的位置,如设备上方、门边或储物柜外部。②标准化设计:采用标准化的标识和符号,减少不同物品或设备标识间的混淆。参考国际和行业内的标识标准,如医疗设备上的警示标识应遵循相关规定。③信息简洁明了:避免信息堆积,确保标识简洁明了,重点突出,易于快速读取。在日常工作中,使用专业和简练的语言描述信息,避免使用过于复杂的词汇或语句。

(2)易用性设计。①人机交互优化:根据护士的工作流程和习惯,优化设备和工具的界面布局和设计,使其更加符合人机工程学原理。在设计和选择护理工具时,充分考虑人体工学等因素,如尺寸、形状和重量等,以确保工具的舒适性和易用性。②直观操作:设计简单直观的操作方式和步骤,避免复杂的操作流程和烦琐的步骤。尽量使用图形界面和图标来代替文字,简化操作步骤。保持设备和工具的操作方式一致,降低学习成本和使用难度。③智能支持:通过语音识别和人工智能技术,实现智能化的语音提示和指导功能。通过传感器和数据分析技术,实时监测患者的生命体征和护理过程的状态,及时发出预警和提醒信息,帮助护士快速应对紧急情况和潜在风险。

(3)信息可视化设计。①数据可视化:利用柱状图、折线图、饼图等直观展示各类数据,如患者数量、护理时长、药物使用情况等。将重要的护理工作数据和信息进行可视化呈现,整合多个关键指标,方便医护人员快速了解整体状况。允许用户通过简单的操作(如点击、拖拽等)获取不同维度和深度的数据,提高信息的易用性。②实时更新:实时获取并更新床位占用、患者生命体征、药物库存等信息,反映当前的状态和情况,帮助护士做出及时的判断和行动。当某项指标超出正常范围或发生异常时,系统自动发出警报,通知相关人员。每小时、每日或每周对数据进行刷新,确保信息的准确性和时效性。③多模态信息展示:结合多种形式,丰富信息的展示方式,以满足不同护士的信息获取需求。为图表提供简要的文字说明,解释数据的含义和背景。对于某些难以用文字描述的情境或操作,可以运用图片或短视频进行解释。当出现紧急状况时,系统可以通过声音提醒相关人员,确保即使在嘈杂的环境中相关人员也能迅速得到通知。

通过运用人因工程学的原理和方法进行护理空间的可读性和易用性设计,可以提高护士的工作效率,减少操作错误,提升整体护理服务质量。在未来的护理空间管理中,应进一步深入研究和应用人因工程学的理论和方法,关注护士的需求和工作习惯,持续优化空间设计的可读性和易用性,为护士提供更加高效、舒适的工作环境。

4) 隐私保护和安全性　人因工程学在护理空间管理中的应用,不仅有助于提升护理效率和质量,还能通过隐私保护和安全设施设计,为患者提供更加安全、舒适的环境。

(1) 隐私保护。①空间布局:合理规划护理空间的布局,通过合理的空间分割和视觉遮挡,减少患者和医护人员的隐私暴露。例如,合理设置隔帘、屏风等设施,为患者提供相对私密的空间。②隐私标识:在护理空间中设置明显的隐私标识,提醒医护人员和来访者尊重患者的隐私。明确标识隐私保护的区域和设施,提醒他人尊重患者和医护人员的隐私。标识可以包括图形、文字等多种形式,以清晰易懂的方式提醒人们注意保护患者隐私。③信息管理:加强对患者信息的保护,确保电子病历资料和纸质病历资料的完整存储和传输。采用加密技术、访问控制等措施,防止患者隐私信息泄露。

(2) 安全性设计。①安全设施:在护理空间中设置必要的安全设施,如防滑垫、防护栏、烟雾报警器等,确保患者和医护人员的安全,以预防意外事故的发生。同时,确保医疗设备的安全性,防止设备故障或误操作引起的安全问题。②紧急应对措施:制定完善的紧急应对措施,包括急救流程、疏散指示等,确保在紧急情况下能够迅速、准确地采取行动。日常工作时进行紧急情况的模拟演练,提高医护人员应对紧急情况的能力。③安全培训:定期为医护人员提供安全培训,提高医护人员对安全问题的认识和处理能力。培训内容包括安全操作规程、紧急救援技能等,以确保医护人员在工作中能够有效地保障患者和自身的安全。

(3) 医疗设备管理。①设备选择与配置:根据护理工作的需求和流程,选择合适的医疗设备,确保满足患者诊断、治疗和监测的需求。依据人因工程学的原则,合理配置设备的尺寸、布局和位置,以提高医护人员操作便利性和工作效率。考虑设备的兼容性和扩展性,以便未来升级或更换设备时能够保持系统的整体性。②使用与培训:为医护人员提供全面的设备使用培训,确保他们熟悉设备的操作流程、注意事项和应急处理措施。制定设备使用规范和操作流程,减少误操作的风险,确保设备使用的安全性和准确性。提供定期的复训和考核,确保医护人员对设备操作的熟悉度。③维护与保养:建立严格的医疗设备管理制度,包括使用前检查、定期维护和故障排除等环节,以确保设备的安全使用,防止因设备故障或误操作引起的安全问题。④安全评估:定期进行安全评估,及时发现潜在的安全隐患。对于评估中发现的安全隐患,应立即采取措施进行整改,并重新进行评估。

3. 启示　通过运用人因工程学的原理和方法进行护理空间的隐私保护和安全性设计,可以更好地保护患者的隐私和提升整体安全性。在满足患者隐私需求的同时,提高医护人员的工作效率和安全性。同时,严格的医疗设备管理制度能够确保设备的安全使用和维护,进一步防止意外事故的发生。在未来的护理空间管理中,应进一步深入研究和应用人因工程学的理论和方法,关注患者的隐私权和安全需求,持续优化空间设计的隐私保护和安全性,为患者和医护人员提供更加安全、舒适的环境。

二、基于环境心理学的护理空间管理实践

1. 环境心理学概述　环境心理学是研究人与环境之间相互关系的学科,关注环境如何影响人的心理和行为,以及人对环境的认知和反应。在护理空间管理中,环境心理学可以帮助理解护理环境中各种因素对患者和护理人员的影响,例如噪音、光线、色彩、布局等。通过优化护理空间的设计和管理,提升护理质

量和患者满意度。环境心理学在护理空间管理理论中扮演着重要的角色,通过深入研究环境心理学,人们可以更加全面地了解患者和医护人员在护理空间中的需求,从而为他们创造一个安静、温馨、安全、易于互动的环境,有助于患者的康复,提高护理工作效率和提升护理人员工作满意度。

2. 环境心理学护理空间管理实践

1) 创造舒适和安静的环境　创造舒适和安静的护理环境对患者的康复和提升医护人员的工作效率都至关重要。一个舒适安静的环境有助于缓解患者的紧张情绪,促使患者处于放松状态,也有助于医护人员更好地专注于工作,提高服务质量。

(1)保持空间整洁、安静。整洁的环境可以给患者留下良好的第一印象,有助于减少感染的风险。安静的环境有助于患者放松身心,避免不必要的干扰和压力。为了实现这一目标,护理空间应定期进行清洁和维护,保持地面、墙面和家具的整洁;同时,还应控制噪音水平,避免大声喧哗和不必要的噪音干扰。医院环境噪声强度的推荐标准在 35~40 dB,在此相对安静的范围,有助于患者的休息和康复。为了达到这个标准,医护人员应尽可能做到"四轻",即说话轻、走路轻、操作轻、关门轻。

(2)使用柔和的照明。照明的设计也是创造舒适环境的关键因素。柔和的照明可以为患者提供舒适的视觉体验,避免强光带来的不适。因此,在选择照明设备时,首先应考患者的需求和舒适度,选择柔和、温暖的光源和适当的照明强度。同时,还可以通过合理的照明布局和调光控制,营造出舒适、宁静的氛围。为了满足患者在夜间的照明需求,以及确保特殊检查和治疗护理的顺利进行,每个病室都必须配备适当的人工光源。这些光源的设计应根据其具体用途来调节亮度。例如,楼梯、药柜、抢救室和监护室等关键区域的灯光应保持明亮,以确保安全和清晰的视野。同时,普通病室除了常规的吊灯照明外,还应增设地灯装置。这种设计既能避免干扰患者的休息,又能保障夜间医护人员巡视工作的正常进行。

(3)选择舒适、易于清洁的家具和装饰。家具和装饰的选择也对护理环境的舒适度产生影响。舒适、易于清洁的家具可以为患者提供良好的休息环境和康复条件,如柔软的床垫、可调节高度的椅子等。装饰方面,可以选择温馨、自然的元素,如绿植、艺术品等,为患者营造出一个温馨、宜人的环境。同时,装饰的选择也应考虑到患者的文化背景和审美需求,以体现人性化的关怀。

2) 促进社交互动　促进社交互动在医疗环境中具有至关重要的意义,不仅有助于患者的心理康复,而且能增强医护人员与患者及其家属之间的沟通与合作。在护理空间的设计与管理中,应当充分考虑如何优化环境以促进社交互动。

(1)开放式护理站的设计。设计开放式的护理站是一个有效的策略。这种设计可以打破传统的隔阂,促使医护人员与患者之间的交流更加自然和便捷。开放式护理站通常具有清晰的视野和开放的空间布局,医护人员可以更容易地观察到患者的需求和状况,及时做出反应。同时,这种设计可以更加直观地了解医护人员的工作内容和专业性,有助于增强患者和家属的信任感。

(2)提供舒适的会客区。提供舒适的会客区也是促进社交互动的重要措施之一。患者在住院期间,往往希望与家人和朋友保持联系,分享自己的感受和经历。因此,设置专门的会客区,提供舒适的座椅、隐私保护等设施,鼓励患者家属积极参与护理过程,与患者共同面对疾病。这种家庭式的护理模式不仅可以为患者提供心理支持,还能增强家属对医疗团队的信任。

(3)设置共享活动空间。设置共享活动空间也是促进患者之间交流的重要手段。在医疗环境中,患者往往感到孤独和无助,而与其他患者的交流和互动可以帮助他们建立联系、分享经验,从而减轻心理压力。共享活动空间包括阅读区、休息区、电视观看区等,为患者提供一个相互交流和互动的平台。通过组织各种社交活动(如患者交流会、康复训练等),还可以进一步增进患者之间的友谊和合作。

3) 考虑隐私保护　在现代医疗护理中,隐私保护不仅是法律的要求,更是对患者的尊重。一个精心设计的护理空间,能够在提供必要护理的同时,确保每位患者的隐私得到充分的尊重和保护。

(1)设置屏风或隔帘。设置屏风或隔帘是一种直接有效的方法,可以为患者创造一个私密的护理环境。屏风或隔帘可以在需要时提供额外的隐私保护,确保患者在接受护理、检查或治疗时不会感到尴尬或不安。屏风或隔帘不仅可以阻挡视线,还可以为患者提供心理上的安全感,使患者感到更加放松和舒适。

(2)确保病房门能够关闭。确保病房门能够紧密关闭也是至关重要的。一个能够完全关闭的病房门可以确保患者在需要休息或进行私人对话时不受干扰。这种设计不仅可以防止噪音和其他干扰因素进入病房，还可以为患者提供一个安全的物理屏障，保护患者的隐私不被侵犯。

（3）在公共空间提供隔音设施。在公共空间中提供隔音设施也是保护患者隐私的重要措施之一。例如，可以为患者提供耳机，让患者在观看电视、听音乐或进行电话交流时避免声音外泄。此外，设置隔音室也是一个不错的选择，它可以为患者提供一个完全隔音的环境，使患者可以在其中进行私人交谈或进行其他需要隐私保护的活动。

4）优化空间布局　优化空间布局对于提升护理效率、改善患者和医护人员体验至关重要。一个合理的空间布局不仅能减少不必要的移动和时间浪费，还能确保物品有序存放，提升工作效率。

（1）根据护理流程合理安排空间。根据护理流程合理安排空间是优化布局的核心。这意味着在设计护理空间时，要充分考虑患者从入院到出院的整个护理过程，包括诊断、治疗、康复等各个环节。通过合理安排各个功能区域的位置和布局，减少患者和医护人员在不同区域之间的移动距离，提高工作效率。例如，将病房、治疗室、检查室等常用区域安排在相邻的位置，方便患者快速转移，减少等待时间。

（2）设置清晰的标识和指示牌。设置清晰的标识和指示牌为方便患者和访客找到目的地至关重要。一个清晰的标识系统可以帮助患者和访客快速找到他们需要前往的区域，如病房、治疗室、药房等。同时，指示牌的设置也要考虑患者的视力和认知能力，确保他们能够轻松识别和理解。此外，还可以通过数字化技术（如电子导航系统），提供更加便捷和个性化的导航服务。

（3）合理安排储物空间。医疗环境中存在大量的医疗设备和物品，如何有序存放和方便取用这些物品对于提高工作效率和保障患者安全至关重要。通过合理规划储物空间（如设置药品柜、器械架、文件柜等），可以确保物品分类存放、标识清晰，方便医护人员快速找到所需物品。同时，储物空间的布局也要考虑清洁和消毒的需求，确保医疗环境的卫生和安全。

5）照顾患者的心理需求　照顾患者的心理需求是护理工作中不可忽视的一部分。一个舒适、宁静且符合患者心理需求的护理环境，有助于缓解患者紧张、不安的情绪，有助于患者的康复。

（1）提供自然光线和绿植。自然光线不仅能让空间更加明亮、温馨，还能促进患者的生物钟调整，提升他们的睡眠质量。同时，绿植的引入也能为室内环境增添生气和活力，缓解患者因疾病而产生的焦虑和压力。因此，在护理空间设计中，我们应尽可能利用自然光线，合理布置绿植，为患者创造一个舒适宜人的康复环境。

（2）设置艺术装置或音乐设备。艺术装置可以通过其独特的视觉效果，分散患者的注意力，减轻其疼痛感知。音乐设备可以播放柔和、舒缓的音乐，帮助患者放松心情，缓解焦虑。这些装置或设备应根据患者的喜好和需求进行选择，以确保它们能够真正发挥心理舒缓的作用。

（3）考虑患者的文化背景和宗教信仰。不同的文化和信仰对患者的心理需求有着深远的影响。因此，在护理空间的设计和管理中，大家应该尊重患者的文化背景和信仰习惯，为患者提供相应的空间布置和设施。例如，为信奉特定宗教的患者设置祈祷室或宗教仪式场所，以满足患者的精神需求。

6）关注医护人员的心理健康　在护理工作中，医护人员的心理健康也不容忽视。医护人员长期面临工作压力、情感耗竭和职业倦怠等挑战，这直接影响着他们的工作质量和对患者的护理效果。因此，优化护理空间不仅要考虑患者的需求，还要关注医护人员的心理健康。

（1）为医护人员提供休息和放松的空间。为医护人员提供休息和放松的空间至关重要。这个空间可以是一个安静的休息室、一个供人沉思的冥想室或一个可以进行体育活动的健身房。这样的空间能够帮助医护人员暂时远离工作的压力，恢复精力和情绪，从而更好地面对接下来的挑战。

（2）优化工作区域。一个高效、舒适的工作环境可以提高医护人员的工作效率，减少不必要的疲劳和挫败感。例如，合理安排护士站、医疗设备和储物空间的位置，确保医护人员能够轻松地获取所需物品或信息。同时，提供充足的自然光线和通风，以及符合人体工程学的家具和设备，都能够为医护人员创造一个更加舒适的工作环境。

（3）提供心理支持和辅导资源。医疗机构可以定期举办心理健康讲座和研讨会，提供心理咨询服务，帮助医护人员识别并应对工作压力、情绪管理等问题。同时，建立一种积极的支持性团队文化也是至关重要的,让医护人员能够相互支持、分享经验并共同应对工作中的挑战。

3. 启示 在护理空间管理实践中,环境心理学强调空间布局与人的心理需求和行为模式之间的紧密联系。在护理环境中,合理的空间规划能提升患者的舒适度和康复效果。例如,病房设计应考虑患者的隐私需求、活动便利以及心理安抚;色彩、光线和声音等环境因素也需精心调控,以营造宁静、舒缓的氛围。此外,护理人员的工作空间也应优化,以提高工作效率和患者满意度。总之,环境心理学为护理空间管理提供了宝贵的指导,有助于创造更加人性化、温馨的护理环境。

(徐 蓉 周 荃)

第七章　护理信息管理的实践与创新

近年来,党中央、国务院以及相关部门连续发布多个政策文件,推动新一代信息技术的应用。大数据、人工智能、互联网、物联网等技术应用已被提升到国家战略层面,相关技术发展已在制造业、"互联网+"、医疗健康、车联网等新兴产业中得到体现,对护理行业的发展也影响深远。

如何在信息化时代进入加快数字化发展、建设数字中国的新阶段,进一步提高护理质量、工作效率、沟通以及支持决策对于建设数字化护理、弥合数字鸿沟、加快推进完善护理服务体系、加强队伍建设能力则显得至关重要。因此,本章将通过解读护理信息相关理论及标准化建设,从临床、管理、教学三大维度探索护理信息管理的实践与创新,以促进护理信息化建设,逐步实现护理管理的现代化、科学化、精细化。

第一节　护理信息管理的概述

一、护理信息学的概述

(一)护理信息学的相关概念

1. 护理信息(nursing information)　信息(information)是对人有用的数据,这些数据有可能会影响人们的行为和决策。护理信息是指在护理活动中产生的各种情报、消息、数据、指令、报告等,是护理管理中最活跃的因素。

2. 护理信息管理(nursing information management)　护理信息管理是指对护理工作中产生的各种数据、信息进行收集、整合、处理和应用的过程,旨在实现高质量、高效率、安全可靠的护理服务。护理信息管理涵盖了多个方面,包括患者信息、医护人员信息、诊疗信息、药品耗材等,通过对这些信息的有效管理,可以提高护理工作的效率和质量,保障患者的安全和医护人员的权益。

3. 护理信息学(nursing informatics)　护理信息学是一门整合护理学、计算机科学以及信息科学的新兴交叉学科,辅助护理数据、信息和知识的处理和管理,支持护理实践和保健服务。它是以护理学理论为业务基础,以护理管理模式和流程为规范方法,以医疗护理信息为处理对象,以护理信息的相互关系和内在运作规律为主要研究内容,以计算机网络为工具,以帮助护士和其他保健服务人员解决护理信息的问题,也为患者对自身信息的知情同意提供了保障。

(二)护理信息学的基本特点

1. 实践性　首先,护理信息学是信息技术运用于临床之后发展起来的学科,而信息技术的发展植根于实践的运用。其次,护理信息学的研究、实践和人才培养必须在实践需求之下才能获得有意义的发展,没有临床实践,就没有护理信息学。

2. 学科交叉性　护理信息学是以护理行业信息化实践需求为中心,与护理学、计算机科学、信息学等各学科呈辐射状交叉。护理信息学是在护理学领域内,运用计算机技术和信息技术以提高护理信息的交流和管理的学科(见图7-1)。

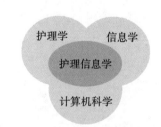

图 7-1　护理信息学与护理学、信息学、计算机科学的关系

二、护理信息学理论

目前,护理信息学还未形成成熟的理论,但信息时代的三个重要理论(即系统论、信息论、控制论)对护理信息学的发展提供了理论支持和指导。随着护理信息学领域的不断发展,将涌现出更多的理论和方法,不断推动护理信息学的发展。

(一)信息管理基础理论

1. 系统论 系统论是基于现代科学技术的综合性理论和方法,用于对事物进行系统分析和处理。系统论强调系统内外部相互依存、影响和制约的关系,具有集合性、相关性、层次性、整体性、目的性、动态性和有序性等特性。在现代护理管理中,应用系统方法论,即以系统理论为指导,将护理工作放在系统的形式中进行考察,从整体与部分、部分与部分、内部与外部的相互联系和作用中综合研究,以最佳方式处理护理问题。

2. 信息论 信息论是信息科学的理论基础,应用概率论和数理统计方法研究信息获取、加工、传输、计量和管理等。在护理信息管理中,信息论有助于管理过程中的信息传递和处理,对及时、有效、科学、精准地控制和管理护理信息系统具有重要意义。

3. 控制论 控制论研究系统内部的控制和通信规律,涉及信息传递、交换和反馈等方面。在护理信息管理中,控制论使得海量数据在设定规则下精准匹配,高效运行。

(二)护理领域相关理论

1. 信息框架(message framing)理论 1981年,Amos Tversky和Daniel Kahneman提出,当同一个问题以不同的方式被界定时,决策者的心理原则将会产生可预测的偏好转变,这种备选方案信息表达方式的改变能够影响受试者决策偏好的现象称为"框架效应"(framing effect)。信息框架将人与信息的交互过程聚焦于信息本身的表达形式,提供了关于信息对行为决策作用研究的新思路。信息框架理论一经提出就受到多个学科领域的关注,其对护理工作者在沟通技巧提高、健康教育效果改善,患者参与支持和护理质量提升等方面具有重要意义。

2. 信息生态理论 信息生态理论的核心思想是借鉴自然生态理念,将信息看作一种资源,通过调节人和信息环境所构成的信息生态系统,实现信息资源的合理利用。信息生态系统是一个在特定的环境下由人、行为、价值和技术构成的有机整体,其目的是实现人、信息与环境的可持续发展。在护理领域,越来越多的学者开始关注信息生态系统,如通过将管理质量结果、管理过程、服务内涵、患者需求与整体护理服务环境整合,提升护理服务质量。

三、护理信息学发展

护理信息学的发展是一个不断变化与创造的过程。护理信息学起源于20世纪80年代,经过几十年不断发展与完善,其内涵逐渐扩展到护理实践、管理、教育和科研领域。近年来,随着人工智能、大数据等技术的不断发展,护理信息学也得到进一步的发展和应用。

(一)理论发展

1. 国外发展 护理信息学教育兴起之初是将计算机课程加入基础护理课程。随后,护理学院和护士学校开始单独开设护理信息学课程和专业学位课程。21世纪初,一些发达国家(如美国)已形成独立学科,并拥有本科、硕士与博士教育的专业师资队伍。美国主要采用研究生教育培养模式,并配合短期培训、远程教育等多种教育形式。南美洲国家(如巴西、阿根廷)和亚洲国家(如韩国、日本)也开始引进或推动护理信息教育。

2. 国内发展

(1)初始阶段。20世纪80年代初,我国医疗快速发展,医院护理管理模式逐渐改善。1991年,山西省人民医院护理部首次参加国际护理信息学大会,并发表了关于微机护理程序软件系统的论文。同年,中国医药信息学分会成立护理信息学组,部分医院介绍了计算机在病房管理中的应用。这一时期是护理信息学的孕育阶段,计算机在护理中逐渐得到广泛应用,相关学术活动也逐渐出现,为护理信息学的形成和发展打下了基础。

(2)发展阶段。20世纪90年代,国务院各部委在全国推动金字系列信息化建设。卫生部发布了国家卫生信息网络建设文件,医药院校增设了信息学教育课程。护理学与信息学相交融,护理信息学的概念、研究领域、学科理论及应用实践等开始被提出。1997年,湖北中医学院附属医院编写了《护理信息学概论》,成为全国现代护理培训教材,奠定了我国护理信息学的学科体系。

(3)高质量发展阶段。21世纪以来,我国医院信息系统建设规模庞大,智能化、数字化、信息化程度达到较高水平。护理管理信息系统的设计和操作推动了护理信息管理机制的形成。护理信息学的基础是护理学、计算机科学和信息技术,应用对象是护理人员。相关教材的编撰和护理信息学教育的实践探索取得进展。护理专业被列入紧缺人才优先发展专业,信息化培训成为重要组成部分。智慧化医院建设规模评审和信息技术对教育发展的影响也得到了重视。

(二)技术发展

1. 大数据　数据是信息化的原料、产品。大数据技术的发展和利用使得医院信息化的数据采集、共享、利用和展现能力飞速提升,临床医疗和科研、医疗质量管理、医院运营管理水平全面提高。国内外已有不少成功应用大数据技术的案例,如疾病预测、个性化精准医疗、个性化药物、医疗图谱、医学影像分析、就诊行为分析等。

2. 云计算　云计算是基于互联网的虚拟化资源。云计算可应用于医院的数据中心,而非本地计算机或远程服务器中,其运行将与互联网更相似,使得医院能够将信息系统的软硬件资源切换到需要的应用中,医院可根据需求访问计算机和存储系统,为医院信息部门提供便利,一方面可减少医院信息化建设的压力,另一方面还可以提高信息化资源配置的效率。

3. 物联网　物联网就是物物相连的互联网,是指通过各种信息传感设备,实时采集需要监控、连接、互动的物体或过程等的信息,与互联网结合形成的一个巨大网络。物联网技术在医院信息化建设中的应用普及,将扩展医院信息化建设的范围,提高医院信息化建设的效率及质量。如各种可穿戴监测设备能够随时随地监测患者的血糖、血压、心率、血氧含量、体温、呼吸频率等指标,甚至还可以用于各种疾病的治疗应用过程等。

4. 人工智能(artificial intelligence,AI)　人工智能是研究、开发用于模拟、延伸和扩展人的智能的理论、方法、技术及应用系统的一门新的技术科学。该领域的研究包括机器人、语言识别、图像识别、自然语言处理和专家系统等。人工智能将在医疗上扮演重要角色,如促进精准医疗,从医院工作流程到健康诊断,提供自动化过程、提升工作流程效率并提高诊断准确性。

5. 移动医疗　移动医疗就是通过使用移动通信技术(例如移动电话、PDA和卫星通信)来提供医疗服务和信息。目前,在医院信息化建设中的移动医疗包括无线查房、移动护理、药品管理和分发、条形码患者标识带的应用、无线语音、网络呼叫、视频会议和视频监控。患者在医院经历过的所有流程,从住院登记开始到出院结账,都可以用移动技术予以优化。移动医疗能够高度共享医院原有的信息系统,使系统更具移动性和灵活性,从而达到简化工作流程,提高整体工作效率的目的。移动医疗的另一个显著贡献是减少医疗差错。在对患者进行护理的过程中,有可能出现护理人员交接环节的失误,以及在发药、药品有效期管理、标本采集等执行环节的失误。为了避免上述失误,就需要医护人员及时获取和确认患者的医疗信息,确保在正确的时间,对正确的患者,进行正确的治疗。

(三)未来发展方向

随着数字健康和技术集成使用的增加,医疗保健的格局也在发生变化,护理信息在医疗保健领域的重要性进一步凸显,但护理信息学在学科理论、信息化标准、信息化人才培养等方面仍有欠缺,需要进一步的发展与探索。

1. 完善护理信息学理论　学科理论为学科知识提供了系统化的框架和基础,对学科知识的积累和传承,以及学科的深入研究和创新发展具有重要意义。当前护理信息学理论较为缺乏,主要为信息科学理论在护理领域的应用。因此,未来需要学者加大对学科的深入研究,发展完善相关理论,以推动护理信息学的发展与进步。

2. 加快信息标准化发展 增加国家层面的顶层设计与规划,推广标准化护理术语的应用,建立统一与国际接轨的标准化护理术语体系;加强与不同国家或地区的合作,强化基础设施指导护理信息学的教育、实践和研究,促进护理信息学内容和护理专业信息分类以及编码在世界范围内的标准化。

3. 扩大信息化人才培养 学科的发展离不开人才的培养。未来应健全信息专科护士的培养、认证及管理体系,统一培训内容,明确信息专科护士的准入条件和能力标准,加快信息专科护士的培训,为护理信息化人才的培养做好导向和护航;增强院校合作协调度,进一步完善教学内容和课程体系,以及教育框架的创新;扩大思维与科技的融合,搭建优化教育系统平台,加快数字化建设以优化教学环境。例如,线上/线下教学利用增强现实(augmented reality,AR)/虚拟现实(virtual reality,VR)+大数据个性化加强沉浸学习,减少线上/线下转换的信息损失;智能硬件+物联网创造碎片化学习场景和使用机器人流程自动化(RPA)技术减少非教学时间并扩大教学人员在教学服务上的精力投入等。

4. 推动信息化护理建设 随着大数据、人工智能、云计算、物联网、移动互联网等新兴技术的迅速发展和广泛应用,新一代的医院信息系统发展方向主要体现在三个方面。①以患者为中心,对患者实现全程智能化服务。②以临床为核心,对诊疗实现全程智能化处理。③以管理为导向,对对象实现全程智能化管控。新一代医院信息系统通过实现系统的高度集成、数据的高度融合、应用的高度智能、流程的高度优化,使应用前端成为高度专业的智能应用,系统后端实现高度融合的知识管理。

第二节 护理信息标准发展与实践

一、概述

在现代科技领域中,标准的综合化、体系化应用是标准化发展的必然趋势。医疗卫生信息应用包括了采集、存储、传输、交换、处理、表示和安全等诸多环节,需要制订围绕信息整体应用的、成体系的信息标准。医疗卫生信息的标准化涉及国内外的医疗卫生信息相关标准和规范的遵循和应用,包括基础标准、数据标准、技术规范、管理标准、信息安全与隐私标准等。

护理信息标准是指被广泛接受和采用的规范、约定或指南,用于描述和组织护理过程中的信息,以促进护理信息的一致性、可比性、可操作性和安全性。这些标准涵盖了护理数据的采集、存储、传输、共享和使用,确保在不同的医疗场所和系统中能够有效地交流和利用护理相关的信息。护理信息标准的制定旨在提高护理质量、增加临床决策的准确性,并支持电子健康记录等信息技术工具的应用,以推动护理领域的现代化和信息化发展。护理信息标准化是护理学学科现代化的基础性工作,是制订、贯彻、修订学术标准的有组织活动的全过程,其主要包括护理学信息内容标准化、护理信息管理指标体系的建立及专业信息分类与编码三个方面的主要内容。它是护理学科建设和发展的系统工程,要用系统论的思想、理论和原则来指导各类护理信息标准的制定,使之全面配套、层次恰当、目标明确,并随着科学技术的发展而不断深化发展。

二、实践

(一)护理学信息内容标准化

护理学信息内容的标准化主要包括三个方面的内容:理论标准化、操作规范化、应用现代管理理论和方法建立护理学术管理规范和流程。学术内容标准化的发展过程是循序渐进,需要立足于护理理论研究者不断地归纳总结,使之成为护理行为的准则和实际工作的行动指南。现有的护理学理论和各种技术方法的标准与规范都是护理学术内容标准化的成果,如各科疾病护理常规、各科疾病健康指导、基础护理技术操作规程、医院分级管理标准、护理工作检查评分方法等。

1. 理论标准化 理论标准化是护理学信息内容的标准化的重要组成部分。它要求将护理学科的理论进行结构化和体系化，并用规范化的语言再现经典护理学的精华和内涵。通过重构现代护理学术理论模式和框架，可以使护理学科的理论更加系统和完整，为护理实践提供科学的指导。护理术语标准化在信息资源共享性、知识表达一致性以及助力护理决策等方面起着关键性作用，是医院信息系统评级成功与否的先决条件。此外，语义的互操作性、知识表达的一致性以及医疗信息资源共享性也被美国医疗卫生信息和管理系统协会纳入对医院信息进行系统评级的指标。2016年，中卫护理信息管理研究院将临床护理分类系统引入我国。临床护理分类系统护理术语基于临床经验数据研发，涵盖了护理评估、护理诊断、护理计划、护理实施、护理评价全过程，与我国现行和推广的护理程序一致，具有系统性、全面性和可操作性，可以此为契机，利用现有资源，加强临床护理分类系统护理术语在全国范围内的推广应用，确定规范的护理记录内容和格式。

2. 操作规范化 操作规范化是护理学术内容标准化的另一个重要方面。它要求护理操作必须规范化，并将护理操作技术科学化。通过制定护理操作的规范和标准，可以确保护理工作的质量和安全。同时，科学化护理操作技术，可以提高护理工作的效率和效果，为患者提供更好的护理服务。

3. 学术管理规范化 应用现代管理理论和方法是护理学术内容标准化的必要手段。它要求建立护理学术管理规范和流程，以提高护理学术研究和实践的管理水平。通过应用现代管理理论和方法，可以实现护理学术活动的科学化、规范化和高效化，提高护理学术研究和实践的质量和效果。

（二）护理信息管理指标体系建立

护理信息管理指标体系是建立护理信息管理系统的重要内容之一，也是其依据。以影像学科信息管理系统为例，需要先按照影像学理论、影像科室管理流程和相应规范，提取该科室信息管理项目，对每一个管理项目进行概念的界定、作用的说明，确定项目中各"信息"间的逻辑和数量关系。最终按照影像科室的每一个信息管理流程进行"信息项"归类整合，构成影像学科信息管理系统指标体系。这个指标体系将成为该系统计算机程序设计的依据和影像科室信息管理系统的重要组成部分。

护理学科信息管理指标体系是在"标准"的指导下，根据信息管理的目标要求，对相应信息管理系统中的每个管理"项目"进行概念的界定，确立其内含"信息"之间的关系，并把所有的"信息项"依据它们自身的作用和相互间的关系，按一定的逻辑层次关系进行归纳整合所形成的一个信息项集合。

（三）专业信息分类与编码

护理专业信息的分类与编码是护理信息标准化不可或缺的重要内容。所谓信息的标准化处理，就是对信息自身描述形式的界定，并通过统一与规范的标识符号使信息仅传达一种含义。具体而言，信息的标准化处理包括两个方面，即科学分类和统一编码。

护理专业信息的分类是在护理学科理论的指导下，采用分类学的原则和方法对护理学科知识进行细致而全面的属性分类。通过将护理学科知识进行分类，将其学术内涵提升至更高层次，使护理概念的描述更加准确、完整，层次的划分更加清晰、更具逻辑性，从而使整个护理学科呈现出更为系统化的特征。

护理信息的编码则是将经过明确分类的护理信息用计算机易于识别和处理的符号对每一类护理信息进行分类标识。通过建立符合护理管理学理论并适用于护理信息处理的分类与代码体系，即将护理信息进行代码化，使其成为护理信息管理的基本元素。这种编码方式简洁地概括了信息项内涵特征，为计算机护理信息管理系统提供了重要支持。可以明确地说，如果没有对护理信息进行科学分类与统一编码，将无法进行有效的护理信息的计算机处理。

三、启示

1. 标准化是现代科技领域中的必然趋势 标准化在现代科技领域具有重要作用，特别是在医疗卫生信息应用和护理信息管理中。通过标准化的实施，可以提高工作效率、保障信息安全，为提供更好的医疗卫生服务和护理实践奠定基础。

2. 护理学信息的标准化是护理学学科现代化的基础性工作 护理信息标准化是一个不断演化的过程，随着科学技术的发展，人们要不断深化和完善护理信息标准化，从而推动护理学学科的现代化进程。

第三节 临床护理信息系统建设

一、概述

医院信息系统在国际学术界已被公认为是新兴的医学信息学的重要分支，医院信息系统是现代化医院建设中不可缺少的基础设施与支撑环境。与此同时，护理信息系统和医院信息系统也是互相关联的。一方面，护理信息系统从医院信息系统中获取大量的人、财、物方面的基本信息；另一方面，护理信息系统产生的大量护理质量信息又依托医院信息系统传输到各个部门和系统，为各部门共享，并成为医院信息全面管理的一部分。

临床护理信息系统是由护理人员和计算机组成的能对护理管理和临床业务技术信息进行收集、存储和处理的系统，是医院信息系统的一个子系统。临床护理信息系统是对信息的处理，其包括收集、汇总、加工、分析、储存、传递、检索等基本环节。临床护理信息系统可大大提高护理人员的工作效率、有效地减少差错、支持临床决策。

二、实践

（一）家庭病床

家庭病床是以家庭作为护理场所，选择适宜在家庭环境下进行医疗或康复的病种，让患者在熟悉的环境中接受医疗和护理，既有利于促进患者的康复，又可减轻家庭经济和人力负担。家庭病床不仅与社区护理和医院实现互联互通，还提供以患者为中心的护理服务，它强调用药安全和居家安全，并包含多种操作护理，如伤口护理、血糖血压监测等。在大数据时代，系统的互联互通使得患者在家庭病床上能够得到更全面的医疗服务，同时实现上下级医疗机构的无缝衔接。家庭病床的建立使医务人员能够走出医院，最大限度地满足社会医疗护理要求。同时，服务的内容也日益扩大，包括疾病普查，健康教育与咨询，预防和控制疾病发生发展；从治疗扩大到预防，从医院内扩大到医院外，形成一个综合的医疗护理体系；家庭病床是顺应社会发展而出现的一种新的医疗护理形式。

（二）"互联网＋护理服务"

在老龄化时代，慢性病、失智失能、半失能人群占比较大，对上门专业护理需求日益剧增。1999年，美国护士协会已正式将信息技术为基础的远程护理纳入护理实践标准，欧洲共同体也于2004年提出eHealth发展战略，利用互联网信息技术进行健康咨询及医疗服务，建立了较成熟的理念模式和方案。我国自2019年起开始启动"互联网＋护理服务"试点工作。"互联网＋护理服务"主要是指医疗机构利用在本机构注册的护士，依托互联网等信息技术平台，以"线上申请、线下服务"的模式，为出院患者或罹患疾病且行动不便的特殊人群提供的专业护理服务。当前，我国北京、上海、浙江、江苏等省（市、区）均形成了较为成熟的"互联网＋护理服务"，已为不计其数的居家患者提供上门服务。

"互联网＋护理服务"通过搭建信息化平台，实现患者疾病管理及延续护理。该平台通过系统管理端、患者端、医护端的三级指标，覆盖了从患者档案管理到症状管理、基础护理、健康教育等全方位的功能，能够为医护人员提供全面的康复信息，实现精准的疾病管理。患者端通过自我评估和在线学习提高患者自我管理能力，实现更加个性化的医疗服务。医护端则通过远程医疗和个体化诊疗，全方位地指导患者，进一步提高延续性护理的效果。这一实践在大数据新时代下具有积极的意义，不仅提高患者疾病管理效果，还有助于医疗机构实现信息化管理，减轻医护人员的工作强度，推动健康资源的普及。

基于"互联网＋护理服务"，信息化宣教也日益广泛。"互联网＋护理服务"将医院护理延伸至社区和家庭,通过云随访平台向患者提供专业指导,多途径传递健康教育资料,包括短信、微信、App等。通过自动化宣教,提高患者和家属的自我护理能力,增强患者对康复的信心。在大数据时代中,信息科技的应用使得系统更加智能,能够根据患者病情灵活发起针对性的宣教内容,实现全程自动化宣教,提高宣教的有效性和患者的依从性。

（三）智慧病房

智慧病房的主要目标是实现护理工作记录的电子化、无纸化、自动化、智能化、人性化的智慧化护理病房建设。智慧病房的建设不仅要关注功能需求,而且更要重视数据共享、应用协同、智能决策、多终端支持、关键节点精准采集。医院智慧病房系统包括以下内容。

1. 智慧白板 全面整合业务数据,实时掌握病区动态。将患者、检查、手术、护理等数据连接、整合,实时公布病区最新情况,方便护士第一时间掌握床位周转、患者动向、护理风险、手术检查预约/进程等重要信息。同时,也避免因手工转抄导致的信息更新不及时、识别困难、数据遗漏等问题,从而有效保障了数据的完整性和时效性。

2. 移动查房车 该系统可兼并基础性护士站所有系统功能,可通过无线局域网或者5G移动物联网等网络环境,联通医院内部基础性护士站系统功能,拓展实现其他床旁护理、宣教等系统功能,为护理工作提供多方式支撑。

3. 可穿戴设备 使用可穿戴设备(如3G血压计、蓝牙血糖仪、智能心电监护仪)监测患者血压、血脂、血糖、心率等参数,并将记录自动传输到医院内信息平台的个人健康数据库,供护理人员随时查询,并使患者获得健康指导,享受实时动态的医疗服务及健康管理。

4. 生命体征采录与预警 生命体征采录与预警系统是基于物联网的病区临床护理实践,是为降低传统医护人员对患者的巡视工作强度以及及时获取患者各项生理指标状态而设计。在物联网技术开始涌现时,医疗领域就意识到利用这一技术可以改善患者监测和护理的效率。初期的尝试主要集中在传感器技术和数据传输两方面。随着物联网技术的不断发展,病区临床护理系统逐渐整合了更多的传感器,包括监测心跳、脉搏、心电图、体位、离床状态、睡眠质量等。这一整合使得系统能够更全面地监测患者的生理状况。为了实现实时监测和数据存储,系统引入了云平台。这一步骤使得患者的监测数据能够通过光纤传感技术迅速上传至云平台,医护人员可以随时随地访问患者的实时信息。通过患者住院信息与监护设备绑定,实现患者的生命体征数据自动采集,生命体征数据自动上传至电子护理文书。当患者生命体征出现明显异常时,系统发出预警报告至护理文书,及时为护士判断患者病情提供指导,进一步提升诊疗效率与质量安全。

智慧病房的实践基于5G技术,通过互联网、人工智能和物联网等技术,实现了医疗数据的高效采集与使用,优化了护理流程,提升了护理质量和患者住院体验。在此过程中,临床护理信息系统发挥了核心作用,通过实时数据采集和分析,支持移动护理、体征监测、无线输液监控等功能,极大地提高了护理工作的效率和准确性,确保了患者生命安全,推动了智慧医院的建设进程。

互联网技术在智慧病房的实践中具有明显的优势。高速连接使医疗数据实时传输成为可能,提高了医疗护理的敏感度和即时性。广泛应用的互联网技术加强了医护人员之间以及医疗设备之间的信息共享,提高了医疗服务的整体水平。同时,患者也受益于便捷、个性化的医疗服务,可以通过移动设备随时查询健康信息、预约挂号,增强了患者与医护之间的互动和信任。总体而言,互联网在智慧病房实践中的优势体现在提高了医疗护理的时效性、协同性和个性化服务水平,为患者和医护人员提供了更加智能、便捷的医疗体验。

（四）护理决策支持系统

护理决策支持系统是一种利用信息技术来协助医护人员做出临床决策的工具。它的发展大致经历了以下几个阶段：20世纪70年代至80年代初,医疗信息技术开始出现,但大多数系统是基于主观经验和手工操作的。计算机主要用于存储和检索患者信息。20世纪80年代末至90年代初,随着人工智能技术的发展,出现了基于规则的护理决策支持系统。这些系统使用专家制定的规则来解释患者数据并提供建议,然而，这些系统在处理复杂的、不确定的临床情境时存在局限性。20世纪90年代中期以后，知识工程和模型驱动的护理决策支持系统成为关注焦点。这些系统利用医学知识的形式化表示，并采用统计和机器学习方法，以更好地适应不同患者的需求。随着信息技术的迅速发展，护理决策支持系统开始集成大量患者数据，包括实验室结果、影像学数据、基因信息等。这使得系统能够提供更个性化、实时的决策支持。近年来，护理决策支持系统开始更多地应用移动技术和云计算，使医护人员能够在不同地点访问和共享患者信息，这种灵活性有助于提高临床决策的效率和质量。人工智能和深度学习技术的兴起为CDSS带来了新的可能性。这些技术可以处理大规模的医学数据，发现复杂的模式，并提供更准确的预测和建议。

例如糖尿病患者护理决策支持系统的构建采用C++语言对功能项目进行用户界面模块化构建，采用面向服务的架构，基于WebServices技术实现主要模块功能，使用SM9、AES、RAS加密算法保障患者端与医护端数据双向传输的安全性。最终开发的糖尿病自我管理平台应用端由患者App和医护网站端组成，主要功能有实时记录、反馈报告，线上测评、风险报告，在线学习、远程指导，自主编辑、动态管理。该支持系统可以提高糖尿病患者的自我管理能力，改善血糖控制水平，减少低血糖发生次数，提高患者自我效能和满意度。总的来说，护理决策支持系统的发展经历了从基础的规则系统到更复杂、个性化和智能化的阶段。随着技术的不断进步，护理决策支持系统将继续在改善患者护理、提高医疗效率和减少错误方面发挥关键作用。

三、启示

1. 临床护理信息系统的建设是现代化医院建设中不可或缺的一部分 临床护理信息系统可以提高护士的工作效率，减少差错，并支持临床决策。因此，医院应该重视护理信息系统的建设，为护士提供一个能够收集、存储、处理和传递护理管理和临床业务技术信息的系统平台。

2. 护理信息系统的建设需要充分利用计算机技术和信息管理技术 护理信息系统与医院的其他信息系统进行互联互通，实现各个部门和系统之间的信息共享和整合。此外，还应注重系统的规范化和标准化，为护士提供准确、可靠的信息，从而支持他们的决策和工作。

3. 护理信息系统的建设使得护理服务内涵扩展，服务范围外延 随着医疗技术的发展和互联网的普及，医院服务将服务范围拓展到患者出院后的需求。护理工作也需要顺应时代的变化，将关注点从医院延伸到社区和家庭，为患者提供全方位的护理服务。信息系统和互联网技术可以在这个过程中提供便捷的健康教育和指导，提高患者的自我管理能力，促进患者身心健康。同时这也需要护理人员不断更新知识和技能，以适应新的护理模式和工作要求。

第四节 护理管理信息系统建设

一、概述

大数据将加速新技术从互联网向更广泛的领域渗透，全面辐射到各行各业，护理专业领域也不例外。未来护理管理的重点必然是信息系统的建立以及对大数据的管理和应用。将信息化手段全面应用于临床护理及护理管理工作，能够优化护士的工作流程，保证护理安全，提高工作效率。护理信息化管理将着重构建系统化、多功能、广覆盖的数字化信息网络平台，充分利用护理信息系统的功能，就护理人力资源管理、护理质量管理、绩效评价、薪酬体系、护理研究、教学管理等方面更好地发挥护理管理职能。护理管理信息系统主要包括护理人力资源管理信息系统、护理质量管理信息系统、护理科研管理信息系统、护理成本管理信息系统等。

二、实践

(一)护理人力资源管理信息系统

护理人力资源信息管理系统包括人力资源数字化管理、护理信息化排班系统、智能绩效管理。

1. 人力资源数字化管理 人力资源数字化管理通过对招聘、培训、考核、薪酬以及职业发展等人力资源管理活动内容的数字化处理,同时挖掘、收集有价值的数字信息来"建库",利用数字技术来分析员工的日常行为和工作表现,精准预测员工的工作绩效。同时形成人才标签,发现优秀人才,建设人才梯队,为组织发展提供各类所需人才,使得组织各项活动变得更加高效、快速,塑造出新的控制、协调和合作模式。

2. 护理信息化排班系统 护理信息化排班即自动排班,是指护理管理者利用排班系统自动排班的过程。护理信息化排班系统使烦琐的排班变得便捷、有规律、简洁易行。护理信息化排班系统通过选择参与排班成员,设置每天执行班种的人数和其他基本规则自动生成排班表。护理信息化排班系统使修改排班变得简单快捷,提高了护理管理者的工作效率,使其可根据病区情况对排班做出一定程度的个性化管理。同时,护理信息化排班系统可同步传输,各层级护理管理人员可以同时查阅排班情况。

3. 智能绩效管理 智能薪酬管理通过确立算法规则,做好薪资变动、薪资发放、总额管控等复杂业务,确保数据精准、成本可控。借助智能薪酬工具,实现薪资核算标准化、发放流程化、分析图表化。预置各项薪酬标准,落实薪酬体系,实现管理制度有效落地;薪资调整与人事业务自动关联,薪资变动数据自动核算,确保薪资发放精准无误;对于不同类别的人员,支持多薪资账套,实现差异化管理;一键算税报税,满足多账套、多次数合并计税需求,做到高效便捷;薪资分析按需自定义,精细化人力成本分析,实现薪资总额科学管控。

(二)护理质量管理信息系统

1. 护理安全预警系统 护理安全是护理质量的重要指标,是护理质量管理的核心要素。护理安全管理信息系统的建设使护理流程趋于标准化、表单化、结构化,同时,通过数据分析,建立风险因素预警模型,不断迭代应急预案,加强风险预警管理,降低事故隐患和不良事件的发生概率。如跌倒管理信息系统能快速识别患者跌倒风险和时机,使护士评估跌倒的时间缩短;安全用药管理信息系统可通过远程操控发药机器人,及时、正确地进行给药,有效预防住院患者用药错误;压疮风险管理系统使护士导入压疮照片后即可获取压疮分期与处理措施。近年来,护理安全管理信息系统发展迅速,许多医院借助大数据平台,利用人工智能、互联网等技术建立了高效的护理安全管理信息系统,如浙江大学医学院附属邵逸夫医院构建癌症疼痛连锁管理信息系统,使护士更规范地评估和记录疼痛。

2. 临床决策支持系统(CDSS) 及时的病情观察和正确的决策支持是护理质量的重要保障,是护理质量管理的关键步骤。临床决策支持系统的定义最早由 Osheroff 提出,即"运用相关的、系统的临床知识和患者信息,加强医疗相关的决策和行动,提高医疗水平和医疗服务水平"。临床决策支持系统是一种计算机系统,主要用于提供临床决策辅助。这种系统能充分利用可用的、合适的计算机技术,针对半结构化或非结构化医学问题,通过人机交互方式来改善和提高决策效率。近年来,护理临床决策支持系统取得了一定进展,如 2020 年,复旦大学附属中山医院标准化护理语言和临床决策支持的护理信息系统(Care Direct)应用到护理质量管理系统中,提高了护理信息系统的可用性和用户体验。

3. 管理决策分析系统 医院管理决策分析是一种典型的基于集成平台的应用,基于集成平台积累的大量数据为医院管理提供辅助决策。通过对接实现指标数据的实时、自动抓取,并对数据进行预处理,为管理者决策分析提供及时、准确的量化数据和深入分析,帮助管理者找到影响发展的深层原因,为医院管理的提升,乃至整个医院战略目标的实现提供分析依据。因此,护理行为数据要和临床质量指标、安全指标和敏感指标"挂钩",要建立动态分析模型,实时采集、处理分析和分发,构建"数据+指标"驱动的护理管理决策支撑平台。

(三)护理科研管理信息系统

科研管理信息系统通常是科研管理实现科研工作的网络化管理平台,是及时更新的科研数据中心和科研管理沟通平台,可全面、实时、准确提供各高校的有关科研信息。护理科研管理信息系统是一个专门为护理科研工作设计的综合管理平台。通过护理科研管理信息平台,护理人员可以更有效地进行科学研究,提高研究质量和效率。护理科研管理信息系统具有以下功能。

1. 科研项目管理 包括项目立项、进度管理、经费管理、结题验收等环节。

2. 实验数据管理 包括实验数据录入、存储、查询与分析。同时,系统还提供数据可视化工具,帮助用户更好地了解数据。

3. 文献资料管理 系统提供文献资料数据库,方便用户查阅和引用相关文献。用户还可以在系统中应用元分析等高级文献分析功能。

4. 成果管理与评价 系统支持研究成果的在线发布、评价和推广功能。

5. 用户权限管理 系统采用严格的用户权限管理机制,确保不同用户只能访问和使用其权限范围内的数据和功能。

6. 系统集成 护理科研管理信息系统可以与其他医疗信息系统无缝集成,实现数据共享和交换。

7. 培训与支持 系统提供完善的培训和技术支持服务,帮助用户更好地使用系统进行护理科研工作。

总之,护理科研管理信息系统包括课题管理、经费管理、资料管理、成果管理等,是医院科研管理信息系统的重要组成部分。如中山大学附属第一医院的科研管理信息系统涵盖了科研项目申报、评审、立项、合同签订、项目执行、经费管理、项目验收等功能。

(四) 护理成本管理信息系统

护理成本管理包括人工成本(护士工资、奖金分配)、材料成本(卫生材料、低值易耗品)、设备成本(固定资产折旧及维修)、药品成本(消毒灭菌药等)、作业成本(卫生业务、洗涤费用)、行政管理成本、教学科研成本等要素。要实现护理成本管理的信息化,需要从全链路成本管理闭环出发,实现全流程的标准化、线上化、信息化、智能化的管理,从而提升合规管控、投产效益。

随着医院管理成本化意识的不断增强和疾病诊断相关分组(diagnosis related groups,DRG)付费的推行,越来越多的管理者认识到需要加强成本管理,实现预算、成本控制、绩效考核的闭环管理。护理成本管理信息系统利用信息技术、计算机技术和网络通信技术对护理成本进行采集、存储、处理、传输和查询等操作,以提高护理成本管理水平和效率。

1. 基于数据的成本核算 通过采集各类护理服务数据,如护理时长、人力投入、物料消耗等,进行详细的成本核算,为护理部门的成本管理和决策提供数据支持。

2. 基于差异对比的成本分析 对不同护理项目、不同病种、不同治疗方法的成本进行分析,找出其中的成本差异和原因,为优化护理服务流程、降低成本提供依据。

3. 实时预警以控制成本 通过设定各类成本控制标准和控制策略,对护理服务过程中的成本进行实时监控和预警,及时发现和纠正不合理的成本支出。

4. 基于需求的报表管理 根据需要生成各类护理成本相关报表,如成本明细表、成本汇总表、成本对比表等,方便管理者和决策者进行数据分析和决策。

5. 信息集成与数据共享 通过与其他医院信息系统进行集成和数据共享,保证数据收集的准确性和一致性,提高整个医院的成本管理水平。

当前,部分公立医院的成本管理方法还较为传统,成本管理信息化系统依托于医院信息管理系统,例如完全成本法的成本核算往往是通过用量、次数或库存减少对相关成本费用进行简单分摊,虽然也可以完成成本归集任务,但无法达到成本的精细化管理要求。

三、启示

1. 推进护理人力资源管理信息化系统建设,达到组织和成员利益最大化 通过对护理人力资源信息化建设,使其能科学评估并充分了解护理人力资源特点,合理设置组织中护理人员比例,从系统层面进行灵活的人力调配和管理。未来需继续推进护理人力资源信息化系统建设，从而达到人与岗位匹配、人与人的科学匹配，人的需求与工作报酬匹配的目标。

2. 推进护理质量管理信息化建设，拓展护理质量管理方法 随着科学的发展和环境的变化，以往的护理质量管理方法已不能完全满足如今护理管理需求，未来需推动护理质量管理信息化建设，创新护理质量管理方法，促进决策支持系统的广泛应用。此外，还需加大对大数据资源的整合，实现大数据平台可持续、可靠、动态发展，充分利用互联网技术，识别患者风险因素，利用新型护理信息系统来提供更多决策支持，解决护理实践问题。

3. 强化护理科研信息化系统建设、助力护理科研发展 未来需要根据科技政策动态调整，不断扩宽科研管理系统涉及面，建立科研绩效评估体系，结合大数据技术优化资源配置，加强系统间互联互通，加强数据备份与管理，助力护理科研发展。

4. 构建权变高水平的成本管理信息系统，提高成本管理系统权变能力 目前公立医院成本管理系统发展的整体水平较低，适应外部环境变化的能力较差。医院应进一步明确成本核算对象、成本项目、成本范围、成本归集和分配方法，逐步实现医院全成本核算，全面提升成本管理系统的基础成本信息供给能力。同时，医院应开展成本管理体系的建设，依据医院内外部环境建立健全本单位的成本管理制度体系，满足内部管理与外部管理的成本信息需求。

第五节　护理教育信息系统建设

一、概述

教育信息化建设，经历了以学校为单位，重点建设校园网络；以班级为单位，全面普及多媒体设备、普及班级及功能型教室录播、普及学生个人终端设备的发展历程。教育信息化的发展也影响着护理教育信息化的发展。

护理教育的对象为在校护生，内容包括新护士岗前培训、护士规范化培训、继续护理教育、护士临床实习、护理进修生培训等。根据教育对象不同，护理教育信息系统分为学校护理教育、临床护理教育。因此，护理教育信息化也分为学校护理教育信息管理和临床护理教育信息管理。

二、实践

（一）学校护理教育信息系统

学校护理教育信息系统的最主要表现是智慧护理教育。

智慧教育是指在"互联网＋"、人工智能、虚拟仿真等技术的支持下，实现学生按需学习、自主学习，从而使学生形成系统的思维能力及创新思维能力。智慧教育是教育信息化的高级阶段，在护理专业中，智慧教育主要体现在智能化教学设备、混合式教学模式及平台化教学管理三方面。

1. 智能化教学设备 由于护理专业的实践性，智能化教学设备往往与实训相关，主要涉及三种类型。

（1）仿真教学。仿真环境、模型，塑造接近真实的临床环境，通过使用真实的医用器具、仿真模拟人等，学生能更直观地了解护理操作流程。

（2）虚拟现实技术。借助虚拟现实技术，通过沉浸式、交互式的三维效果，增加护理操作的真实感，有利于学生实现学生到护士的角色转变。

（3）网络课堂。师生可以通过视频录像、线上学习平台（如慕课、雨课堂、超星学习通、蓝墨云等）开展课堂教学，学生能够结合自身情况完成规定的学习计划，也可以自主学习相关内容，扩大知识面。

2. 混合式教学模式 在教学模式上，随着教育信息化的推进，加之近年新冠疫情对线下教学的影响，混合式教学开启了智慧教育的新篇章。混合式教学采取"线上＋线下"结合的教学方法，既能发挥教师的主导作用,又能体现学生的主体地位,微课、翻转课堂等都属于混合式教学模式。如今,混合式教学已被广泛应用于护理学基础、内科护理学、社区护理学等专业课教学,并取得了良好效果。混合式教学的教学效果在很大程度上取决于课程设计,因此也对教师提出了新的挑战。教师需要不断学习新模式,思考在信息化教学活动中存在哪些问题,不断优化课程设计,改善学生的学习体验,提升教学效果。

3. 平台化教学管理 实验教学是护理教学的重要环节,随着信息技术的引入,部分高校已经建立了信息化实验平台,实施实验室智慧管理。通过信息化实验平台,学生可以进行自主预约、上传操作视频,教师可以远程评分。平台能实时采集学生预约次数、时间及耗材情况,方便教师进行综合评价并补充耗材。此外,基于临床继续教育的需求,医院也建立了集培训、考核、反馈、教学资源于一体的护理教学全流程管理系统,护士可参加线上培训并考试,由系统实时监控并自动批改,及时将考试成绩反馈给护士个人和管理者。该平台节约了管理者手动批阅及数据分析的时间,同时也提升了护士参与培训的自主性。

为推进信息技术与高等教育的深度融合,平台化教学管理还体现在:①建立人才培养与教学促进信息化平台,创新教育教学与人才培养模式,提高高等教育质量。②建立科研协作与知识管理信息化平台,创新科研协作与学术前沿研究模式,提升高校科学研究水平。③建立电子校务与决策支持信息化平台,创新高校管理体制机制,提高高校管理决策水平。④建立校园综合信息服务平台,创新思政教育与文化传承模式,增强高校服务师生和社会的能力。⑤探索高校信息化建设、运营与服务模式,创新教育信息化体制机制,推动高校信息化可持续发展。

(二)临床护理教育信息系统

临床教学信息管理的程序设计是以标准化、规范化的临床教学信息管理流程为依据,以临床教学信息为管理对象,应用信息科学的理论和计算机技术来实现的。

临床护理教育信息系统是一个集现代化、数字化、智能化于一体的教育工具,它不仅提升了临床护理教育的效率,更在培养优秀的护理人才方面发挥着不可替代的作用。此外,该系统还拥有丰富的护理教学资源,如课件、视频、图片等,为学生提供了一个全新的学习平台。临床护理教育信息系统的特点主要体现在以下几个方面。

1. 智能化 随着人工智能技术的发展,临床护理教育信息系统正向着智能化方向发展。系统可以通过智能算法和数据分析技术,对护理教育数据进行挖掘和分析,为护理教育提供更加精准和个性化的支持。

2. 虚拟化 虚拟现实和增强现实技术为临床护理教育信息系统提供了新的发展方向。近年来,虚拟现实技术(virtual reality,VR)、答题器、高仿真模拟等信息化教学方式取得飞速发展,在护理教学中应用虚拟现实技术,调动了护生学习的积极性。临床护理教育信息系统需要录制360°全景VR课件,利用Adobe Premier CC 和 Kolor Autopano Video 等软件对录制的全景视频进行剪辑,利用三维建模软件融合仿真技术、图像识别技术等构建立体模型,营造三维环境,通过播放视频等再现场景的方式辅以同步讲解,帮助护生在学习知识的过程中获得真实体验。

3. 移动化 随着移动设备的普及,临床护理教育信息系统也在逐步实现移动化。通过移动设备,护理人员可以随时随地进行学习,使得学习更加灵活和便捷。

4. 云端化 云技术为临床护理教育信息系统提供了更加高效和可靠的数据存储和处理能力,使得数据具有连续性,以促进护理人员的持续发展与个人成长。

5. 集成化 随着医疗信息化的不断发展,临床护理教育信息系统需要与其他的医疗信息系统进行集成,实现数据的共享交换以及护理教育与临床护理质量的互联互通,打破理论教学与临床实践的壁垒。

三、启示

1. 扩大智慧教育实践成效 智慧课堂并不是简单地将信息技术和课堂教学活动相结合,而是需要将信息技术科学地、合理地、恰当地应用于课堂教学的主要环节,只有这样才能真正实现课堂教学变革,重塑信息化时代下的教育新生态、新形态,培养新时代的人才。在护理领域亦是如此,要将信息技术有效应用于护理教育,持续推动护理人才发展。

2. 构建数字教育生态系统　整合各类资源、平台、数据,构建集成化资源,加强平台间的数据共享,打破信息孤岛、数据孤岛。加强系统集成,持续整合高校、医院、企业资源,实现互通共享、应联尽联,在大规模应用中放大优质教育资源价值。

3. 推动信息技术深度应用　信息技术不断发展,未来应持续借鉴其他领域经验,围绕人工智能、元宇宙等新一代数字技术,打造智能化护理教育,形成人机共生教育模式,构筑公平、安全、绿色、高效、可持续的"人工智能＋教育"模式,以有效提升护理教师的综合素养,精准培养护理专业学生的思维能力,加快创新教育测评方法,推进数据驱动的教与学。

(黄丽红　胡婉婷　罗梦丹)

第八章 护理教学管理的实践与创新

护理教学是一种为社会培养护理人才的专业教育活动,护理教学管理是提高护理教学质量的重要环节与保证。随着信息化时代的来临,教育方式发生重大变革,如何在护理教学及管理等方面寻求突破与创新,提升护理教师教学能力、业务水平和综合素养,促进护理学专业学生综合素质和综合能力的全面提升,持续向社会输送优秀护理人才,是促进护理专业发展和社会发展的重要内容。

第一节 护理教学管理相关概述

一、护理教学管理的相关概念

1. 护理教学(nursing education) 护理教学是根据我国卫生工作方针,通过一系列有目的、有计划、有组织的教学活动,为护理学专业培养身心健康,品德优良,具有一定医学、护理学以及人文学科知识,并能为人类健康事业服务的优秀人才。

2. 护理教学管理(nursing educational management) 护理教学管理是指管理者运用一定的理论和方法,对护理教学系统进行有效管理,合理配置教学资源,引导和组织教育者完成教学任务,实现护理教学目标的一种活动。护理教学管理的目的是培养高水平的护理人才,提高护理队伍整体素质。教学管理者必须明确管理中的各种主要问题,严格遵循管理原则,按照管理过程的客观规律进行科学、民主、规范有序的管理。

二、护理教学管理的原则

1. 方向性原则 护理教学管理应与国家办学方向一致,秉持社会主义办学理念,以党和国家教育方针为准绳,服务社会,培养符合社会需求的人才。在制订专业培养目标的同时,结合护理教育规律,贯彻国家教育目标,促进教育改革,提高护理人才培养水平,为社会输送优秀的护理专业人才,提升人民健康水平。

2. 科学性原则 护理教学管理行为应遵循客观规律,妥善处理主观与客观、理论与实际、传统经验与现代管理科学的关系。管理活动需适应政治经济发展,符合民众健康需求,并考虑受教育者身心发展的特点。护理教学管理者应与时俱进,采用科学方法和信息化手段观察、学习和实施教学管理活动。

3. 有效性原则 强调护理教学管理过程要最大限度地、合理有效地利用人力、物力、财力和时间,追求最经济、最有效的成果。在护理教师队伍管理方面,激发每个人的积极性,注重培养和提拔优秀员工,充分挖掘潜力;在教学物资及设备管理方面,提高教学物资和设备的利用率,使其在教学过程中充分发挥作用;在教学经费管理方面,争取各种经费资源,做好项目预算;在教学时间管理方面,科学管理时间,通过信息管理软件提高工作效率,全面提升教育教学质量。

4. 民主性原则 提倡民主,鼓励全体教职工积极参与、讨论和监督护理教学工作,充分发挥群众的智慧和力量来推动护理教学工作。护理教学管理者要以身作则,倡导民主精神,增强群体凝聚力。鼓励教师参与教育管理,尊重信任教师,积极听取教师的建议,激发教师的改革创新意识。同时,通过班级和学生会进行学生自我管理,引导学生形成正确的世界观和人生观,培养学生的社会实践能力。

5. 规范性原则 要求遵循国家规定的护理教学目标和办学方向,规范培养符合标准的人才。科学设置护理教学管理组织机构,健全规章制度,使管理工作有章可循、有法可依,实现管理工作的制度化、规范化。教学管理要系统化、程序化,杜绝随意修改教学工作计划的行为,加强校风学风建设,创造育人氛围,全面提高管理效能。

6. 创新性原则 强调创新是教育的灵魂,培养学生创新意识和能力,注重学生个性发展。鼓励学生在各类活动中大胆创新、开拓进取。教师要积极为学生提供表现自我的机会,鼓励学生发散思维,引导学生开拓创新。

三、护理教学管理的发展

(一)护理教育发展初期

国外护理教育始于17世纪,护理活动以家庭式照顾为主。在欧洲的一些医院,从事护理工作的主要是修女,她们没有接受科学和系统的护理教育和训练,只能为患者提供一些生活照顾和精神安慰。我国护理教育最早兴起于1840年前后,各国的传教士在军队的保护下,纷纷来到中国开设教堂、宣传宗教,继而开设西医院和学校,从那时起,我国开始逐步建立护理教育体系。

(二)正规护理教育的兴起

19世纪50年代,欧洲开始在医院中采取培训的方式,即在医生的指导下,培养年轻女性从事护理工作,当时护生须从事6个月不付报酬的护理工作,才能取得护士资格。1854年,在克里米亚战争中,英国护士南丁格尔带领三十多名护士在战地医院护理伤员,使得英军伤员的死亡率由42%下降到2%。1860年,南丁格尔在英国伦敦圣托马斯医院开办了世界上第一所护士学校。此后,以医院为基础的护士学校开启了现代护理教育的新阶段。1888年,美国人约翰逊在福州开办了我国第一所护士学校,这是我国近代正规护理教育的开端。中华护士会在1912年3月召开会议决定,统一全国护士学校的课程,规定全国护士统一考试时间并订立章程,同时成立护士教育委员会,促使我国近代护理教育向初步规范化迈出了开创性的一步。

(三)高等护理教育的发展

高等护理教育最早在美国兴起。1899年,哥伦比亚大学教育学院家政系开设了一门名为医院经济学的课程,专门培养为护理教育服务的护士,该课程被称为高等护理教育的先声;1909年,明尼苏达大学设立了学制为3年的护理本科教育;1924年,耶鲁大学成立护理学院,并首次开设以大学为基础、授予学士学位的4年制护理本科专业,这在世界护理教育发展史上有重大的意义。自此以后,护理教育逐步从职业培训向专业教育转化,成为高等教育的一部分。1920年,我国成立了第一所高等护理教育学校——协和医学院高等护士学校,并设立护理学学士学位。中华人民共和国成立初期,为满足战后经济建设的需求,缩短人员培养周期,国家取消了高等护理教育,大力推行中等护理教育。"文化大革命"期间,大部分护校停办,医院为了医疗工作之需,自行举办护士培训班,使大批未受到正规专业训练的初级人员进入护理队伍。改革开放以后,护理教育重获新生。1983年,高等医学院校首次设置护理专业;1992年,北京医科大学率先招收护理学硕士研究生;2003年,第二军医大学获得护理学博士学位授予权。至此,我国护理高等教育层次基本完备。

(四)新时代护理教学管理

进入21世纪,随着医学模式的转变、健康观念的更新、疾病谱的变化、卫生保健体制的改革,特别是经济全球化进程的推动,现代护理专业人才功能角色日趋丰富,这对护理人才培养的质量提出了更高的要求,并在全球范围内掀起了护理教育教学的变革。发达国家护理教育层次和体系均趋于完善,在人才培养上更加重视专业价值观、专业发展能力和专业人文精神的培养,以及对护生专业核心能力的培养。

中国护理学科正处于蓬勃发展的阶段。随着医疗体制改革不断深化、护理教学水平不断提升、护理实践专业化以及护理研究持续推进,我国的护理学科迈入了发展的快车道。在新时代的背景下,为适应不断变化的医疗环境和患者需求,我国护理教学管理也在不断发展和变化,主要体现在以下三个方面。

1. 统筹护理人才培养,推进"全方位全周期健康服务" 为成功实施"健康中国"战略,确保全体人民能够获得全方位、全周期的健康服务,必须立足于"全人群和全生命周期",建立"公平、连续健康服务体系"。这对护理发展提出更高层次要求,促使护理服务范围扩展至与人民健康需求紧密相关的服务领域。高层次护理人才队伍建设是精准对接多层次、多样化健康服务需求,是扩大护理服务供给的重要保障。与此同时,在"新医科"和医学技术飞速发展的背景下,高水平护理人才的不足将严重影响医护合作的深化,成为医学整体深入发展的瓶颈。因此,应根据国内外护理人才培养趋势及公众健康需求、实践岗位需求,重构层次清晰、方向明确、岗位适合的全层次护理人才培养体系。从目标性质上,新构建的培养目标应具有国际化、胜任力本位、以人为本、个性化的特质。同时,应积极探索高质量护理人才培养模式,以精准对接我国多层次、多样化的健康服务需求,"全程双导师负责制"便是在原有护理人才培养模式上进行的创新、发展和改革,有助于提升护理人才培养质量和护理教育水平。

2. 重组教学关键要素,实现"智慧化护理教育" 2012年教育部印发的《教育信息化十年发展规划(2011—2020年)》中将"推动信息技术与高等教育深度融合,创新人才培养模式"作为一个独立章节,强调了将信息技术与教育相结合是提高教育质量的关键途径,也是我国教育领域未来发展的焦点。2018年教育部发布《教育信息化2.0行动计划》明确提出"促进信息技术和智能技术深度融入教育全过程,推动改进教学、优化管理、提升绩效"的目标。鉴于人类生命活动的复杂性、健康问题的多因性以及健康服务需求的多样性,护理教学必须突破学科壁垒,积极借助云计算、大数据、物联网、区块链和移动互联网等信息化技术。这些技术可以有机整合医学、护理学以及人口学、社会学、信息技术等相关学科的理论、知识和技术,以加强护理教学与信息化的融合,创造出新的护理模式和教育方法,实现"智慧化护理教育"。如采用线上线下相结合的混合式教学模式、虚拟技术辅助的智慧化教学模式以及基于数据驱动的精准教学模式等,可将信息化技术融入护理教学,有助于提高护理教学的质量和效率,培养能够应对复杂的健康挑战的护理专业人才,满足不断变化的健康服务需求,为提供高质量的医疗护理服务做出贡献。

3. 突破传统教学模式,强化"以学生为中心"的教学理念 随着教育方式的革命性变革,我国护理教学的培养模式亟须突破传统的生物医学模式束缚。在教学理念方面,必须摆脱传统的"以学科为主导、以教师为核心"的模式,向"以能力为核心、以学生为主体"的模式转变。"以学生为中心"的教育理念探究其根本就是要实现人的发展,不仅要让学生实现学业和学术的发展,还要帮助他们实现人生观、价值观和思想品德的发展,在满足学生自身成长需要的同时,还要满足他们职业成才的需要。在新时代护理教学中,学生不仅应在课本中获取知识,更应将理论与实践相结合,在真实的临床场景中灵活运用所学知识与技能,培养应对临床问题的批判性思维能力。临床实践贯穿护理人才培养的全程,临床实践能力的高低与护理行业的整体素质密切相关。因此,在教学模式上,应该促进临床医院护理教学职能的发挥,将学校和医院两者的教学环境与教育资源相融合,发挥"双导师负责制"在护理人才培养中的作用,实现理论教学与实践教学的无缝衔接,真正做到理论知识与实际操作相结合,以提升人才培养的质量。

第二节 数字化背景下"以学生为中心"的护理教学实践与创新

一、概述

21世纪以来,高等医学教育的传统教学模式受到了巨大冲击,信息技术的飞速发展使得学生不再受时间、地点和条件的限制,能够更加自由地、自主地参与学习。在这样的条件和背景下,"以学生为中心"的教学模式得到广泛运用,并逐渐成为世界高等教育发展的趋势。在此模式下,教学改革关注的重点是学生的学习和发展,最终目标是促进学生的发展,学生被视为教学改革的主要受益对象和参与者。教师教学评估、课程内容设置、教学模式变革、学校事务管理等也都趋向于将学生放在主体位置。

"以学生为中心"的教学模式与传统教学模式最大的区别是实现了由"传统三中心"向"新三中心"的转变。传统教学模式也被称为传授式教学模式或传统三中心模式,即以"教材为中心、教师为中心、教室为中心",突出的特点是教学过程围绕着教材、教师、教室进行。"以学生为中心"的教学模式则以促进学生的学习和发展为目的,强调尊重学生个体差异、满足学生需求,该模式的突出特点是"以学生发展为中心、以学生学习为中心、以学习效果为中心",也被称为"新三中心"。

2023年,教育部印发的《基础教育课程教学改革深化行动方案》中指出"充分利用数字化赋能基础教育,推动数字化在拓展教学时空、共享优质资源、优化课程内容与教学过程、优化学生学习方式、精准开展教学评价等方面广泛应用,促进教学更好地适应知识创新、素养形成发展等新要求,构建数字化背景下的新型教与学模式,助力提高教学效率和质量。"随着信息时代的快速发展,以及我国教学改革的不断深入,教育信息化、智慧化从无到有、从弱到强,呈现出快速发展的态势,护理专业教育也加快了改革的步伐,改变了过去传统的教学模式。因此,采取"以学生为中心"的护理教学新模式,为学生创造个性化的学习空间,是教学方法改革的发展趋势,而推进智慧教育与"以学生为中心"的教学的深度融合则是教学新方向。

二、数字化背景下"以学生为中心"的护理教学实践

(一)"高阶性"教学目标

2010年,中共中央、国务院印发的《国家中长期教育改革和发展纲要规划(2010—2020年)》(以下简称《纲要》)中明确提出"坚持以人为本、全面实施素质教育是教育改革发展的战略主题,是贯彻党的教育方针的时代要求,核心是解决好培养什么人、怎样培养人的重大问题,重点是面向全体学生、促进学生全面发展,着力提高学生服务国家服务人民的社会责任感、勇于探索的创新精神和善于解决问题的实践能力。"正如《纲要》所指,我们要进行素质教育,要培养学生的责任感、创新精神和实践能力。由此可见,教育的目标重点不应局限于知识传授,而应瞄准高阶教学目标,强调学生综合素质的培养与全面提升,这也是"以学生为中心"的教育理念的基本观点。"高阶性"教学目标内容包括自主学习能力、问题解决能力、创新能力以及数字素养的全面提升。

1. 自主学习能力　自主学习能力的培养是首要的"高阶性"教学目标。传统的教育往往注重学科知识的掌握,而"高阶性"教学目标则更加注重综合学习能力的培养。学生不仅要具备扎实的基础知识,更需要具备自主学习、综合分析、时间管理、跨学科思维、批判性思维等能力,并能够在学习中不断反思和成长。自主学习能力还强调学生的终身学习能力与可持续发展能力。在教育过程中,应培养学生持续学习的意识和能力,不断更新知识、拓宽视野,以适应社会变革的需要。这种终身学习的态度将使学生在人生的不同阶段都能保持竞争力,不断实现个人价值。

2. 问题解决能力　教学目标的重要一环是提升学生的问题解决能力。不仅要向学生传授已有的知识,更要培养他们发现问题、提出问题和解决问题的能力。问题解决能力不仅是课堂上应具备的技能,也是生活中和工作中的必备技能,有助于学生更好地应对复杂的现实问题,成为有竞争力的终身学习者和职业人才。

3. 创新能力　创新能力包括发现问题、分析问题、发现矛盾、提出假设、论证假设、解决问题,以及在解决问题过程中进一步发现新问题从而不断推动事物发展变化等方面的能力。在教育过程中,应以培养学生的创新精神、创新意识、创新思维和创新能力为目标,积极发现、充分发掘和强化学生的创造潜力,启迪学生的创新性思维,培养学生的创新精神,教会学生主动探求知识、调动学生自主学习的积极性、主动性与创造性,培养学生敢于质疑、勇于创新的精神,使学生能够在实践中不断地尝试和探索,从而推动知识和技能的不断增长。

4. 数字素养 数字素养是指学生在数字时代应具备的素养,是在数字化背景下需要具备的重要能力。数字素养包含三个层次:层次一为熟练使用常见的或专门的数字工具(技术、软件和平台)的能力;层次二为批判性地理解数字媒体工具如何反映、塑造、增强或操控人类对真实世界的感知或感受,以及学生对个人在数字社会的权利和义务的认识;层次三为用数字工具创造和交流,使用数字工具进行创意工作,根据不同情景和对象使用不同工具进行适应性交流。

(二)"智能化"教学模式

探究式、启发式教学法是"以学生为中心"的教学常用的教学方法,如案例教学法(case-based learning)、问题导向式教学法(problem-based learning)、情境教学法(situational teaching method)、翻转课堂(flipped classroom)等。在这些常用教学方法的基础上,基于教学目标和教学内容,结合现代信息技术,创新性地采用线上线下相结合的混合式教学模式、基于数据驱动的精准教学模式以及智慧化虚拟技术辅助的虚拟教学模式,能够积极推进护理教学信息化建设,有效提高课堂教学效率,提升教学质量。

1. 混合式教学模式

1)混合式教学模式的概述 混合式教学模式(blending learning)是随着信息技术快速发展而出现的一种教学模式。混合式教学模式是以建构主义学习理论等为指导,将现代信息技术手段与教学要素进行优化整合,将线下课堂教学与线上网络教学进行有机融合,更深层次地优化、选择和组合教学环境、教学资源的一种教学模式。混合式教学模式通过将网络化教育资源、在线教学、互动和传统课堂教学相结合,利用虚拟现实、人工智能及大数据技术等,在网络上实现部分内容的学习和教学,通过整合优质在线学习资源,为学生提供丰富的学习资源和方便的学习路径。线下则通过师生互动、生生互动达到能力的提升,既能发挥教师在教学过程中的引导、激励和监督作用,又能充分体现学生作为学习主体的主动性和创造性。

2)混合式教学模式的应用实践

(1)线上资源贯穿全程。通过数字化教育平台中的优质教育资源,数字技术的应用为课程内容提供了更广泛、灵活和多样化的资源选择渠道。在丰富的课程资源支持下,课程内容可以围绕教学目标和学生特点,进行更多样、灵活的建构,课程内容的丰富性、针对性和适切性得到有效提升。学生在课前可依托微课、快课、速课、慕课、翻转课堂、移动网络课堂、智慧课堂等线上资源,以及各类学习 App,随时随地进行预习,并完成对应测试。教师可对学生预习完成情况有整体了解,并对学生进行指导与答疑,从而为提高课堂教学效率提供帮助。课后教师可在教学平台上设置相应的测试题,学生可通过教学平台完成在线测试,同时学生可以通过反复观看教学视频等教学资源,加深对知识点的理解。教师可以通过平台了解学生完成测试的情况,并可通过线上平台与学生进行交流讨论,同时引导学生自主学习,扩充知识面。

(2)教学方法有机融合。在整体教学设计的过程中,常常将混合式教学模式与多种教学方法相结合,如案例教学法、问题导向式教学法、情境教学法、翻转课堂等,以丰富学生的学习体验。这种综合性的教学设计不仅有助于满足不同学生的学习目标和需求,还能激发学生兴趣,提高学生参与度,培养学生的批判性思维和解决问题的能力。这一方法符合现代教育的趋势,以学生为中心的教学方式,使学习更加有趣和有意义。

2. 精准教学模式

1)精准教学模式的概述 精准教学(precision teaching)是依托先进信息技术手段,通过跟踪、记录和分析学生学习过程的数据及其产生的原因,为教师教学设计、教学决策、教学指导、个性化干预和学生的学习补救及改进提供科学依据的一种教学模式。其核心思想是"以测助学"。通过搭建大数据精准教学平台,以大数据、云计算等数字技术推动教育过程从"非量化"到"可量化",对学生学习数据进行全过程、常态化、伴随式采集,实现基于大数据的多维度综合性智能化分析评价,从而实施精准教学。总而言之,精准教学就是用大数据和智能技术进行的因材施教。

2)精准教学模式的应用实践

(1)个性化学习分析。学习分析是通过对学生产生和收集到的相关数据进行分析和阐释,来评估学生的学业成就、预测其学习表现并发现其存在问题的过程,学习分析技术的核心价值体现在帮助教师改进教学。随着信息技术的快速发展,基于数据驱动的学习分析技术改变了传统的教育评估手段,使得智能化、及时性的个性化测评成为可能,能够让教师实时掌握班级整体的学习情况以及学生个体的学习情况,进而为个性化的学习支持与干预提供依据。数据驱动的学习分析技术还能够预测学生的学习表现、及时发现问题,自适应学习技术则能够进一步为学生推荐个性化学习内容与资源。在实践过程中,能够基于智慧教学平台获取的大数据进行学习分析,通过全面跟踪、分享学生表现(包括学习表现、行为表现和性格表现)的数据,对学生行为数据及时进行分析和处理。教师可以通过查看软件所提供的图表更直观地了解每位学生的学习表现、行为表现以及性格表现情况,全方位地了解每位学生,并根据学生的现有水平和爱好及时改进学习设计,协助教师开展具有针对性、差异性和个性化的教学。师生借助学习分析结果调整教与学,实现教学深度交互。

(2)精准化教学课堂。精准化教学课堂主要体现在教学内容与形式的选择和教学效果的评估。具体表现如下:①精准选择教学内容与形式。采取记录、分析等准确的教学技术手段实施教学过程。教学过程是基于网络学习空间展开的,教师和学生在教与学的过程中会产生大量的数据,通过对这些数据进行实时分析并反馈给教师和学生,教师可据此制定相应的教学策略,选择合适的教学手段,如翻转课堂、课堂提问、体验教学、互动讨论或探究式教学等。同时,通过规则化推理、生成式人工智能等数字技术,围绕学习目标和核心课程内容,自动生成不同类型、不同难度的问题,使得课程内容得以活化。这不仅节省了教师的时间和精力,还可以满足学生的差异化学习需求。②精准评估教学效果。基于教学评价结果,可以明晰不同学生的学习情况,聚焦学生个体问题,进一步为学生推荐个性化学习内容与资源;同时,还可以帮助教师反思精准教学行动中出现的问题,并有针对性地调整教学及管理策略,更好地满足学生需求。

3. 虚拟教学模式

1) 虚拟教学模式的概述　虚拟教学(virtual teaching)是对基于计算机和电子通信技术进行的双向交互式教与学的一种概括。它既不同于面对面交流的面授教学,也不同于在运用印刷、广播电视和录音录像技术设计制作和发送课程材料的基础上开展的单向、非实时的远程教学。狭义的虚拟教学指的是利用计算机、人工智能等技术将教学活动、教学内容等现实事物集成起来,从而产生一种交互式的人工现实,是一种高度逼真的"模拟世界"。广义的虚拟教学指随着技术发展和网络行动泛化而产生的或涉及的一切交流信息、知识、思想和情感的新型行动空间,是一种动态的虚拟社会生活空间。虚拟现实是信息时代重要的前沿技术,是数字经济的重大前瞻领域,将深刻改变人类的生产生活方式。近日,工业和信息化部、教育部、文化和旅游部、国家广播电视总局、国家体育总局联合印发《虚拟现实与行业应用融合发展行动计划(2022—2026年)》,提出加速虚拟现实多行业、多场景应用落地的重点任务,此举必将给教育带来新的变革。虚拟教学注重通过文字、图片、视频等形式促进教学准备,探索提升教学效果的方式与方法。通过开展虚拟仿真教学,模拟真实的临床情境,帮助学生巩固专业知识,可促进信息技术与实验教学的深度融合,有效提高学生技能操作、团队合作、沟通交流与临床决策等多方面的能力。

2) 虚拟教学模式的应用实践

(1)建立沉浸式临床环境。可以利用高科技仿真设备、虚拟现实(virtual reality,VR)技术、增强现实(augmented reality,AR)技术和人工智能技术等数字技术,实现现实场景虚拟化、虚拟场景真实化,创设出更加沉浸、真实和交互的虚拟化学习情境,构建学习的真实情境,如模拟各种疾病、手术操作和急救情况,学生宛如置身于真实的医疗场景中。通过为学生创设个性化的情境体验场域,鼓励学生在真实的医疗场景中,探索体验时空、互动体验路径,让学生在感官浸染、情感浸润、思维浸透中实现具象与抽象交织、个性与共性兼备的知识建构与创生,这样能够激发学生的兴趣、提高学习参与度,并帮助学生更好地理解和应用知识。

(2)推进交互式护理操作。护理专业技能训练对于培养具有扎实基本知识和娴熟基本技能的合格护理专业人才起着举足轻重的作用,为全面开展"以服务对象为中心"的高质量的整体护理服务打下坚实的基础。而技能学习是一个循序渐进、不断熟练的过程,需要学生课后不断进行练习。护理虚拟仿真实训系统利用虚拟现实技术,创建一个逼真的三维虚拟学习环境,促使学生借助自己的视、听、触等感觉器官接受各种信息,交互式虚拟训练各项技能操作,具备要点提示、流程控制,使教学活动更加生动形象、直观易懂。护理虚拟仿真实训平台的应用一方面可以增加学生的实操机会,使学生能够真实体验各种临床场景,如静脉输液、肌内注射、鼻饲以及传统模拟人无法展示的进针角度等,通过该软件进行直观呈现,有利于提高学生自主学习和创新能力,训练学生的思维能力。同时,护理虚拟仿真实训系统可以大幅减少真实教学实训设备的投入,解决教学资源少、实训操作场地局限、设备成本高、重复利用率低等问题,支持多人同时或多次反复练习,不需要教师在旁实时辅导,不损耗设备资源,可多次重复练习,拓展实验教学内容广度和深度、延伸实验教学时间和空间、提升实验教学质量和水平。

(三)"真实感"学习情境

学习情境是影响学习者和学习过程的重要因素和条件。传统教学往往是在特定场所(主要是教室、实验室等)开展,这些场所一般远离真实社会、远离实践,学生被"隔离"起来,主要目的是希望他们专心学习知识。现代教育研究发现,学习是知识建构的过程,知识是在思考与活动的互动中建构的;学习是社会性的,是在学习者与其他参与者的社会性互动中完成的;学习是情境性的,学习是在具体情境中完成的,实践的情境对学习效果有很大影响。基于发展科学角度的学习环境观认为,有效的教学应该根据学习内容和学习目标的需要,为学生营造特定的环境,或把学生带到特定环境中去,通过环境营造促进学生高效学习。因此,情境教学的过程,是对教材的再创作过程,是学生创新精神与创新能力发挥的过程。

"以学生为中心"的教学设计理念强调的教学设计方式不是教师讲、学生听的传统"灌输式"教学,而是转向以学生的主动学习为主,学生自觉地在创设的情境中积极主动地学习和思考,在思考过程中把外在的知识内化为自我的思想和行动,把教师的情感内化为学生的自我情感,把每一次学习都作为一次新的创作过程,并在这样的创作中,充分发挥自己的创新思维能力,体现自我的价值。"以学生为中心"的教学要求教师转变观念,改变传统的教学方式,应充分利用教学情境,从学习目标与实际需要出发,勇于创新、大胆设计、精心组织、创设生动活泼的、与教学内容相适应的具体情景或氛围,让学生在情景中积极参与实践,引起学生的情感体验,帮助学生正确地理解教学内容,使学生在愉快的情境中接受知识、内化情感,激发学生的求知欲与创新意识,促进学生心理机能全面和谐地发展。

(四)"立体化"考核评价

在"以学生为中心"的教育教学改革的总体要求下,任何一种单一的评价方法都不能对教育教学的效果和学生的综合能力作出全面的评价,因此在评价主体、标准、内容、方法等各个方面都要兼顾,要坚持从多方面、多角度,全面、客观地评价教育教学效果,形成立体化、综合性评价体系。

1. 评价对象——全人式 教师教育课程应坚持全过程育人,这意味着传统的评价方式无法全面评估学生的综合素质和成长。全人式评价不仅侧重于学生的学习成绩,还充分考虑学生的社交能力、情感智力、道德价值观、领导潜力等多个维度,通过综合评价,了解学生的整体素养和品质。在进行考核评价时,应采用全人式评价方法,这与"以学生为中心"的教学目标高度契合,有助于更加全面地评价学生的发展情况。

2. 评价内容——全过程 全过程评价强调评估者应考虑学生在学习过程中所取得的进步,包括学生的学习历程、自我反思、改进和成长,而不仅仅是一次性的测验或项目成绩。因此,要实现全过程评价,应采用终结性评价和形成性评价相结合的评价方式,即除了进行以学生期末考试结果的终结性评价外,还应进行形成性评价,形成性评价具有评价周期短、评价方式多样、反馈及时等优点,可以使教师及时了解学生对知识的掌握情况,及时有效地调整教学方法和内容。

3. 评价主体——多主体 "以学生为中心"的课堂应采用多主体的评价方式,除了教师之外,更多地鼓励学生及其同伴共同参与评价,采用学生自评、学生互评、教师评价等多主体考核办法,对教学活动各个环节进行评估与反馈,以确保评价的全面性。学生自评的主体是学生自己,目的是让学生反思自己的表现,评价自己的优缺点,学会进行自我评价和自我指导。学生互评指的是同伴评价,评价的主体是学生,同伴的评价是对教师评价的补充,也可以培养学生的评价能力,因为评价别人的优缺点本身就是一个学习的过程。教师评价是指教师对学生学习情况的评价,教师作为评价的主体,可以通过作业、提问、考试等形式对学生知识和技能的掌握情况进行评价。

三、启示

1. 变革传统教学、重塑教学形态 教育的根本目的在于促进学生的学习和发展。"以学生为中心"的教学理念强调让学生在教学活动中通过主动探索、自主建构的方式来学习知识和解决问题,真正让学生成为教学活动的主体,这是对传统教学中"以教师为中心"、以"教"为主的教学模式的变革。基于"以学生为中心"的原则,学生成为主体,"教"变成了帮助学生"学"或是引起学生"学",教师成为课堂活动的设计者和管理者,学生实践活动的鼓励者和合作者,学生问题的分析者和解答者。同时,随着信息时代的快速发展,借助先进的信息技术,实现教学环境智慧化、教育技术手段的信息化与智能化,能够有效促进教师利用智慧学习环境和教育手段重塑教学形态、创新教学模式、提升教学质量,充分调动学生教学活动积极性,提升学生参与度,逐步推进和实现从以"教"为中心向以"学"为中心、从传统教学模式向"以学生为中心"的教学模式的转变。

2. 推动技术赋能、促进深度融合 2012年,教育部发布的《关于印发〈教育信息化十年发展规划(2011—2020年)〉的通知》中强调信息技术应与教育"深度融合",以推进教育信息化建设。数字技术与教学的深度融合的实质与落脚点是要变革传统课堂教学结构,即将教师主导课堂的"以教师为中心"的传统教学结构,改变为既能充分发挥教师主导作用,又能突出体现学生主体地位的"以学生为中心"的教学结构。在推进数字技术与教学深度融合的过程中,应牢记技术赋能课堂教学的价值导向和核心目标是促进课堂教学育人质量的提升,即技术赋能课堂教学的功能在于切实保证课程的育人功能、教师的育人功能以及学生的自主发展能力得以实现,并真正让课堂教学回归其原本意义,不可本末倒置,不能过分彰显"技术"。在把握上述原则的基础上,将数字技术直接地、适切地作用于课堂教学中,推进技术赋能,具体表现在:通过提供开放化选择资源、虚拟化再造情境、智能化生成问题等功能,赋能课程的育人价值;通过实现结构化整合教学过程、形象化演绎知识,实现场景联结等功能,让教师教学更具育人功能;通过助力便捷化交互协作、数据化提取信息、精准化分析数据、即时化反馈结果和泛在化拓展学习,让学生能力得以释放,从而实现课堂教学全要素和全过程的全面优化,切实提升课堂教学育人质量。

3. 强化教学准备、助力教学改革 教学模式的改革对于高校、教师和学生都是一种挑战。数字化背景下"以学生为中心"的教学成效很大程度上取决于机构、教师和学生的准备程度。①从机构层面看,目前很多高校都忽略了推进数字化背景下"以学生为中心"的教学所面临的挑战,包括开展教学所需要的基础设施、师资、人员、技术等层面的准备和要求。目前,我国大部分的高校教学改革还处于初期阶段,即由意识/探究层面向采纳/初期实施层面过渡、转化的阶段;②从教师层面看,教师对于"以学生为中心"的教学态度、能力准备会极大影响其教学效果。目前,因课程整合、时间、工作量以及技术等问题,导致部分教师对该教学模式的态度较为消极;③从学生层面看,学生对"以学生为中心"的教学的认可度和接受度会影响他们的学习参与度及满意度,目前,部分学生对于"以学生为中心"的教学持积极开放的态度,也仍有很多学生更偏爱传统的面对面教学。同时,学生是否做好"以学生为中心"的教学的能力准备也会影响其学习成效,学生能力准备包括自主学习能力、实践管理能力、成熟度与责任感、应用信息技术的能力等。然而,目前较少关注学生对"以学生为中心"的教学的态度与能力准备情况。因此,为助力新型教学模式改革,高校、教师及学生都应做好数字化背景下"以学生为中心"的教学准备。高校应加快智慧校园建设,促进信息技术和智能技术深度融入教育教学和管理服务全过程,打造智慧教育生态体系。同时,高校应通过组织相关培训,帮助在职教师提高数字化背景下"以学生为中心"的教学方法与能力,并开展相关课程,提升学生参与"以学生为中心"的教学时的能力水平。

第三节 "全程双导师负责制"护理教学管理实践

一、概述

"全程双导师负责制"是一项旨在改革护理人才培养模式的重要举措,指的是在护理本科生入学后,立即为他们分配全程导师,并根据学生培养阶段为其分配专业导师。全程导师和专业导师分工协作,共同负责指导和引导护理专业学生的专业和职业发展。"全程双导师负责制"不仅在学生进入见习或实习阶段时发挥作用,而且还贯穿护理专业学生的整个学习过程。

"全程双导师负责制"并不是要完全取代已有的培养模式,而是在原有模式的基础上进行创新、发展和改革,实现继承与创新的结合。该模式的构建要突出几个关键特点:①校内与校外一体化:在学生的整个培养过程中,实现校内理论学习和校外实践学习相互融合、互为补充,以提高学生综合素质;②理论与实践一体化:学生不仅要学习理论基础知识,还要将这些知识与实践相结合,以提高学生的实际操作能力和职业素养;③线上与线下一体化:在培养学生时,既重视面对面的师生交流,又充分利用互联网等在线资源进行教学和学习,以适应不同的学习环境和需求。这一培养模式强调了在培养过程中各种教育元素的整合,以更好地应对未来的挑战,其目标是培养更具综合能力和实践经验的护理领域专业人才,提高护理教育的质量和水平,以满足日益发展的医疗领域需求。

二、"全程双导师负责制"的护理教学管理实践

(一)"全程双导师负责制"的构成要素及职责义务

"全程双导师负责制"的构成要素主体包括全程导师、专业导师和学生,每个要素都应明确自身责任义务、充分发挥自身作用,从而实现 $1+1>2$ 的效果。

1. 全程导师的责任义务 目前,全程导师主要由大学护理学院专任教师担任,担任教育和学业相关的导师角色。其主要任务是对护理本科生进行全程监督,因材施教,对护理本科生的专业思想、学业、科研、生活、就业等方面进行全面指导,努力实现护理本科生知识、能力、素质的全面培养。其具体职责包括:①在校内理论专业学习阶段,对本科生进行思想品德教育、学业规划指导、职业生涯规划指导、考研指导、就业指导,辅助学生制订学习计划,促进学生知识、能力与素质的协调发展。同时还要注重学生研究能力的培养和发展,激发学生的科研兴趣,对学生毕业论文的选题和撰写加以指导;②在见习、实习阶段,全程导师要与专业导师积极对接和密切联系,让学生明确见习、实习的任务和意义,严格见习、实习要求,及时了解和记录学生的见习、实习情况。在见习、实习结束后引导学生进行总结、交流和反思。

2. 专业导师的责任义务 专业导师由见习、实习医院优秀带教老师担任,主要为锻炼和提升学生的实践能力贡献力量。其主要任务是对护理专业学生进行专科实习指导,完成专科实习计划,带领护生积极参与优质护理服务,指导护生实施责任制整体护理,促进护理本科生从理论到实践的良性过渡。其具体职责有:密切与全程导师沟通交流,了解学生教学实践能力现状,明确学生不同时期的见习或实习任务及要求,结合学生特点,制订具体的、个性化的、有针对性的实施和指导计划;注重指导的广延性,拓宽指导学生的途径,建立与学生交流的网络平台,如 QQ 群、微信群等,确保能利用网络与学生进行互动,针对学生实践中存在的问题,结合自身专业优势和丰富的社会经验,对学生进行必要的指导;注重指导的长期性,在见习或实习结束后,专业导师应对学生进行综合客观的评价,指出学生的优点和不足,并在之后的教学中对学生进行指导和督促。

3. 学生的责任义务 现代教育观认为学生是学习的主体,在学习过程中,教师起到引导和帮助的作用,学生学习结果的好坏取决于其自身因素。因此,学生的责任义务应包括:①学生应明确培养目标,对所学专业及培养目标产生认同感;②在全程双导师的指导下,完成相应的学习任务及实践任务,并根据具体

情况制订自身的学习计划,为自身设定相应的学习目标;③学生要充分尊重导师的工作,积极配合导师的工作,同时作为项目中的一员,也要有责任感和荣誉感,为项目更好、更有效地发展贡献自己的力量;④在理论和实践过程中,学生应积极主动地跟双导师沟通联系,善于发现问题、提出问题,并增强自身解决问题的能力。

(二)"全程双导师负责制"的运行模式

1. 高素质的"双导师"队伍

(1)导师的遴选。选拔优秀教师担任双导师是实施护理本科生"全程双导师负责制"的重点,对于参与"全程双导师负责制"的全程导师和专业导师应采取严格的遴选标准。全程导师的遴选标准为:①具备良好的师德师风和职业素养;②热衷于护理教学,主动关心关爱学生;③具有副高级以上职称,从事护理教学工作5年以上;④以第一作者或通讯作者在国家级学术刊物发表高水平科研论文,主持省市级或国家级在研课题等。专业导师的遴选标准为:①具备良好的医德医风和职业素养;②热衷于护理教学,主动关心关爱学生;③具有中级以上专业技术职称,具有1年以上临床带教工作经验。

(2)导师的培训。要使"全程双导师负责制"真正发挥作用,需提前对导师进行规范化培训。通过培训,让导师们明确自身工作任务、明晰"全程双导师负责制"模式的培养目标及培养方式、提升其指导和管理护理本科生的能力,形成统一的团队意识,建立稳定、团结、高效的导师团队。

(3)导师的分配。导师分配采取师生互选的方式。学院根据培养计划要求,界定全程导师与专业导师的任职要求,然后在校内及医疗机构内选拔出符合要求的全程导师与专业导师。建立线上"全程导师资料库""专业导师资料库"以及"学生资料库",导师资料包括个人照片、任教科目、教学经历、授课风格、性格等方面,学生资料包括个人照片、班级、专业、自我介绍、性格等方面,将这些资料上传到网络平台,供导师及学生查看。全程导师与新生入校时进行双向选择,专业导师则是在学生进入见习、实习阶段时进行双向选择,双方互选成功即可建立师生关系。完成双向选择后签订导师协议,形成正式的指导关系。

2. 全程化的教育进程引领 "全程双导师负责制"覆盖护理本科教育的全过程,通过指导规划、指导学习、指导研究、立德树人、促进发展等教育引领进程,将课堂教学、自主学习、实践创新、指导帮扶、思想引领融为一体,促进学生潜质的有效开发和长足进步,保证学生在本科期间的各个阶段都能平稳健康成长,实现知识、能力、素质的协调发展。

(1)校内理论学习。护理本科生自大一上学期开始进行校内理论学习。学校根据社会发展、特色优势、学生水平等制定培养方案。依据培养方案,全程导师对学生从入学初开始开展专业引导、学科入门、学校生活等全方位的辅导,在学生学习的不同阶段进行针对性的指导,指导学生进行科研选题、文献检索与论文撰写,培养学生的科研能力。确保学生大学四年在学业成绩、沟通能力、创新精神、科研能力等方面都取得显著进步,实现对学生的教育引领。

(2)医院内实践学习。护理本科生自大四上学期开始进行为期40周的实习。在实习早、中期,护生按实习计划进行轮转,专业导师按照责任制护理理念施教,全程导师和专业导师充分配合,开展形式多样的实践教学活动,如操作技能培训、复杂病例讨论、情景模拟教学、循证护理教学、护理科研讲座、优质护理服务演讲比赛等,逐步提升护生的临床适应能力;在实习后期,安排护生固定在某一专科4~6周,由专业导师一对一指导,学生运用所学知识对患者施以责任制整体护理,培养其独立处理临床问题的综合能力,促进护生临床知识与技能的正向迁移。

3. 个性化的导师人文关怀

(1)因材施教。当前护理本科生教学多以班级授课制为主,这种批量化的培养很难顾及每个学生的知识获取能力和知识掌握程度,而"全程双导师负责制"模式下,导师充分尊重学生的个性化发展,依据创新教学总体要求,根据不同护理本科生兴趣爱好、实际水平和能力以及导师个人的学术专长,帮助每个学生制订符合其自身特点的学习计划,分层次设计目标要求,并针对其在知识体系和专业结构的优势和不足有的放矢地予以指导,促使学生找到学习动力和努力方向,提升学习成效。这既为团队提供共性指导,又为学有所长的学生开辟个性化培养途径。

(2)教书育人。教师直接面对学生,不仅传授知识和技能,还以自己的师德和人品影响学生,做到既教书又育人。"全程双导师负责制"在教师和学生之间搭建起一个平等、激励、互动的学习空间,在这个空间里,师生共同学习,探讨专业话题。导师教导学生主动提出问题、独立思考并为学生释疑,引导学生表达自己的观点和想法,其最终目标是让学生将所学的专业知识内化为其知识体系的一部分,实现融会贯通。同时,在学习辅导、日常交流和沟通中,导师的治学态度、为人处世方式、职业精神潜移默化地影响着学生的品格形成和个性发展,引导学生实现个体的社会化,启迪学生思想,帮助学生学会学习、学会研究、学会做人,实现教书与育人的结合。

4. 合作共赢的师生共同体　"师生共同体"是把共同体理念运用到师生活动,以校内外资源为依托,以师生个体及群体的共同成长为价值取向与追求,通过师生对话、交流、协作、反思等,自愿组合形成的师生组织,是具有共同愿景的师生通过有效互动和平等交流而促进师生共同成长的教育活动组织。在"师生共同体"中,每个成员都是主体、主角,它强调导师与学生共同的转变与成长,师生共享学校教育资源,共同开发课程与实践,平等交流,合作共赢,在成就他人的同时提升自己。

在"全程双导师负责制"的实践过程中,学生与导师、全程导师与专业导师协调合作,持续有效地双向交流,形成了稳定的师生成长共同体,实现了导师与学生的共同成长,合作共赢。学生在全程导师和专业导师的引领下,不仅有全程导师传授专业知识,还有专业导师指导实际操作,使学生能够将理论知识与实际应用相结合,增强解决实际问题的能力。同时,学生还可以得到针对性的指导和关怀,拥有更加全面的成长机会,促进综合素质的全面提升。而导师在这个过程中也同样在成长:一方面,导师在指导学生的过程中,也会有所收获和提高;另一方面,导师与导师之间的沟通与交流,如全程导师之间、专业导师之间、全程导师与专业导师之间等的交流,也为其自身的发展提供契机。

(三)"全程双导师负责制"的管理制度

1. 导师选聘制度　选拔优秀教师担任导师是实施护理本科生"全程双导师负责制"的重点。因此,护理院校在选聘导师过程中,需要注重双导师的师德、知识结构与科研能力:①师德方面,导师要具有较好的道德修养,秉持适应社会发展的教育创新理念,具有敬业精神,师德高尚;②知识结构方面,导师在具备专业能力和学识水平的基础上,要熟悉教育教学规律,具备教学科研经验,熟悉学生的教学计划、各教学环节的相互关系及整体培养过程,能对学生进行深入细致的指导;③科研能力方面,导师只有通过自身的科研实践,把握学科专业领域某方面最前沿的发展,才能在指导学生开展科学研究时更游刃有余。

2. 培养监督制度　应建立健全培养监督制度,对全程导师和专业导师的工作进行动态监管,以确保"全程双导师负责制"高效实施。学院教学管理部门和教务处应定期检查导师的指导情况,包括指导频次、内容及学生反馈,并通过教学督导、匿名调查、座谈会等方式进行监督,确保导师履职到位。通过完善的培养监督制度,确保导师责任落实,提升人才培养质量。

3. 考核评价制度　导师考核评价是"全程双导师负责制"有效实施的检验,是对导师标准化奖惩的依据,更是对"全程双导师负责制"实施中所出现问题的反馈。考核评价体系应涵盖导师工作态度、履职情况、工作成效等考核内容,采用导师自评、学生评教、学院考评相结合的方式,从"德、能、勤、绩"四个方面对导师进行考核评价。"德"考核导师的政治和教育创新理念、敬业精神和专业态度等;"能"考核导师自身的学术创新能力和教学能力;"勤"考察导师与学生的联系频率、沟通方式、指导内容、指导作用、指导质量及学生满意度等,考察导师对学生在学习与生活中遇到的问题是否予以积极有效的解决;"绩"以学生成长的绩效作为主要评价依据,综合考察导师所辅导的学生的学业成绩及通过率、心理健康状况、社会实践能力及获奖情况、护士资格证考试分数及通过率、轮转科室出科考核成绩、医患沟通技巧考核成绩、患者满意度调查等指标。

4. 长效保障制度　长效保障制度包括导师激励制度和导师退出制度。依据"全程双导师负责制"实施效果评价指标及工作量考核,对于取得优秀教学成果的导师和相应学生,实施标准化激励措施,如给予荣誉称号、年终表彰、资金奖励、绩效补贴、优先晋升职称、优先推荐进修或深造等。增加师生对"全程双导师负责制"的重视程度，激励导师教学积极性，打破形式主义观念，确保"全程双导师负责制"的有效实施。同时，要建立起"双导师"退出机制，对存在不认真履职、违反医院和学校规定、多次被学生投诉等情形的导师，视情节轻重，给予警告或取消导师资格的处理。

（四）"全程双导师负责制"的外部保障

1. 政策保障 针对护理本科生"全程双导师负责制"教育管理模式，医学院校的护理学院、教务部门及附属医院的教育处联合成立教育改革办公室，讨论并构建"全程双导师负责制"培养制度和实施方案，并将制度和方案修订到《本科生培养手册》中，确保"全程双导师负责制"的实施有章可循、有据可依。同时，教育改革办公室负责统筹协调各教育资源和教师队伍建设，监督、审查、考核"全程双导师负责制"各实施环节，建立标准化管理制度，及时发现"全程双导师负责制"实施过程中存在的问题并制定有效的解决方案。

2. 资源保障 护理院校在继续落实每年本科教学专项经费的基础上，设立专项经费支持学院推行护理本科生"全程双导师负责制"，并在教学经费投入、教学改革研究、实践教学条件等方面给予导师支持。学院要统筹安排教学、实验和行政用房等资源，尽可能开辟专门场地，满足经常性的师生会面需求；要通过举办导师见面会、师生交流会以及开展师生集体活动等形式，建设师生互动公共空间和平台，丰富师生交流渠道，增强师生互动；要借助微博、微信等社交媒体，建立导师工作交流网络平台，实现工作信息互通、指导资源共享，提高管理服务效率。

3. 机构保障 学校离不开医院，医院需要学校培养的护理人才，两者相辅相成。为保障"全程双导师负责制"的顺利实施，学校应与医院建立真正意义上的合作型"全程双导师负责制"，使"全程双导师负责制"模式实现长期化、制度化；应建立"护理院校—医院"的责任机制，建立学校、医院、学生利益共享和风险共担的机制，包括签订学校与医院的合作协议、学生与医院的实习协议等，确保医院能提供场所、时间、人员来指导学生，保障学生的合法权利，保证学校与医院间的合作不流于形式，能按双赢的形式规范运行。

4. 平台保障 为促进师生双方有效沟通，学校应充分利用现代化信息技术，建立师生互动平台，包括QQ群、微信群、电子邮件、短信、师生联系手册、校内博客或校刊、校内网络论坛等平台，便于导师了解学生近期生活学习状态，了解学生校内学习及校外实习的收获及感悟，促进师生之间交流、沟通、学习等活动。

三、启示

1. 创新人才培养、提升人才质量 "全程双导师负责制"是大学课堂的补充和完善，是创新人才培养、推进高校教育改革的重要举措。"全程双导师负责制"的实施有利于保障和提升护理专业人才培养质量，为培养高素质、专业化护理人才队伍提供有力支持。传统教育强调学术知识的传授，而"全程双导师负责制"在此基础上加入了实践导向和个性化指导，为学生提供更全面的成长机会。在"全程双导师负责制"模式下，护理本科生不仅有全程导师传授专业知识，还有专业导师指导实践操作，学生们能够更好地将理论知识与实践应用相结合，增强解决实际问题的能力；学生与导师之间的密切互动也有助于培养学术探究的兴趣，激发创新思维，进一步提升学生的学术水平和创造力；"全程双导师负责制"还强调个性化的指导，根据学生的兴趣、特长和发展需求，量身制订培养计划。这种个性化的关怀能够激发学生的潜力，帮助他们在自己感兴趣的领域取得更好的成绩，从而增强学生的自信心和竞争力；"全程双导师负责制"还注重培养学生的综合素质，通过培养学生沟通协作能力、管理和领导能力等，帮助护理本科生更好地适应未来医疗领域的多元需求。综上所述，"全程双导师负责制"模式通过学术指导和实践培训的结合，培养学生的综合素质和个性特长，为学生的社会竞争力提供了有力支持，这不仅有助于学生更好地面对未来的挑战，还能够为社会培养更具创新精神和实践能力的人才。

2. 促进资源共享、实现多方共赢 "全程双导师负责制"的推行有利于促进资源共享与互补、实现多方共赢。护理院校与医疗机构共同培育符合社会发展实际需要的护理人才，能有效促进教育理论与教育实践的深度融合,是学校、医院和社会的共同目标,是实现共赢的有效机制。护理院校是护理人才储备的资源库,医疗机构是护理专业人才素养的检验场。护理本科生进入医院进行临床实践,能够快速成长且专业素质能得到极大提升,这为护理院校培养护理人才提供了坚实的基础。医疗机构作为护理本科生的实践基地,不仅为护理教学提供了生动的临床案例和素材,也为护理研究的开展提供了丰富的数据支撑,同时,护理本科生进入临床实习,可以激活科室新思维,也可以在一定程度上缓解临床护理压力。因此,为了实现双方的互惠共赢,需要加强信息的共享与交流,通过对毕业生岗位服务能力的跟踪调查,深入了解医疗机构的用人需求,帮助护理院校实时调整教学计划,确保毕业生具备符合市场需求的技能和素质,从而为医疗机构稳定输出高素质的护理人才队伍,实现护理院校与医疗机构的互惠共赢。总之,"全程双导师负责制"的推行不仅有助于资源共享与互补,还有效促进了护理教学的发展和护理人才的培养。这种紧密合作关系在实践中不断完善,实现了学校、医院和社会的三方共赢局面,确保了护理教学和护理人才的高质量发展。

(袁梦梅　曾铁英)

第九章 护理科研管理的实践与创新

护理科研管理实践与创新是护理领域不可或缺的一环。护理科研质量直接关系到护理学科的进步和发展,是提升护理服务质量、满足患者需求的关键所在。在现代医疗技术飞速发展和患者需求日益增长的背景下,护理科研管理实践面临着巨大的挑战和机遇。护理管理者应深入理解和把握护理科研管理的核心要义,积极探索创新实践,将最新的科研成果和管理理念融入护理科研管理实践中。通过不断优化管理流程、加强团队建设、整合科研资源,推动护理科研管理向更高水平发展,为护理学科的持续发展和护理服务质量的提升做出积极贡献。

第一节 护理科研管理概述

一、护理科研管理的相关概念

(一)科研课题与科研项目

科研课题(research topic)是针对一个相对单一且相对独立的科学技术问题而确立的研究课题。

科研项目(research project)是针对若干个有内在联系、相对复杂且综合性较强的科学技术问题而确立的研究项目。

科研课题和研究项目的选题来源很广泛,可以来自实践中的问题、学科发展的需要、文献学习和学术交流的启示以及项目招标指南的引导等。创新性是科学研究的灵魂,需要我们打破传统思维模式的限制,勇于尝试,以新的思路、新的方法、新的技术等促进护理学科的发展,推动护理学科的进步。

(二)科研管理

科研管理(research management)是指为提高科研工作的效率和质量,对科学研究的人员、项目、经费、成果等进行的计划、组织、协调、控制等一系列活动。

在科研课题和项目的实施过程中,需要进行科学实验和数据收集,保证数据的准确性和可靠性。同时,需要遵守学术道德和规范,避免学术不端行为。

(三)护理科研管理

护理科研管理(nursing research management)指对护理科研活动进行的一系列计划、组织、协调、控制和监督等活动,旨在提高护理科研工作的效率和质量,促进护理学科的发展和进步。

护理科研管理主要围绕护理科研项目展开,包括了护理科研项目申请、立项论证、组织实施、检查评估、成果申报、科技推广、档案入卷的全程管理。护理科研项目的管理是提高护理科研质量的重要保障。

二、护理科研管理的基本原则

1. 科学性原则 科学性原则是护理科研的基石。它要求研究者基于明确的研究目的,在设计、实施和评价研究时,遵循科学的方法和逻辑,确保研究的可靠性、准确性和可重复性。在护理科研中,科学性原则体现在研究问题的明确性、研究方法的适当性、样本选择的代表性、数据收集的准确性和数据分析的合理性等方面。遵循科学性原则有助于确保护理科研的结果可信,为护理实践和决策提供科学依据。

2. 伦理原则　伦理原则是护理科研中不可或缺的一部分。它要求研究者在进行护理科研时,必须尊重研究参与者的权利和尊严,保护他们的隐私和权益,确保研究行为符合伦理要求。在护理科研中,伦理原则涉及知情同意、保密、不伤害和公正等方面。研究者需要确保研究参与者充分了解研究的目的、过程、风险和益处,并自愿做出决定。遵循伦理原则有助于维护研究参与者的权益,建立研究者和研究参与者之间的信任关系,促进科研活动的顺利进行。

3. 安全原则　安全原则是护理科研中重要的考量因素。在护理科研中,安全原则涉及对研究环境的安全评估、对设备和技术的安全检查、对药品的安全使用等方面。研究者需要充分预测和防控研究过程中可能出现的安全风险和意外事件,确保研究参与者的安全。遵循安全原则有助于降低研究过程中的风险和意外事件的发生率,保障研究参与者的安全。

4. 合作原则　合作原则是护理科研中促进跨学科、跨领域合作的重要原则。它要求研究者在进行护理科研时,积极寻求与其他专业人士的合作,共同推进护理科研的发展。在护理科研中,合作原则涉及与医生、药师、营养师、心理学家等其他专业人士的沟通和协作。通过合作,可以充分利用各自的专业知识和资源,共同解决护理领域的问题。遵循合作原则有助于提高护理科研的效率和质量,推动护理学科的不断发展和进步。

5. 创新性原则　创新性原则是护理科研中推动学科发展的重要动力。它要求研究者在进行护理科研时,不断探索新的护理理念、技术和方法,并对传统护理方法进行改进和优化。在护理科研中,创新性原则体现在研究问题的新颖性、研究方法的创新性、研究结果的突破性等方面。通过创新,可以发现新的护理方法和策略,提高护理质量和效率。遵循创新性原则有助于推动护理学科的发展和进步,为护理实践提供新的思路和方法。

6. 实用性原则　实用性原则是护理科研中强调研究成果应用的重要原则。它要求研究者在进行护理科研时,注重研究成果的实际应用价值和效果。在护理科研中,实用性原则涉及研究成果的转化和应用。研究者需要关注研究成果是否能应用于实际护理工作中,是否能解决实际问题并改善患者的健康状况。遵循实用性原则有助于确保护理科研的成果具有实际应用价值,推动护理实践和决策的改进和优化。

7. 规范性原则　规范性原则是护理科研中确保科研活动合规性和公正性的重要原则。它要求研究者在进行护理科研时,遵循一定的规范和标准,以确保科研活动的合规性和公正性。在护理科研中,规范性原则涉及科研选题、科研设计、数据收集和分析、成果评价等方面的规范和要求。遵循规范性原则有助于提高护理科研的质量和可靠性,为护理实践和决策提供科学、可信的依据。

三、护理科研管理的发展

国外护理科研的演进始于20世纪初的美国,由护理教育领导者引领。M. A. Nutting首次发表了护理教育调查报告,标志着护理研究的开端。随后,众多医学和护理学者投身此领域,使美国护理科研逐渐崭露头角。20世纪美国护理科研的发展过程可分为三个阶段:①兴起期(20世纪20—40年代),主要关注护理教育,为护理专业的建立奠定基础;②个体化期(20世纪50—60年代),见证了护理教育的深化,研究生教育和本科护理研究课程的开设,使护理科研得到重视并迅速发展,临床专科护理的研究成为重点,如个案护理和ICU护理技术等;③整体化期(20世纪70年代以后),护理教育层次进一步提升,博士项目的增多和复杂科研项目的开展,推动了整体化护理程序的研究,如评估技术、护理目标设立等。美国建立了大量护理硕士和博士研究生院,这些高端人才引领了国家级的护理科研项目,使美国护理科研保持世界领先地位。全球发达国家均重视护理科研,强调以人为本的护理理念,科学评估健康与护理效果,进一步推动了护理科研的发展。

我国护理科研起步较晚,但经过不断努力,取得了显著的进步。其发展过程可分为三个阶段:开创期、恢复与提高期、加速发展期。①开创期(1949—1966年),主要聚焦在护理教育方面,如培养目标、课程设置、教材建设和教学方法的探讨。同时,护理管理和专科护理方面也进行了一些初步的探索。②恢复与提高期(1976—1985年),护理科研逐渐恢复,护理教育开始引入研究生教育,并开设了护理研究课程。同时,引进了国外的护理理念和模式,如"护理程序"和"责任制护理",促进了护理水平的提高。此外,还成功研制了多种护理设备,提高了护理工作的效率与质量。③加速发展期(1986年以后),护理科研课程被正式纳入护理教育的教学计划,护理教育的层次不断提升,培养了高层次的护理科研人才。同时,实验性研究和前瞻性研究课题不断增加,护理理论研究也开始兴起。国外先进的护理模式,如整体护理、循证护理和临床路径等,被引入国内,并与国内的护理实践相结合,形成了适合指导我国临床护理的理论体系。这些变化使得护理工作的效率及护理科研的水平得到迅速提升。

护理科研管理作为护理领域的重要分支,其演进过程与护理科研的快速发展紧密相连。随着医疗科技的进步和护理学理论体系的完善,护理科研管理也逐渐从初级状态走向成熟,实现了从传统到现代、从无序到有序的重大转变。在早期,护理科研管理相对简单,主要关注护理科研的基本流程和基础管理。随着护理科研的深入发展,科研项目的多样性和复杂性增加,护理科研管理也逐渐复杂化。现代护理科研管理不仅涉及科研项目的立项、实施、监控和结项,还包括科研团队的建设、科研资源的整合、科研成果的转化与推广等多个方面。此外,护理科研管理在标准化和规范化方面也取得了显著进展。制定和完善了一系列护理科研管理规章制度,规范了科研行为,提高了科研效率和质量。同时,护理科研管理也更加注重科研伦理和科研诚信,确保科研活动的合规性和科学性。在信息化和数字化时代,护理科研管理也迎来了新的挑战和机遇。利用现代信息技术手段,如大数据、云计算等,可以实现对护理科研数据的深度挖掘和分析,为科研决策提供更加科学、精准的依据。同时,通过构建护理科研管理平台,可以实现科研资源的共享和科研协作的便捷化,推动护理科研的快速发展。

综上所述,护理科研管理在不断发展中逐渐成熟和完善,为护理科研的健康发展提供了有力保障。未来,随着医疗科技的进步和护理学理论体系的创新,护理科研管理将面临新的挑战和机遇,需要不断适应和变革,以推动护理科研的持续发展。

第二节　基于4A模型的护理科研管理实践

一、概述

(一)护理科研实践的重要意义

1. 提升护理人员的专业素质　护理科研实践可以帮助护理人员更好地掌握新的护理理论、方法和策略,从而更科学、更有效地进行护理工作。通过科研实践,护理人员不断更新自己的知识和技能,提升自身的科研能力和创新意识,为患者提供更好的护理服务。

2. 提高护理人员的学术水平和学术影响力　通过参与科研实践,护理人员不断扩展自身的知识领域,深化对疾病机制、护理干预和患者护理需求的理解,提高自身的学术水平。同时,护理人员还可以借助发表科研论文、参加学术会议等方式,与国内外同行交流分享自己的经验和见解,扩大自己的学术影响力。

3. 推动护理技术的创新　护理人员通过科学研究和自主创新,研发新的护理设备和工具,为患者提供更加便捷、舒适的护理服务;通过引入智能护理系统,实现患者信息的实时共享和护理工作的自动化等,持续推动临床护理实践变革,提升护理照顾和管理效力和效果。

4. 提高护理服务的质量　通过科研实践,可以发现临床护理实践中存在的问题和不足,找寻最新、最佳的护理实践方法,并将护理科研实践的成果应用于临床护理工作中,以优化护理流程、提高护理效率、降低护理风险,从而提高护理服务的整体质量。

5. 推动护理学科的发展　通过科研实践,可以发现新的护理问题,提出新的护理假设,并通过科学方法验证这些假设的正确性。这些新的研究成果不仅可以丰富护理学科的理论体系,还可以为临床实践提供新的思路和方法,推动整个护理学科的进步。

(二)护理科研实践面临的困境

1. 资金有限　科学研究通常需要大量的资金支持,用于设备购置、人力资源管理、数据收集和分析等方面。然而,目前护理科研课题申报渠道有限,护理科研的经费和设备往往不足,这限制了科研的深度和广度。因此,需要寻求更多的经费来源,同时优化资源配置,确保科研工作的顺利进行。

2. 人才短缺 由于我国高等护理教育起步较晚,护理人员学历相对较低,没有系统学习科研、统计学方法的机会,导致他们在科研实践中缺乏必要的技能和知识。因此,如何加强对护理人员的科研培训,培养和留住优秀的护理科研人才是护理学领域长期面临的艰巨挑战。

3. 时间压力 时间是保障科研项目顺利实施的重要前提,而临床护理人员承担着照顾患者的艰巨任务,护理人员需要花费大量的时间照看患者,导致其很难抽出足够的时间来进行科研实践。因此,面对时间压力,护理人员可以考虑灵活安排工作时间进行科研,或者寻求团队合作,共同分担科研任务。

4. 伦理挑战 护理科研常常涉及人类健康和隐私等重要问题,在进行护理科研时,需要确保研究过程的合法性和道德性,保护患者的隐私和权益。在科研过程中需严格遵守科学伦理规范和法律法规,确保科研工作的可靠性和可信度。

5. 支持和认可不足 护理工作往往被视为辅助性工作,而不是医疗体系科研创新中的主体,加之护理科研在实践中的影响力相对有限,很难获得足够的支持和认可,科研成果转化困难。需要加强对护理科研的宣传和推广,提高其在医疗体系中的地位和影响力。

二、实践

科学、实用和有效的护理科研管理模式及策略是促进护理科研实践顺利开展和成果产出的重要保障。华中科技大学同济医学院附属同济医院是一所集医疗、教学、科创、公共卫生和医院管理研究为一体的现代化综合性国家卫生健康委委管的百年老院,综合实力居国内前列。同济护理是首批国家临床重点专科,学科实力稳居全国前十。同济护理团队是一支学历高、科研强、综合素养卓越的优秀队伍,在护理科研实践和管理的过程中开展了大量的探索和尝试。基于自身实践经验,结合国内外相关研究成果,同济医院护理团队构建了护理科研管理4A模型(见图9-1),在实践中取得了显著的管理成效,对在医院情境下开展护理科研实践和管理具有较好的参考和借鉴意义。

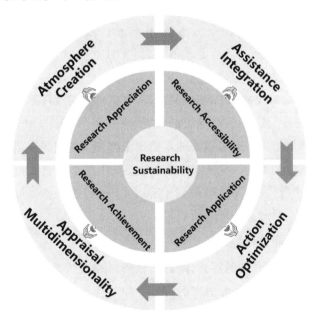

图 9-1 护理科研管理 4A 模型

(一)护理科研管理 4A 模型的内涵

护理科研管理4A模型由四个模块的英文首字母构成,即①氛围营造(atmosphere creation),强化科研认同(research appreciation);②资源整合(assistance integration),提升科研可及(research accessibility);③策略优化(action optimization),助力科研实践(research application);④评价多元

(appraisal multidimensionality),夯实科研成果(research achievement)。各模块之间相互联动,彼此依存,此模型为护理科研管理实践提供了一个清晰的参考框架,通过开展相应的管理实践活动,促进中心目标的实现,即护理科研工作的可持续性发展(research sustainability)。各关键要素的具体内涵分述如下。

1. 中心目标:护理科研工作的可持续性发展(research sustainability) 科研可持续发展是指在科学研究领域采取系列可持续性的方式进行研究、创新和管理,以确保研究活动能够长期、持续进行,且能给社会经济发展和人类进步带来积极影响。护理科研工作的可持续发展对于提升护理实践的质量、推动护理学科的发展以及改善患者健康结局具有重要意义。可从文化引领、基础支撑、实践指导和评价导向等方面多维打造。

2. 模块1:氛围营造(atmosphere creation),强化科研认同(research appreciation) 科研认同是指对科学研究的意义、贡献以及影响力的认可和肯定,它是个体开启科研探索和持续科研实践的原生动力。科研认同是一种文化,它需要环境和氛围的渲染和烘托。通过营造积极、支持性的护理科研氛围,能够帮助护士更好地理解护理科研的价值和意义,继而强化其护理科研动机、提升科研热情和科研认同感,并持续优化护理科研生态。具体实践策略包括倡导科研文化、建立激励机制、制订科研任务以及开展学术分享等。

3. 模块2:资源整合(assistance integration),提升科研可及(research accessibility) 科研可及性是指科学研究和技术创新相关资源、信息和机会的开放程度和容易获取程度,它是科学研究持久开展的外部助力。它具体涉及对科研实践相关数据、信息、经费、人才等资源以及科研成果传播、共享和利用的可获得性。通常可通过提供科研能力专题培训、课题申报及项目开展指导、科研平台开发与完善、研究信息发布及分享等方式进行资源整合,优化护理科研资源布局,提升科研资源配置效率,持续提升护理人员对科研实践的可及性。

4. 模块3:策略优化(action optimization),助力科研实践(research application) 科研实践是指研究人员和团队在科学研究过程中所进行的实际活动和具体操作,它是落实科研计划,促进科研产出的核心步骤。聚焦单个学科领域,一般可从支持和促进研究者个体、研究团队以及学科内外交叉三个层面制定措施,全面挖掘科研主题潜能,整合贯通科研实施路径,扎实推进科研实践。具体活动如文献阅读、项目开展、文章撰写及成果展示等研究者个人实践;文献俱乐部、文献速览以及循证项目实施等团队实践;院校、院院、院企以及跨学科人才培养及项目合作等交叉融合实践。

5. 模块4:评价多元(appraisal multidimensionality),夯实科研成果(research achievement) 科研评价是对科研工作和研究成果进行考核、评估和比较的过程,它是衡量科研工作完成度和完成效果的有效手段,对科研工作的持续改善和健康发展具有重要的反馈提示作用。科研评价通常涉及多个方面,包括研究工作量的完成情况、成果的数量和质量、影响力、创新性、可靠性以及研究人员和团队的学术声誉等,一般可通过纳入学术论文的引用次数、发表文章的期刊影响因子、专利数量和质量、科研学术获奖等指标持续健全护理科研成果评价机制,不断夯实护理科研成果。

(二)护理科研管理4A模型的实施

医院根据实际情况和护理工作开展的需要,结合文献资料和团队讨论,对护理科研管理4A模型的具体实施策略进行了进一步明确和界定,提升方案的针对性和可行性。同时,医院从护理部层面对护理科研实践及管理方案进行全院宣讲,明确要求;在实施过程中,开展阶段性评价,把控实施进度;每年对护理科研工作进行全面总结和梳理,对照目标,评价管理成效,找出不足并持续改进。

1. 氛围营造(atmosphere creation),强化科研认同(research appreciation) 从多层面倡导积极的科研文化、建立科研奖励激励制度、实施科研关键绩效指标管理以及开展护理科研分享交流会四个方面营造积极的支持性护理科研氛围,强化护理科研认同。

(1)多层面倡导积极的科研文化。护理部主任、护士长等护理学科带头人充分把握每一个护理科研机会,在医院层面、护理部层面以及科室层面为护理科研发声,宣讲护理科研及学科的发展现状,突出护理研究实践与管理对改善患者看护质量、保障患者安全、推动医院建设以及卫生事业的健康发展所发挥的积极作用,让护理队伍内外均能看到护理学科和护理研究的重要价值,营造积极的、支持性的氛围,实现学科内外对护理科研价值的统一认同。

(2)建立科研奖励激励制度。医院层面制定科研奖励激励制度,并将护理科研工作纳入其中,从政策层面支持护理科研工作的开展。例如给高质量科技论文报销版面费、对高质量SCI论文设立不同类别的奖金激励等。护理部层面制定并定期更新护理人员科研实践相关管理规定,针对不同类别和层级的科研实践及成果差异性提供时间支持和奖励,如以第一作者发表中文科技核心期刊论文者给予科研假1天/篇、SCI论文2天/篇、主持国家级课题30天/年等奖励。此外,护理部还将科研实践及成果纳入护士个人年终绩效考核,针对不同类别科研成绩分别给予不同等级的加分,如撰写课题标书2分/项、成功申报者4分/项、大会发言1分/次、发表D类以上中英文论文5分/篇等,充分调动护理人员的科研积极性。

(3)实施科研关键绩效指标管理。有效的目标管理可以更好地激励团队成员、提高绩效、实现战略目标,并不断促进组织的发展和进步。护理部年初制定全院护理人员年度科研目标,从项目申报、论文发表、专利创新、科研获奖等方面制定护理部年度科研目标(数量和质量),根据各专科核心护理人力资源数拟定护理科研关键绩效指标(key performance indicators,KPI),并将年度任务逐级分解,责任到人,确定任务清单,依此指导护理部、科室及护士个人年度护理科研工作的组织与开展。

(4)开展护理科研分享交流会。护理部牵头,积极营造自由开放的学术分享及交流氛围。聚焦护理学科发展前沿,立足医院建设和护理工作开展需要,年初拟定全年护理人员外出参会计划,重点聚焦国际护士大会(ICN)、中华护理学会以及省级护理学会等组织的专委会年会,参会前制定学习任务,会后组织参会人员在全院及各专科层面汇报分享,将最新的理念和知识传递给每一位护理人员,实现学习效益最大化。此外,护理部组织制作护理科研简报,汇总近期我院护理人员在课题申报、论文发表、创新转化以及科研获奖等方面取得的优秀成果,通过院内办公平台及同济护理微信公众号等方式进行发布,让护士能随时随地获取护理科研相关资讯,营造沉浸式护理科研氛围。

2. 资源整合(assistance integration),提升科研可及(research accessibility) 通过开设护理科研门诊、开展护理创新月活动以及多模态护理科研培训等,实现资源有效整合,提升护理人员对科研资源的可及性和利用效率。

(1)开设护理科研门诊。护理部组织设立护理科研门诊,设置研究专题、循证专题和创新专题三个门诊类别,面向全院免费开放,无缝对接护理人员的各类科研需求。护理部组织专家讨论制定护理科研门诊坐诊专家遴选标准和机制,全院选拔形成坐诊专家库,实现院内护理科研专家资源的有效整合;开发门诊咨询预约平台,定期通过院内办公平台及微信工作群发布开诊信息,如开诊时间、门诊地点、坐诊专家信息及研究专长等,提升临床护士预约的针对性;成功预约的护理人员需将咨询问题进行梳理和提炼并发送到邮箱,便于坐诊专家提前准备,提升坐诊的效率和质量。每年开诊12~18期,根据临床需求动态调整。科研门诊采取"诊前咨询→当面就诊→诊后随访"的模式进行管理,每年开展坐诊专家和咨询工作成效年终评价,并根据评价结果对专家库成员及门诊运行模式和流程进行适当优化,持续提升门诊质量。

(2)开展护理创新月活动。设立"护理创新月",护理部及各临床科室组织开展系列活动,促进护理创新转化工作的持续推进。每年开展护理人员创新转化需求调研,充分了解护理人员在护理创新知识、实践等方面存在的困惑和需求,邀请知识产权、医工交叉、技术转移等领域的知名专家进行多维度培训和授课,提升护理人员的专利申报及创新转化能力。组织专利申报和转化咨询指导门诊,邀请知识产权代理公司、医学创新转化机构专家团队对护理项目进行一对一、面对面指导,从技术和实践层面给予针对性的辅导和支持。对于已获批的专利项目,护理部联合医院临床研究中心和科创转化中心对其转化潜力进行评估和筛选,并积极组织路演等活动,邀请知名企业CEO及项目总监等投资人参加,助力护理专利成果推介和转化。

(3)多模态护理科研培训。开发《护理人员科研能力量表》,组织护理人员科研需求和能力调研,充分了解临床护理科研需求、科研能力和实践短板,开展基于科研能力分层的进阶式科研培训,即根据科研能力差异将护士分为"初阶""中阶""高阶"3个层级,分别拟定针对性培训方案。如针对初阶护士,重点聚焦文献检索、常见科研设计等科研基础知识和技能的培训;对于中阶护士,重点提供选题凝练、研究框架选择等科研实践方法和技巧的指导;高阶护士是开展护理科研和循证实践的核心资源,因此培训则应重点关注复杂干预的研究设计与实施、风险预测/预警研究的组织与开展以及SCI高质量论文撰写和课题申报等。此外,医院还研发了护理人员科研培训在线平台,组织设计并录制护理科研微课40余项,对全院护理人员免费开放,且根据临床护士科研需求,每年动态更新、扩充课程,不断丰富在线自主学习资源,化整为零,有效弥补线下培训在时间、空间等方面的局限,有效提升护士科研学习的灵活性和有效性。

3. 策略优化(action optimization),助力科研实践(research application) 组织开展333护理科研实施工程、网格化科研实践以及护理科创院校协同等活动,创设丰富多样的护理科研实践形式和方法,不断优化护理科研实践及管理模式和路径,帮助临床护理人员真正参与到科研实践和管理工作中,有效提升其科研实践参与度和获得感。

(1)333护理科研实施工程。护理部制定护理人员年度科研学习及实践任务,每人每年阅读高质量科技论文30篇,并做好学习笔记;针对科研学习收获,在科室及以上层面做一次口头报告;每人每年撰写论文1篇。各临床科室每年持续开展3项活动,即文献俱乐部每月1场,组织科室护理人员共同研读同1篇高质量科技论文,提升科研文献精读能力;文献速览每季度1场,组织人员检索并汇总护理专科专业相关的最新指南、共识及高质量研究成果,科内分享,共同学习,提升专业能力;循证护理实践项目每年1个,提升科研及循证实践能力。护理部每年举办科研赏评、科研/创新成果评选、最佳实践小组评选等3项评比活动,树立榜样,发挥激励引导作用。

(2)网格化科研实践模式。根据国家发布的护理学科建设方向,结合我院护理工作特色和发展规划,凝练出人文与心理护理、急危重症护理、慢病管理、妇儿健康、加速康复护理、老年与社区护理6大研究方向,全院遴选各方向学术带头人,构建PI(独立研究者)引领的科研实践网格体系,以点带面,强化纵深联络,逐渐形成"PI—核心成员—临床研究者/研究生"三级科研实践及管理网络,助力临床护理科研和循证护理实践工作的有效组织与开展。以国家自然科学基金项目申报,行业标准、指南及共识制定,中华护理学会科技奖等重要科技奖励评选为抓手,集合团队优势,全面开展护理科研和循证护理实践,助力学科发展和护理质量提升。

(3)护理科创院校协同机制。作为大学的附属医院,护理部积极推动院校协同创新。建立科研项目"高校—临床双边专家"互评互促模式,参与研究生课题的开题、中期和答辩汇报评价;指导护理基金项目的申报评审、中期检查和结题评价工作,把关项目进度和科研质量。积极尝试科研课题联合申报及成果凝练与鉴定,探索资源共享与深度合作新路径;从高校其他专业聘请知名教授作为我院护理学科发展指导专家,参与护理学科建设、人才培养、重大课题申报指导等顶层设计,从新的视角探寻护理科研资源的挖掘和合作平台的建设。积极探索护理研究生研究导师—临床导师的"双导师指导"模式,充分发挥研究导师科研学术指导优势和临床导师专业实践指导专长,完善护理人才培养机制,提升培养质量。

4. 评价多元(appraisal multidimensionality),夯实科研成果(research achievement) 构建科学、合理、有效的多维评价体系和方法,对护理人员科研工作的质量进行综合评价,包括对照护理人员年度科研关键绩效指标(KPI)逐层核算,对完成数量和质量进行全面考评,考核优秀者给予年终评优评先、绩效考核加分以及下一年度科研经费奖励;对于考核不合格者视情况分别给予扣减下一年度科研经费、取消相关科研项目申报资质等惩戒处理。此外,对于取得优秀科研成果的个人及团队,给予额外奖励,从时间、人才和经费方面支持其积极申报延续课题、协助其凝练科研成果并组织鉴定及报奖,推荐其参加中华护理学会等各级各类科研成果展示与竞赛,助力提升个人及团队的科研声誉和学术影响力。

(三)实施效果

我院自2013年开始实施护理科研管理4A模型,在科研立项、科研产出、创新转化、科研获奖、学科排名及人才培养等方面均取得了跨越式突破,获得了良好的管理成效。

科研立项是科研实践持续发展的重要支撑。十年间我院护理团队获批各级各类科研课题570项,总金额1400余万元。其中包括科技部国家重点研发计划课题1项、国家自然科学基金面上项目3项、国家自然科学基金青年项目1项、省级课题73项。

科技论文是科研产出的主要载体。2013—2023年我院共发表护理科技论文8300余篇,其中高质量论文1158篇,SCI论文200余篇,JCR一区和二区文章占比近60%。2023年发表护理论文1013篇,实现单年度发文量突破1000篇。根据《科技期刊世界影响力指数(WJCI)报告》的统计,我院在2011—2020年"护理学"位于全国第二。

专利申报和转化是创新转化的重要组成部分。实施护理科研管理4A模型以来,我院护理团队获批专利授权531项,其中发明专利6项、实用新型专利518项、外观专利7项。成功转化7项,转化金额139万元,实现专利申报数量、质量和转化成果的逐年攀升。

科研获奖是对科研质量和成效的综合评价。我院护理项目先后获评中华护理学会科技奖6项(一等奖1项、二等奖2项、三等奖3项)、中华护理学会创新发明奖1项(二等奖1项)、省级护理学会科技奖6项(一等奖2项、二等奖4项),获奖数量和质量位居全国前列。

学科排名充分彰显学科建设的成效。在2022年度中国医院科技量值及2018—2022五年总科技量值排名中,我院护理学科均位居全国第三,连续七年保持全国前十。此外,我院护理学还获评2023年中国研究型医院学会"研究型学科"。

三、启示

1. 不断完善科研管理制度　护理科研管理是一个动态发展、持续完善的过程,随着护理科研的深入推进,建立完善的科研管理制度对提升护理科研的整体水平和效率至关重要。首先,需要明确科研管理制度的目标和原则。其次,制定清晰、详细的科研流程和规范,包括科研项目申请、审批、实施、中期检查、验收、结题等各个环节的流程和规范,明确各个环节的责任人和时间节点,确保工作的高效推进。最后,通过建立激励机制、加强培训和指导、建立反馈机制等,推动科研管理制度的持续优化和发展。

2. 优化护理科研资源的配置　护理科研资源包括人力、物力、财力等多个方面。首先,需要明确科研的目标和优先级。其次,评估现有资源,在此基础上确定核心资源。再次,根据科研目标和优先级,以及核心资源的情况,制定具体的资源配置策略,确保核心资源得到充分的投入和保障。最后,通过有效的监督和评估机制,对科研资源的配置和使用情况进行监督和评估,从多个方面进行持续改进和优化。通过这些措施的实施,可以实现护理科研资源的优化配置,提高科研工作的效率和质量。

3. 加强护理科研团队的建设　护理科研团队是科研工作的核心。未来的护理科研管理将更加注重团队的建设和培养,通过引进和培养高水平的护理科研人才、加强团队成员之间的沟通与交流、提供必要的培训和支持等方式,打造具有创新精神和协作精神的科研团队。未来的护理科研管理需要强调跨学科合作,与其他学科如医学、工程学、信息技术等进行深度融合,促进创新和解决复杂的护理问题。同时,还可以加强与国际先进护理科研团队的交流与合作,提升我国护理科研的国际影响力。

4. 促进科研项目的质量提升　科研项目的质量是衡量科研工作水平的重要标准。未来的护理科研管理将更加注重项目质量的提升,通过加强项目的前期论证、中期检查和结题验收等环节的管理,对项目的全过程进行监督和评估,及时发现并纠正项目中的问题,确保项目的顺利进行和高质量完成。同时,还可以加强科研成果的展示和推广,提高研究成果的知名度和影响力;加强产学研合作,促进成果的转化和应用。最后,通过合理的评价机制,激发科研人员的积极性和创造力,促进科研项目质量的提升。

5. 实现科研管理的信息化　随着信息技术的不断发展,未来的护理科研管理将更加注重信息技术的应用,通过建立科研管理信息系统,实现科研项目的在线申请、审批、进度跟踪、数据统计等功能,提高科研管理的效率和水平。不仅如此,护理科研管理还要更多地借助数字化工具和平台,提高数据收集、管理和分析的效率,这包括电子病历系统、数据挖掘技术、远程监测设备等,以支持护理研究的进行和管理。

第三节 护理创新思维及训练实践

一、概述

(一)护理创新思维的概念

1. 创新思维 创新思维(innovative thinking)是指人类在探索未知领域或者解决问题时,充分发挥认识的能动作用,突破固定的思维模式,不断以新颖的、多角度的思维来获得新成果的思维活动。创新思维的基本形式分为发散思维、求异思维和逻辑思维。这三种创新思维形式是其他思维形式的基础,它们之间相互独立。

2. 护理创新思维 护理创新思维是护士突破常规思维界限,以新颖独创的方法解决问题的思维过程。护理创新思维作为一种思维活动,既有一般思维的共同特点,又有不同于一般思维的独特之处,其特性包括求异性、整体性和灵活性,其培养和发展建立在扎实的医学及护理理论知识与技能基础之上。

(二)护理创新思维

护理是一门严谨的学科,目的是激励护理人员在严谨与创新中寻找突破,通过掌握护理创新思维以活跃思维、拓展思路。护理创新思维如下所述。

1. 联想思维 联想思维是指从一种事物联想到另一种事物的思维活动,这里的事物包括概念、方法、形象。联想是创新活动的一种心理中介,它具有由此及彼、触类旁通的特性,常常会将人们的思维引向深化,导致创造性想象的形成以及灵感、直觉和顿悟的发生。联想思维有助于两个及以上思维对象之间建立联系,并为其他思维方法提供一定基础。

2. 发散思维 发散思维是对同一问题从不同层次、不同角度、不同方向进行探索从而提供新结构、新点子、新思路或新发现的思维过程。发散思维的特点包括流畅性、变通性、独特性及多感官性。

3. 想象思维 想象思维主要是用直观形象和表象解决问题的思维。其特点是具体形象性、完整性和跳跃性。想象思维是用表象来进行分析、综合、抽象、概括的过程。当人利用已有的表象解决问题,或借助表象进行联想、想象,并抽象概括构成一幅新形象时,这种思维过程就是想象思维。

4. 逆向思维 逆向思维指对已成定论、司空见惯的事物或者观点,从反面提出问题、分析问题、解决问题的一种思维方式。逆向思维往往能够突破常规的束缚,产生出奇制胜的效果。逆向思维并不是主张人们在思考时违背常规,不受限制地胡思乱想,而是一种小概率思维模式,即在思维活动中关注小概率可能性的思维。

5. 直觉思维 直觉思维是指在已获得的经验基础上,对事物发展变化没有经过精细的、有条不紊的逻辑推理就直观地作出推断的思维活动。

(三)护理创新思维的障碍

护理创新思维的障碍与护士的工作方式、习惯性的思维方式和受教育方式等都息息相关。护理创新思维的障碍如下。

1. 定势思维 定势思维是按照积累的思维活动经验教训和已有的思维规律,在反复使用中所形成的比较稳定的、固定化的思维路线、方式、程序、模式。在环境不变的情况下,定势思维使人能够应用已掌握的方法迅速解决问题。而在环境发生变化时,它则会阻碍人思维的开放性和灵活性。

2. 权威思维 权威思维就是个体将权威的观点视为自己的观点,将权威的思维方式、方法视为自己的思维方式与方法,即凡是权威所讲的观点、意见或思想,不论对与错,一般不多加思考地予以接受。

3. 从众思维 从众思维指个人受到外界人群行为的影响,而在自己的知觉、判断、认识上表现出符合公众舆论或多数人的行为方式。从众思维定式在一定程度上使得个人有归属感和安全感,可以形成良性的文化氛围,对团队发展有利,但在创新活动中,从众思维定式则会限制个体独立思考和分析的能力,因此要有意识地避免从众思维对我们的制约,使自己始终保持独立的见解和清醒的头脑。

4. 经验思维 经验思维是个人运用生活的亲身感受、活动的直接体验以及习惯的传统观念而进行的非规范化、非模式化的思维活动。经验是通过长期实践摸索而积累下来的,具有一定的借鉴和参考价值。创新活动要求从以往的经验中抽离出来,找到与以往经验的不同之处,客观地看待和研究,进而得出新的结论,提出新的理论,创造新的产品。

二、护理创新思维训练实践

(一)联想思维

1. 训练 联想思维的类型多种多样。可以从对象的因果联系上进行联想,也可依据事物的同类原则进行联想,还可以从事物间的相关特性进行联想。训练方法有相似联想、接近联想、对比联想等。

(1)相似联想。相似联想即由一种事物想到与它特征相似、性质相近的另一种事物。不同事物间总是存在某些相似的地方,从原理、结构、性质、功能、形状、声音、颜色等方面对事物间的相似之处进行联想并创新就是相似联想思维。例如,丹麦著名建筑设计师约恩·乌松在设计澳大利亚悉尼歌剧院时,由剥开的橘子皮联想到悉尼歌剧院的构思,从而设计了这个独特的建筑造型。相似联想是因两个及以上事物在外表、形式、性质等方面的相似而引起的。例如,看到水就联想到河、看到毛衣就联想到羽绒服、看到钢笔就联想到圆珠笔等。

(2)接近联想。从空间上或时间上由一种事物联想到比较接近的另一种事物的过程称为接近联想。例如,看到雪就想到冬天、看到天安门广场就想到人民大会堂。其中,冬与雪在时间上是接近的,而天安门广场与人民大会堂在空间上是接近的,时空的接近往往有内在联系。

(3)对比联想。对比联想即由一种事物想到它对立面或相反面的其他事物。可以说,对比联想是相似联想的另一种形式。任何事物都是由许多要素组成的,其中包含着本身的对立面或相反面,例如,由坚硬想到柔软、由严寒想到酷热等。对比联想往往在对立事物之间进行,既反映事物的共性,又反映事物的个性。如黑暗和光明,其共性是二者都是表示亮度的,个性是前者亮度小、后者亮度大。这种联想容易使人们看到事物的对立面,具有对立性、挑战性和突破性,这对我们全面地、从整体上看问题是很有好处的。对比联想属逆向思维,常常会产生意想不到的效果。

2. 游戏 请根据平时观察和了解的情况,按10人一个小组列举1~2个护理上的创新。要求:以对比形式列举一个护理创新技术或产品的从无到有再到完善的过程。如:最早的护理模式和现在的护理模式的对比,寻找出它们的共同点和创新点。例如,在保留雾化器、尿管、输液器、吸痰管等物品主体功能的前提下,能否加进其他一些技术或成分,以改进功能,扩大品种?请把你设想的结果记录下来。

3. 案例 我国医疗机构常见的患者搬运方式有徒手搬运、床单搬运等。搬运若有失误,会影响患者的健康,导致患者的二次伤害,同时可能对搬运护士造成伤害。浙江杭州市某三甲医院设计"可降解气悬浮转运垫"来搬运患者,更安全、舒适,搬运不增加耗时,轻松省力,清醒患者满意度和搬运护士满意度得分均显著增加。该转运垫由3层结构组成,最上层为隔离层,采用有透气功能的医用无纺布制作,与患者直接接触;中层为横向气室,由多个大小不一、相互连通的气流通道构成,使用时配合高压气泵精密控制气流,可在极短时间内,通过气流通道自周边向内快速、均匀、平稳地充气,形成船形气垫,瞬间将患者安全、平稳地托起;底层为气流层,采用高强度环保尼龙布制作,设有高压喷气孔,中层横向气室的高压气体可通过这些气孔向下喷出强大气流,使转运垫形成正压浮力,减少了转运垫与支撑面之间的摩擦系数。气垫底侧的充气口内置厚度为 0.023~0.026 mm 的夹网布,内壁设置海绵条,防止漏气。

【联想思维体现】浙江杭州市某三甲医院护理团队在查阅资料的过程中,联想到"磁悬浮技术",利用磁力克服重力,从而使物体悬浮起来,最终成功通过气体流量精确控制悬浮水平,大大减轻气垫的悬浮负载,可将载荷重力降至原重量的 1/10,如患者体重为 100 kg,则只需施加 10 kg 的力即可实现患者过床转移。

(二)发散思维

1. 训练 发散思维的主要形式有横向思维、立体思维、平面思维、侧向思维、多路思维、组合思维等。

开发发散思维也主要从这几个思维维度入手。

(1)横向思维。横向思维与纵向思维是相对的,一般而言,纵向思维是逻辑思维推理的过程,当纵向思维受阻,往往需要跳出原有的思维路线,横向寻找答案。例如,一处布满灌木丛的森林中经常发生火灾,当地有关部门想清除周围的灌木丛,但如果用螺旋桨直升机来操作,反而会引起火花,导致火灾的发生。由于山羊能吃掉草木,控制了灌木丛的生长,后来有关部门购买山羊来清除灌木丛,使得灌木丛火灾发生率降低。

(2)立体思维。立体思维是指在思考问题时跳出点、线、面的限制,进行立体式思维。如立体绿化,屋顶花园增加绿化面积,减少占地,改善环境,净化空气。立体农业,在玉米地里种绿豆,在高粱地里种花生等。立体森林,在高大乔木下种灌木,在灌木下种草,在草下种食用菌。立体思维是从宏观角度寻找微观层面问题的解决办法。

(3)平面思维。平面思维是指人的各种思维在平面上的聚散交错。如画一幅画,如果单纯地用笔和纸完成就是常规的思维方式,但如果把"画"放在一个平面上,将所有可以想象的物体联系起来,就会发现石头、头发、麦秆、金属、树叶、布料、沙子等都可以用来做成一幅画,这就是平面思维。例如,在诸葛亮的思维中,"兵"不仅是指"人","水""火""草""木"皆是"兵"。

(4)侧向思维。侧向思维又称旁通思维,是指沿着正向思维旁侧开拓出新思路的一种创造性思维,即当正面进攻受阻时而采取的迂回前进的方法。从侧面去思考,是在最不起眼的地方多做文章,这往往会有意想不到的效果。当一个人为某一问题苦苦思索时,大脑里就会形成一种"优势灶",一旦受到其他事物的启发,就很容易与这个优势产生相联系的反应,从而解决问题。如鲁班由茅草的细齿拉破手指而发明了锯,格拉塞观察啤酒冒泡的现象,提出了气泡室的设想。

(5)多路思维。多路思维是指对一个有多种答案的问题,朝着各种可能解决问题的方向,发散性地思考问题的各种可能的答案。也就是解决问题时不要一条路走到黑,而是从多角度、多方面思考。以"电线"为例,设想它的各种用途,多数人自然地把它作为导电体,和"电""信号"等联系起来,或者把它当作绳用来捆东西、扎口袋等。但如果从电线的材质、体积、长度、韧性、线形、重量等要素再去思考,你会发现电线的用途无穷无尽。

(6)组合思维。组合思维是将两个或两个以上的事物组合在一起,或者把多项貌似不相干的事物通过想象加以结合,从而使之变成彼此不可分割的新的整体。组合思维就是从某一事物出发,以此为发散点,尽可能多地与另一些事物结合成具有新价值(或附加值)的新事物的思维方式。比如,将小温度计与汤匙组合的"温度匙",在给婴儿喂养时它就能快速地测出汤匙里食物的温度,深受家长欢迎。再如,将推剪和小吸尘器组合成一种新型理发工具,使剪下来的头发立刻被吸尘器吸走,可以减少清理碎头发的麻烦。

2. 游戏 选择一件日常生活中随处可见的物品,如椅子、咖啡杯、砖头,在两分钟时间内,尽可能多地说出这一物件的用途,越多越好。举个例子,"回形针"有哪些替代性用途?你可以说出几种?比如:固定纸张、做成耳环、DIY一个迷你长号、做成绕线器、做成书签。

多样性:想到的用途越多越好;原创性:能想到一般人想不到的奇妙用途;灵活性:想到的答案能跨越多个不同的领域(比如,袖口和耳环都属于配件,它们属于同一领域);精细性:答案是否足够富有细节性,比如,用来做"绕线器"这一答案的精细性就比用来做"书签"这一答案高。

3. 案例 武汉市某三甲综合医院眼科门诊就诊近视患儿人数较多,年龄普遍较小,适应环境的能力较差,在候诊过程中,易产生紧张、恐惧等应激情绪,主要表现为哭闹不止、躁动不安,从而抗拒诊疗。而家长因为候诊时间相对较长,心情易忧虑、急躁,多采用强制手段制止患儿哭闹,极易给患儿的身心健康造成伤害,或通过手机等电子产品来安抚患儿,不利于对儿童视力的保护。眼科门诊护士长对学龄前近视患儿及其家长进行了半结构化访谈,获取受访者在候诊期间的内心需求和真实体验,归纳患儿喜欢的玩具及游戏。以国家卫生健康委员会发布的《近视防治指南》中近视环境影响因素为科普依据,设计了系列专科科普创意玩具及游戏,尤其注意色彩及形象风格的选择,卡通形象活泼可爱,在眼科门诊候诊期间的应用有效提高了患儿诊疗依从性,同时缓解了家长候诊时的焦虑情绪,增加了家长对近视环境影响因素的知晓率以及对候诊环境的满意度。

【发散思维体现】一个6面均为12 cm×12 cm的魔方,每个面颜色不同,材质为环保塑料。可以锻炼患儿的观察和动手能力。如针对"不良读写习惯是导致近视的危险因素"这一条指南,对应设计的魔方内容是:小浣熊的读写姿势遵守了"三个一"原则,即握笔的指尖离笔尖一寸(约3.3 cm)、胸部离桌子一拳(6~7 cm),书本离眼一尺(约33 cm),不在行走、坐车或躺卧时阅读。跳格子棋盘由28块60 cm×60 cm的正方形地贴组成,材质为PVC,自带背胶且防水,可直接贴在候诊区的地面上,患儿可以把自己当作"人形棋子",以其中一个格子为起点,投掷35 cm×35 cm大小的骰子,患儿可根据骰子上面的点数,向前跳格子,当跳到的格子上画的是保护眼睛的图案时,可前进1格,反之,跳到的格子上画的是伤害眼睛的图案时,则后退1格。候诊时患儿可以集体游戏,增进对近视科普知识的理解和记忆。

(三)想象思维

1. 训练 想象力与我们的思维方式、文化传统、价值观念紧密结合,日常训练的重点是要注重观察并不断练习。

(1)注重观察。想象思维在于将事物表象的多样性储存在大脑中。头脑中的表象越多,不仅能够促进右脑的活动,也为想象思维提供丰富的原料。表象的"素材"来源于日常生活中的观察,如看电视、欣赏音乐、旅游等。只有不断提高自己的观察力,尽量扩大对自然和人类活动中事物形象的掌握,有意识地观察事物形象,才能广泛积累表象材料,丰富表象储备。

(2)不断练习。要把看到的不同事物联系起来需要不断练习。想象力是创新思维的重要品质,它能使我们超越已有的知识和经验,使思维插上翅膀,达到一个新的境界。我们不仅不能束缚自己的想象,而且需要有丰富的联想能力。想象思维与前面提到的联想思维可以互为起点,即想象思维可以在联想到的事物之间展开,同时想象思维所获得的结果又可以引起新的联想。如刘邦想试出韩信的智谋,便拿出一块五寸见方的布帛,说"你在这上面能画出多少士兵,我就给你多少兵"。韩信毫不迟疑地在布帛上画了一座城楼,城门口战马露出头来,一面"帅"字旗立于城头,虽没有见一兵一卒,却能想象到千军万马,于是刘邦就将兵权交给了韩信。

2. 游戏 让我们一起来到就近的窗边,把窗户看作是画框的话,那么窗外就是一幅动态的绘本。首先请你说出自己在这幅"画"中看到的内容,以及你比较感兴趣的内容,比如一棵树、一张长椅或者一盏路灯。紧接着,请你们选择一个"画"中出现的人作为故事的主角,把他/她的行动轨迹进行现场描述,需要注意的是不落下每一个"动作",然后在自己脑海中形成一个完整的故事。

3. 案例 用医用手电筒对患儿进行眼部检查时,患儿常常表现出哭闹不安,甚至拒绝接受检查。而家长多采用强制手段制止患儿哭闹,极易给患儿造成身心伤害。湖北武汉市某三甲医院将童趣化理念引入眼部检查,研发卡通型医用手电筒,对患儿进行眼部检查,吸引患儿注意力,使患儿在陌生的环境中感到舒适,增强患儿安全感,明显提高了患儿检查的依从性,同时提高了家长对就诊服务质量的满意度。

【想象思维体现】研发团队通过质性访谈结果及临床需求,归纳学龄前儿童喜欢的卡通动物(如小鱼、小猪佩奇等),由大学设计系教师及学生绘制成独立的卡通形象,卡通形象逼真可爱,全部采用木材制作,各处边角打磨圆润。对常规医用手电筒进行改良,即在常规医用手电筒前加装各种木质的动物造型。如设计小鱼造型,将小鱼的眼睛处镂空,与手电筒前端孔径大小一致,将手电筒前端置于小鱼的眼睛处,当手电筒发出亮光时,就如同小鱼大大的眼睛在发光。

(四)逆向思维

1. 训练

(1)反向思维。反向思维是指从已有的成果或原有的事物的对立面去思考问题和寻找解决的答案,从而创造发明出与已有成果或原有事物在方位、性质和功能上相反、相对的新事物的思维过程。创新活动中常见的反向思维方法是从事物对应、对称的方向去寻求解决问题的答案,其次还包括从事物对立的两极以及运用对立面事物的功能互变寻求答案。

(2)对比思维。对比思维即人们在思考的同时也在大脑中构想或引入事物的正反两个方面,对相似之处、正与反、相互作用等进行综合、比较、分析,然后创造出新事物。

(3)正反综合思维。正反综合思维即观察思考一种观念或做法,再对其反面进行思考和挖掘,然后将其反面容纳到原本的观念或做法中,将两者融合成第三种观念,即变成一种新的独立的观念。这种思维进行的过程往往需要3个连续的步骤,即论题、反题以及合题。

2. 游戏　现在有100个苹果,要求分别放在12个盒子里,并且保证每个盒子里的数字中必须有一个"3"。那么,你知道如何分配吗?这道思维训练游戏能够灵活转移注意力。

当我们看到"每个盒子里的数字必须有一个'3'"的时候,头脑中想到的就是3、13、23。但是当我们在保证个位数有"3"的各种分配都不能满足要求时,就应该注意12个"3"相加的结果,其中个位数为"6",而不是"0"。这时候就需要适时地转移注意力,开始考虑十位数。既然十位数可以是"3",个位数可以是任意数,那么就可以这样理解:先在11个盒子里各放3个苹果,总共33个,然后把剩下的67个苹果再拿出37个放在第12个盒子里,这样剩下的30个苹果就很容易分配了。所以,这道题的答案(不唯一)是在第1、2、3个盒子里分别放13个苹果,第4至第11个盒子中各放3个苹果,在第12个盒子中放剩下的37个苹果。

3. 案例　拥挤的就诊环境、繁杂的就诊流程等是引起门诊医患纠纷的重要原因,同时制约着高质量门诊服务工作的开展。传统的解决办法是增设更多的医护人员进行指引和解释工作,或利用电子屏幕循环播放就诊流程等,此类方法会增加人力成本,且不能实现一对多的全程式服务。某三甲医院开发了包含就诊咨询路线指引、用药指引、健康宣教等功能模块的门诊智能陪诊服务系统,该系统采用具象化的交互设计,以实时语音对话单窗口服务方式贯穿全程,随时随地解答患者疑问,化繁为简,大大降低了患者的操作难度。尤其是为视力障碍的患者,提供了"看不清也能听得清"的无缝、个体化的帮助与支持,同时该系统的交互界面采用了模拟真人的医护形象,比传统机器人的冰冷形象更加亲切,患者体验更舒适,有效改善了患者在等待时的情绪。

【逆向思维体现】门诊患者就诊体验深受就诊环境、就诊流程、医护服务态度的影响。面对咨询服务需求人群多的问题,最直接的解决办法是增加门诊医护人力资源,但此方法势必会增加人力成本,且不能实现一对多服务,所以需要采用从患者角度出发的逆向思维方式进行思考。应用信息技术设计虚拟医护人员陪诊系统,应用单窗口实时语音对话,降低患者操作难度;交互界面采用虚拟形象,亲切友好,缓解患者负面情绪。该系统的应用优化了门诊秩序,提高了医护工作效率,提升了眼科患者的就诊体验和满意度。

(五)直觉思维

1. 训练　直觉是直观的、未经逻辑推理的,具有迅捷性、直接性、本能性等特点。直觉思维的训练不仅需要基础知识的学习和经验的积累,还需要敏锐的观察力以及理智客观的态度。

(1)增强知识学习和经验积累。直觉基于个体已有的知识和经验产生,广博的知识和丰富的生活经验是直觉强化的基础。由此,知识储备渊博、实践经验丰富的人更容易具备直觉思维能力。

(2)学会捕获直觉信号。直觉信号往往容易转瞬即逝,当生活工作中有直觉灵感迸发时,首先不能迟疑,更不能压抑,最好的方法是及时记录下直觉信号。此外,直觉信号的获取和识别与敏锐的观察力、洞察力密切相关,因此,要有意识地培养自己的观察力,特别是提高对那些不太明显的软事实,如印象、感觉、趋势、情绪等无形事物的观察力。

(3)客观地对待直觉。虽然直觉是在个体已有知识及经验的基础上产生,但是直觉思维受个体所在的客观环境及个人情感的影响,尤其是当个体情绪不佳时,直觉思维可能失去客观性。故在进行创新实践活动时,需要冷静客观分析。

2. 游戏　红色是中国色。想一想:我们用红色能做什么,能办哪些事?想法越多越好。

3. 案例　经皮肾镜钬激光碎石术后患者一般均在术侧腰部留置肾造瘘管。常规采用的胶布加强固定法,固定效果差,且容易造成皮肤过敏症状。由于肾造瘘管位置特殊,患者平卧时直接将其压在身下,会导致疼痛不适,甚至造成引流不畅或堵管。为避免引流管受压,会将两条毛巾卷起垫在患者术侧的腰部肾造瘘管的上、下两侧,使肾造瘘管腾空,但此做法容易使毛巾移位,且毛巾移位皱褶后,长期垫在患者腰背部容易发生压力性损伤。医护人员自行设计制作"肾造瘘管固定带"进行临床应用,结果显示降低了患者肾造瘘管脱管和堵管率,减轻了患者疼痛及皮肤不适等问题,使用更加方便、安全。

【直觉思维体现】"肾造瘘管固定带"采用透气性强的双层棉布,其内垫有 1.5~2.0 cm 厚的弹力海绵衬垫,腰背部为整块设计,两侧为 U 形镂空设计,一侧通过松紧带连接魔术贴勾面,另一侧通过松紧带连接魔术贴毛面。导管固定装置可以按需粘贴在腰带合适处。通过衬垫使腰背部抬高,离开床面 1.5~2.0 cm,U 形镂空设计可使肾造瘘管穿过,防止其受压造成堵管或疼痛。在固定带上设置导管固定装置,进行二次固定,防止肾造瘘管脱出,同时避免因直接在患者皮肤上固定造成的皮肤不适等问题。固定带上的松紧带具有弹性,可在一定范围内拉伸,以适用于不同体形的患者。

三、启示

1. 把创新思维融入日常护理工作流程中 创新思维需要勇于探索、敢于超越、善于发散的思维品质,强弱互补、灵活变通的思维方法,标新立异、不同凡响的思维创意,然而这一切绝不意味着它可以任性胡来,凭主观随意空想、乱想。相反,创新思维的运作必须始终以临床实践活动为基础。创新思维的来源、目标、动力、检验标准,归根到底都离不开实践,这就需要将创新思维融入日常工作中,激发贴近实际的创新思维。

2. 患者需求是护理创新思维的内在驱动力 护理创新的最终目的是帮助患者恢复健康及改善患者生活质量,护理创新动力来源于患者及患者家庭的需求。在进行创新活动之前,重要的是要明确患者亟待解决的健康问题和临床难点是什么。只有关注患者需求,才会有源源不断的灵感,基于患者需求产生创新想法,不断反思、调整和重构,才能形成既贴近临床实际又独树一帜的护理创新成果。

3. 护理工作需要打破思维定式障碍 一般认为,护理工作具有繁重、复杂、琐碎的特点,想要实现将传统的护士"用力工作"转变成"用脑工作",就需要在日常工作中打破思维定式。形成思维定式的主要原因是个体非理性地相信权威及从众心理。针对已有的权威信息,个体很难从思维上提出质疑,认为权威就是唯一标准。从众心理,就是个体盲目地顺应群体,顺应先验。大家都认为是这样的,我也是这样;我过去是这样的,现在也是这样,思维因从众而固定在原地。除此之外,先验因素及情感驱使也是个体形成思维定式的重要因素。如何打破思维定式,就需要个体增强知识学习,拓宽视野,并不断地进行思维训练。

4. 护理创新思维形成离不开持续学习 文化程度、临床经验、科研素养等个体特征是影响护理创新思维形成的重要因素。护理创新思维能力形成需要扩大知识面,阅读和了解护理之外不同领域的知识,如工学、材料学、计算机学等。通过扩大知识面,可以激发创新思维,产生新的想法和观点。同时,多参加学术、科技、文化等领域的创新竞赛及活动,也可以接触到多领域的创新想法和观点,锻炼自己的创新思维能力。此外,要加强与不同学科专业人士的交流,分享思想和观点。学会倾听他人的意见,尊重不同的观点和文化,创新思维才能被激发。

(曾铁英 席新学 江 燕 田 露)

参考文献

[1] 聂长飞.高质量发展研究综述与展望[J].湖南财政经济学院学报,2022,38(01):34-43.

[2] 李小寒,尚少梅.基础护理学[M].7版.北京:人民卫生出版社,2022.

[3] 国家卫生健康委员会.中国卫生健康统计年鉴(2022)[M].北京:中国协和医科大学出版社,2022.

[4] 黄跃师,袁长蓉,宋晓萍,等."互联网＋护理服务"的发展现状[J].护理研究,2020,34(08):1388-1393.

[5] 陈雨点.华为人才管理之道[M].北京:人民邮电出版社,2020.

[6] 许峰.人才供应链:实现高绩效均衡的人才管理模式[M].天津:天津人民出版社,2019.

[7] 韩琳.护士岗位管理与绩效管理实践[M].北京:人民卫生出版社,2021.

[8] 刘于,于明峰,张文艳,等.医院员工援助计划项目实施效果评估指标的范围综述[J].中国医院管理,2023,43(9):31-35.

[9] 刘于,张萍,余小燕,等.基于ERG理论的临床护士发展性绩效评价模型及指标构建[J].护理学杂志,2023,38(11):58-62.

[10] 汪晖,刘于,曾铁英,等.各国护理人力资源配置政策比较研究的范围综述[J].中华护理杂志,2022,57(21):2674-2682.

[11] 张文艳,刘于,于明峰.基于ADDIE模型的翻转课堂教学在新护士规范化培训的应用[J].护理学杂志,2020,35(17):72-74.

[12] 简伟研,吴志军,么莉.疾病诊断相关组与护理[J].中华现代护理杂志,2018,24(13):1489-1492.

[13] 王慧.DRG付费模式下护理精细化管理与成本管控[J].世界最新医学信息文摘,2022,22(102):6-10.

[14] 毛雷音,周全斌,胡银华,等.基于DRG付费模式下的护理管理探讨[J].中国卫生产业,2023,20(2):157-159.

[15] 张素文.DRG付费下的护理成本控制分析[J].世界最新医学信息文摘,2021,21(55):298-299.

[16] 张宇宏,吴欢,张明月,等.实施DRG对护理的影响及其研究进展[J].全科护理,2023,21(3):341-345.

[17] 陈艺,陈登菊,肖明朝,等.DRG付费模式对护理工作的影响及应对措施探讨[J].中国医院管理,2022,42(10):79-83.

[18] 唐佳骥."十三五"深化医疗体制改革期间我国疾病诊断相关分组付费支付方式改革进展及未来展望[J].中国医药导报,2022,19(29):193-197.

[19] 李永生,燕朋波,许建辉,等.按疾病诊断相关分组付费对护理影响的研究进展[J].中国实用护理杂志,2022,38(7):557-561.

[20] 胡靖琛,孙璇,李煜,等.基于DRGs的湖北省某医院护理绩效评价研究[J].中华医院管理杂志,2019,35(5):376-380.

[21] 郑玲,乐虹.DRG改革下护理管理策略探讨[J].卫生软科学,2021,35(6):10-13.

[22] 华龙春,王晨霞,马玉霞,等.我国护理成本核算相关研究文献计量学分析[J].护理管理杂志,

2018,18(3):214-217.

[23] 金蕾,朱雯君. 我国护理服务价格相关研究分析[J]. 国际护理学杂志,2017,36(20):2772-2775.
[24] 刘则杨. 护理经济学概论[M]. 北京:中国科学技术出版社,2002.
[25] 孟文文,赵婷,支晨,等. 对我国护理服务价格现状的思考及建议[J]. 中华现代护理杂志,2016,22(8):1164-1166.
[26] 张群,姚洪,陈瑛. 从护理收费过低现象看我国综合医疗服务项目价格调整的必要性[J]. 中国卫生经济,2013,32(2):20-22.
[27] 黄凤毛,肖佳,李映兰,等. 湖南省三级医院护理项目成本核算及分析[J]. 护理研究,2018,32(16):2528-2531.
[28] 李凤芹,田立启,季金凤. 医疗服务价格改革对公立医院收入结构影响研究——以青岛市公立医院改革为例[J]. 价格理论与实践,2021(7):79-82,164.
[29] 肖友平,任小红. 护理成本核算及护理收费概况[J]. 护理学杂志,2007(6):80-81.
[30] 安思兰,王泠. 国外护理服务的卫生经济学评价研究进展[J]. 护士进修杂志,2022,37(14):1300-1304.
[31] 肖军,孙谨芳,王琦琦,等. 卫生经济学评价报告指南及应用现状[J]. 中华预防医学杂志,2017(3):276-280.
[32] 刘则杨. 国内外护理经济学研究进展及理论体系[J]. 现代护理,2005,11(2):105-106.
[33] 谢红. 护理经济学[J]. 护士进修杂志,2009,24(23):2115-2117.
[34] 李杰,肖娇,李灵玉,等. 护理领域卫生经济学评价研究进展[J]. 循证护理,2023,9(17):3111-3114.
[35] 王红业. 护理收费对开展优质护理服务示范工程的影响[J]. 护理研究,2010,24(35):3262-3263.
[36] 李静如,王江玲,王蔚. 慢性伤口照护的卫生经济学评价研究进展[J]. 护理学杂志,2022,37(5):109-112.
[37] 谢华晓,王泠,贺影,等. 慢性伤口管理卫生经济学评价的研究现状及思考[J]. 中国护理管理,2022,22(1):138-142.
[38] 郝金霞,侯平花,吴委玲. 护理临床实践[M]. 广州:世界图书出版公司,2021.
[39] 全小明,柏亚妹. 护理管理学[M]. 北京:中国中医药出版社,2021.
[40] 蔡福满,郑舟军. 护理管理学[M]. 杭州:浙江大学出版社,2019.
[41] 路兰,邢彩珍,孙铮. 护理管理学[M]. 武汉:华中科技大学出版社,2016.
[42] 吴欣娟,王艳梅. 护理管理学[M]. 北京:人民卫生出版社,2022.
[43] 彭磷基. 国际医院管理标准(JCI)中国医院实践[M]. 北京:人民卫生出版社,2008.
[44] 钟泽. JCI标准与实践(信息化助力医院精细化管理)[M]. 宁波:宁波出版社,2018.
[45] 刘庭芳,马丽平. 医院评审与认证[M]. 北京:中国协和医科大学出版社,2022.
[46] 马丽平. 中外医院评审[M]. 2版. 北京:清华大学出版社,2019.
[47] 冯晶晶. 基于KANO模型的河南省养老机构护理服务质量研究[D]. 郑州:河南大学,2023.
[48] 高丽佳,汪晖,谌永鸿,等. 基于KANO模型的患者体验要素筛选及策略优化[J]. 护理学杂志,2021,36(09):47-50.
[49] 段晓莹. 孕产妇围产期群组保健服务标准初稿构建[D]. 沈阳:辽宁中医药大学,2022.
[50] 戴秀. 宁夏医养结合养老服务标准化建设研究[D]. 银川:宁夏医科大学,2019.
[51] 严训. 基于SERVQUAL模型的家庭医生慢病管理服务质量研究[D]. 合肥:安徽医科大学,2021.
[52] 王雪瑞,陈雁,王清,等. 基于服务质量差距模型的"互联网+护理服务"质量评价指标研究[J]. 中华护理杂志,2021,56(09):1369-1376.
[53] 薛美琴,张玲娟. 个案管理模式在我国的应用及思考[J]. 中华护理杂志,2014,49(03):367-371.
[54] 吕茵茵,沈犁. 个案管理模式在疾病管理中的临床实践[J]. 中国护理管理,2018,18(07):970-973.

[55] 童亚慧,乔建歌,杨青敏. 个案管理模式的国内外研究现状[J]. 护理学杂志,2014,29(13):95-97.

[56] 陈玉枝,邹怡真. 台北荣民总医院肿瘤个案管理经验分享[J]. 中国护理管理,2010,10(03):21-22.

[57] 郑军,陈虹,张文君,等. 基于"互联网＋"医护联动延伸服务模式的构建及实践效果[J]. 江苏卫生事业管理,2023,34(04):570-574.

[58] 程章. "互联网＋护理服务"背景下护士的认知程度、服务意愿和风险因素的问卷编制及应用[D]. 郑州:河南大学,2022.

[59] 黄跃师,袁长蓉,宋晓萍,等. "互联网＋护理服务"的发展现状[J]. 护理研究,2020,34(08):1388-1393.

[60] 谭萍芬,蔡少华,严亮华,等. 互联网＋护理服务试点项目比较研究[J]. 中国医院,2022,26(07):75-77.

[61] 高雨濛,赵红,李星,等. 我国护士对"互联网＋护理服务"体验质性研究的Meta整合[J]. 护理学杂志,2022,37(11):87-91.

[62] 郭一,张涛,李博. "互联网＋护理服务"模式的浙江实践[J]. 卫生经济研究,2024,41(03):78-81.

[63] [美]史蒂芬·柯维,罗杰·梅里尔,丽贝卡·梅里尔. 要事第一[M]. 刘宗亚,等译. 北京:中国青年出版社,2016.

[64] [美]阿图·葛文德. 清单革命[M]. 王佳艺,译. 杭州:浙江教育出版社,2022.

[65] 吴慧兰. 人因工程实验[M]. 上海:华东理工大学出版社,2014.

[66] 姚立根,王学文. 工程导论[M]. 北京:电子工业出版社,2012.

[67] 冯柯. 室内设计原理[M]. 北京:北京大学出版社,2010.

[68] 吴钰琦,姚金兰,徐玲芬. 护理中断事件研究现状及管理策略的进展[J]. 护理实践与研究,2022,19(11):1654-1657.

[69] 邓兰,徐进,黄丽红,等. 智能化护理排班管理系统设计[J]. 医学信息学杂志,2022,43(05):84-88.

[70] 徐园,朱丽筠,王钰,等. 我国护理学者开展预测模型研究的现状和启示：一项范围综述[J]. 中国护理管理,2022,22(05):744-749.

[71] 韩斌如,陈曦,徐凤霞,等. 我国护士工作家庭冲突现状及影响因素[J]. 护理研究,2021,35(03):407-410.

[72] 张红梅,郭员志,邓莹. 护理信息学[M]. 郑州:郑州大学出版社,2022.

[73] 戴力农. 设计心理学[M]. 北京:电子工业出版社,2022.

[74] 钮建伟. DELMIA人机工程从入门到精通[M]. 北京:电子工业出版社,2018.

[75] 梁正,王宁. 护理信息学[M]. 山东:山东人民出版社,2010.

[76] 吴欣娟,王艳梅. 护理管理学[M]. 北京:人民卫生出版社,2017.

[77] 张洪君,李葆华,王攀峰. 临床护理与管理信息化实践指导[M]. 2版. 北京:北京大学医学出版社,2021.

[78] 曹世华,章笠中,许美芳. 护理信息学[M]. 浙江:浙江大学出版社,2012.

[79] 华为持,陈玲. 护理信息技术[M]. 南京:江苏教育出版社,2014.

[80] 颜巧元. 护理信息管理[M]. 北京:人民军医出版社,2013.

[81] 国家卫生健康委员会. 全国护理事业发展规划(2021—2025年)[J]. 中国护理管理,2022,22(06):801-804.

[82] 覃炜,李瑾. 基于VOSviewer的护理信息学研究热点的可视化分析[J]. 当代护士(下旬刊),2023,30(2):9-13.

[83] 刘辉,张燕舞,李彩虹,等. 美国高校护理信息学专业课程设置的现状及启示[J]. 中华护理教育,2014,11(6):470-474.

[84] 沈小平,王娟,叶萌. 护理信息学[M]. 北京:科学技术文献出版社,2016.
[85] 赵霞. 医疗卫生信息标准开发方法学研究与应用[D]. 广东:南方医科大学,2019.
[86] 刘晓娜,潘红英. 护理决策支持系统的应用进展[J]. 中华护理杂志,2018,53(06):735-739.
[87] 康峻鸣,肖菲喆,周润明,等. 医院科研管理信息系统建设实践与优化路径分析[J]. 现代医院,2023,23(06):946-948,952.
[88] 李小妹. 护理教育学[M]. 北京:人民卫生出版社,2002.
[89] 胡艳宁,熊振芳. 护理管理学[M]. 3版. 北京:人民卫生出版社,2021.
[90] 刘义兰,王桂兰,赵光红. 现代护理教育[M]. 北京:中国协和医科大学出版社,2002.
[91] 李继平. 护理管理学[M]. 4版. 北京:人民卫生出版社,2018.
[92] 刘华平,李峥. 护理专业发展:现状与趋势[M]. 北京:人民卫生出版社,2016.
[93] 张洪君,李葆华,王攀峰. 临床护理与管理信息化实践指南[M]. 2版. 北京:北京大学医学出版社,2021.
[94] 姜安丽. 护理教育学[M]. 北京:人民卫生出版社,2015.
[95] 李小寒,罗艳华. 护理教育学[M]. 3版. 北京:人民卫生出版社,2018.
[96] 杨春梅. 高校以学生为中心的教学:理念及路径[M]. 北京:北京理工大学出版社,2018.
[97] 张晓军,席酉民. 大学转型:从教师主导到以学生为中心[M]. 北京:清华大学出版社,2021.
[98] 黄景容. 高等职业教育概论[M]. 成都:西南财经大学出版社,2021.
[99] 薛晓林,陈建平. 中国医院协会医院管理指南[M]. 北京:人民卫生出版社,2016.
[100] 魏高文. 护理科研[M]. 郑州:河南科学技术出版社,2008.
[101] 鲁克成,罗庆生. 创造学教程[M]. 北京:中国建材工业出版社,2002.
[102] 陈劲,赵炎,邵云飞,等. 创新思维[M]. 北京:清华大学出版社,2021.
[103] 于美军,康静. 医学生创新创业教程[M]. 北京:人民卫生出版社,2018.
[104] 李虹. 创新思维案例[M]. 成都:西南财经大学出版社,2019.
[105] 张志胜. 创新思维的培养与实践[M]. 3版. 南京:东南大学出版社,2020.
[106] 沈军飞. 计算机教学中学生创造性思维能力的培养[J]. 教学与管理(理论版),2005(8):53-54.
[107] 黄汝丽. 大学生创新思维障碍及其突破路径研究[J]. 产业与科技论坛,2019,18(02):112-113.
[108] 汪凤炎,郑红. 中国文化心理学[M]. 广州:暨南大学出版社,2008.
[109] 林崇德. 心理学大辞典[M]. 上海:上海教育出版社,2003.
[110] 泮燕红,李梅,金静芬,等. 气悬浮过床垫的设计及应用[J]. 中华护理杂志,2018,53(09):1144-1146.
[111] 唐敏,方珍. 发散思维培养的现状及对策研究[J]. 软件导刊(教育技术),2013,12(04):10-11.
[112] 段轩如. 创意思维实训[M]. 北京:清华大学出版社,2018.
[113] 江燕,王颖,汪茵,等. 专科科普创意玩具在眼科门诊学龄前近视患儿候诊中的应用研究[J]. 中国护理管理,2020,20(09):1413-1417.
[114] 胡敏中. 顺向思维、异向思维和反向思维[J]. 青海社会科学,2001(01):66-69.
[115] 卢秋萍. 试析比较思维的科学发现功能[J]. 科教文汇(下旬刊),2007(24):220-221.
[116] 江燕,吕鸣,胡婉婷,等. 眼科门诊智能陪诊服务系统设计与实现[J]. 中国数字医学,2023,18(04):86-89.
[117] 陈小芹,屈晓玲,陈婷婷. 防脱防压肾造瘘管固定带的制作及临床应用[J]. 中华护理杂志,2017,52(11):1382-1383.
[118] 陈述凡,朱晓萍,李海涵,等. 临床护士护理科研能力的研究进展及启示[J]. 军事护理,2024,41(04):95-97.
[119] 卿伟,刘纪汝,张继权,等. 我国医院科研绩效管理相关研究的文献计量学分析[J]. 上海护理,2023,23(12):69-73.

[120] 席淑华,周立,于冬梅,等.规范护理科研管理的实践与体会[J].中华护理杂志,2004,39(08):606-607.

[121] 林玉丹,沈秋凤,黄莉丽,等.医院临床科室护理科研的管理实践与效果[J].护理管理杂志,2015,15(10):735-736.

[122] 张庆玲,宋彩萍,王亚玲,等.护理科研绩效管理及成效[J].护理学杂志,2017,32(12):11-13.

[123] 王小云,詹俐,邱英.公立医院科研项目预算绩效评价指标体系构建与应用[J].中国医院,2024,28(05):21-24.

[124] Nowak H E, Scanlan J M. Strategy to stay ahead of the curve: A concept analysis of talent management[J]. Nurs Forum, 2021,56(3):717-723.

[125] Jakobsen R K, Herholdt-Lomholdt S M. Future needs for nursing talent in Scandinavian countries: a systematic review protocol[J]. JBI Database System Rev Implement Rep, 2017,15(4):882-888.

[126] Haines S. Applying talent management to nursing[J]. Nurs Times, 2013,109(47):12-15.

[127] Schiemann, William A. From talent management to talent optimization[J]. Journal of World Business, 2014, 49(2):281-288.

[128] Liu X, Liu F, Wang L, et al. Performance evaluation of medical service for breast cancer patients based on diagnosis related groups[J]. BMC Health Services Research,2021,21(1):496.

[129] Hewitt J, Saing S, Goodall S, et al. An economic evaluation of the SUNBEAM programme: a falls-prevention randomized controlled trial in residential aged care[J]. Clinical Rehabilitation, 2019,33(3):524-534.

[130] Clarke M, Fursse J, Brown-Connolly NE, et al. Evaluation of the National Health Service (NHS) Direct Pilot Telehealth Program: Cost-Effectiveness Analysis[J]. Telemed J E Health, 2018,24(1):67-76.

[131] Grönroos C. Strategic Management and Marketing in the Service Sector[M]. Malabar: Krieger Publishing Company,1984.

[132] Lim P C, Tang N K. A study of patients' expectations and satisfaction in Singapore hospitals[J]. International Journal of Nealth Care Quality Assurance Incorporating Leadership in Health Services, 2000, 13(6-7): 290-299.

[133] Graves J R, Corcoran S. The study of nursing informatics[J]. Journal of Nursing Scholarship, 2010, 21(4): 227-231.

[134] Mcneil B J, Odom S K. Nursing informatics education in the United States: proposed undergraduate curriculum[J]. Health Informatics Journal, 2000, 6(1): 32-38.

[135] Englebardt S P, Nelson R. Health care informatics: An interdisciplinary approach[M]. St. Louis: Mosby, 2002.

[136] Matin H F. New frontiers for nursing and health care informatics[J]. International Journal of Medical Informatics, 2005, 74(7-8): 695-704.

[137] Marin H F. Nursing informatics: Current issues around the world[J]. International Journal of Medical Informatics, 2005, 74(11-12): 857-860.

[138] Peltonen L M, Nibber R, Lewis A, et al. Emerging professionals' observations of opportunities and challenges in nursing informatics[J]. Nursing Leadership, 2019, 32(2):8-18.

[139] Zhai Y, Yu Z, Zhang Q, et al. Transition to a new nursing information system embedded with clinical decision support: a mixed-method study using the HOT-fit framework[J]. BMC Medical Informatics and Decision Making, 2022,22(1):310.

[140] Zhang X, Qiao S, Zhang L P H, et al. Construction and application of chain management

information system for cancer pain[J]. Pain Management Nursing, 2023,24(4):e75-e80.

[141] Park M, Dlamini B B, Kim J, et al. Development of a standardized curriculum for nursing informatics in korea[J]. Healthc Inform Res, 2022,28(4):343-354.

[142] Li L, Yu F, Shi D, et al. Application of virtual reality technology in clinical medicine[J]. Am J Transl Res, 2017, 9(9):3867-3880.

[143] De Bono E. Lateral thinking: a textbook of creativity[M]. London: Penguin Books, 2009.

[144] Naghme S, Hassan A , Farzad R. Toward a model for students' combinatorial thinking[J]. Journal of Mathematical Behavior, 2021, 61.

[145] Edward, Karen-leigh. A model for increasing appreciation, accessibility and application of research in nursing[J]. Journal of Professional Nursing. 2015,31(2):119-123.

[146] Mutenga L, Downing C, Kearns I J. Stories of being a new nurse academic at a nursing education institution[J]. Nurs Open. 2023,10(6):3586-3595.

[147] Duff J, Cullen L, Hanrahan K, et al. Determinants of an evidence-based practice environment: an interpretive description[J]. Implementation Science Communications. 2020,1(1):85.

[148] Lizarondo L, Grimmer K, Kumar S. Exploring the individual determinants of evidence uptake in allied health using a journal club as a medium[J]. Adv Med Educ Pract. 2013,3(4):43-53.